カラダから出《で》る「カタチのある」もの “キャラクター図《ず》鑑《かん》”

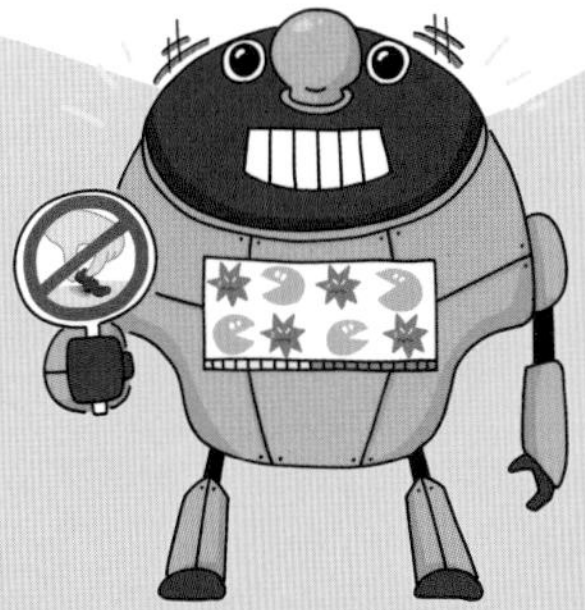

監修：藤田紘一郎
（東京医科歯科大学名誉教授）
イラスト：とげとげ。

誠文堂
新光社

はじめに

いきなりですが、こっそりと指《ゆび》で、鼻《はな》をほじってみてください。

「鼻《はな》くそ」が出《で》てきた人《ひと》も多《おお》いのではないでしょうか。

つづいて、うでをこすってみましょう。消《け》しゴムのカスのようなものが出《で》てきたのではないでしょうか。これを「アカ」といいます。アカはうでだけでなく、からだのいろいろな場所《ばしょ》から出《で》ます。

これらの「鼻《はな》くそ」や「アカ」といった、みんなのからだから出《で》る「カタチのある」ものは、ほかにもたくさんあります。

うんこ、おしっこ、汗《あせ》、つばといった、みんなが毎日出《まいにちだ》しているもの。かさぶた、唇《くちびる》のささくれといった、ときどき出《で》るもの。たんこぶや水《みず》ぶくれといった、1年《ねん》に1～2度出《どで》るもの……。じつに、いろいろな種類《しゅるい》があるのです。

みんなは、からだから出《で》る「カタチのある」ものの多《おお》くを、「キタナイ」「やくにたたない」などと思《おも》ってはいませんか？

「うんこはくさいし、へんな色《いろ》をしていて気《き》もちわるい……」「水《みず》ぶくれなんてなんの意味《いみ》もない！」などと思《おも》っている人《ひと》もいるはずです。

でも、それは大《おお》きなまちがいです。

うんこや水《みず》ぶくれといった、からだから出《で》る「カタチのある」ものの多《おお》くは、みんなの健康《けんこう》を保《たも》つために出《で》ています。「カタチのある」ものがからだから出《で》ることで、わたしたちは元気《げんき》にあるいたり、はしったりできているのです。

この本《ほん》では、からだから出《で》る「カタチのある」ものを、ユニークなキャラクターにして、紹介《しょうかい》しています。ぜひ、自分《じぶん》の好《す》きなキャラクターを見《み》つけ出《だ》してください。

そうして、たのしみながら「鼻《はな》くそが、なぜ出《で》るのか」「鼻《はな》くそは、どうやってできるのか」などをまなんでいきましょう。

うんこや鼻《はな》くそ、つば、目《め》ヤニ……。からだから出《で》る「カタチのある」ものは、偉大《いだい》な存在《そんざい》です。ユニークなキャラクターにしたしみを感《かん》じながら、からだのふしぎをまなんでいきましょう。

この本《ほん》の読《よ》み方《かた》

この本《ほん》では、からだから出《で》る「カタチのある」ものを、ユニークなキャラクターにして紹介《しょうかい》しています。そのためたのしみながら、からだのふしぎをまなぶことができます。イラストや図《ず》ももりだくさんなので、内容《ないよう》がスッと頭《あたま》に入《はい》ってきます。ぜひ、親子《おやこ》や友《とも》だち同《どう》士《し》でたのしみましょう！

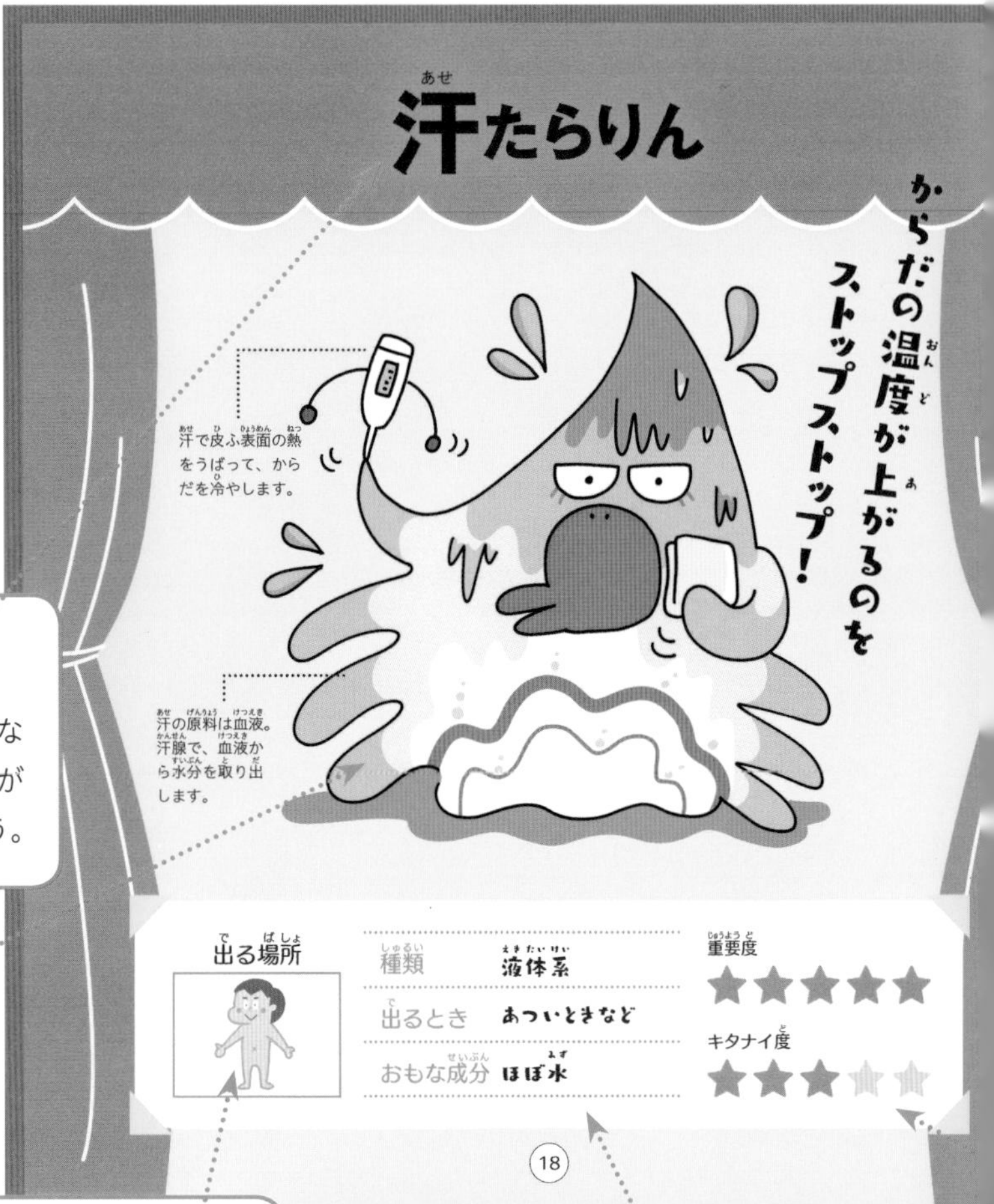

汗《あせ》たらりん
からだの温度《おんど》が上《あ》がるのをストップストップ！
汗《あせ》で皮《ひ》ふ表面《ひょうめん》の熱《ねつ》をうばって、からだを冷《ひ》やします。
汗《あせ》の原料《げんりょう》は血液《けつえき》。汗腺《かんせん》で、血液《けつえき》から水分《すいぶん》を取《と》り出《だ》します。
出《で》る場所《ばしょ》
種類《しゅるい》 液体系《えきたいけい》
出《で》るとき あついときなど
おもな成分《せいぶん》 ほぼ水《みず》
重要度《じゅうようど》
キタナイ度《ど》
18

ゆかいなキャラクター名《めい》

キャラクターにあいちゃくがわくような名前《なまえ》をつけました。どうしてその名前《なまえ》がついたのか､みんなで考《かんが》えてみましょう。

ユニークなキャラクター

からだから出《で》るものを、特徴《とくちょう》をとらえながらユニークなキャラクターにしました。お気《き》に入《い》りのキャラクターをさがし出《だ》しましょう。

出《で》る場所《ばしょ》

からだにはいろいろな出入《でい》り口《ぐち》があります。からだから出《で》るものは、どこから出《で》るのでしょうか？　イラストでわかりやすく紹介《しょうかい》しました。

種類《しゅるい》・出《で》るとき・おもな成分《せいぶん》

どんな種類《しゅるい》で、どんなときに出《で》るのか、そして、どのような成分《せいぶん》でできているのかをまとめました。

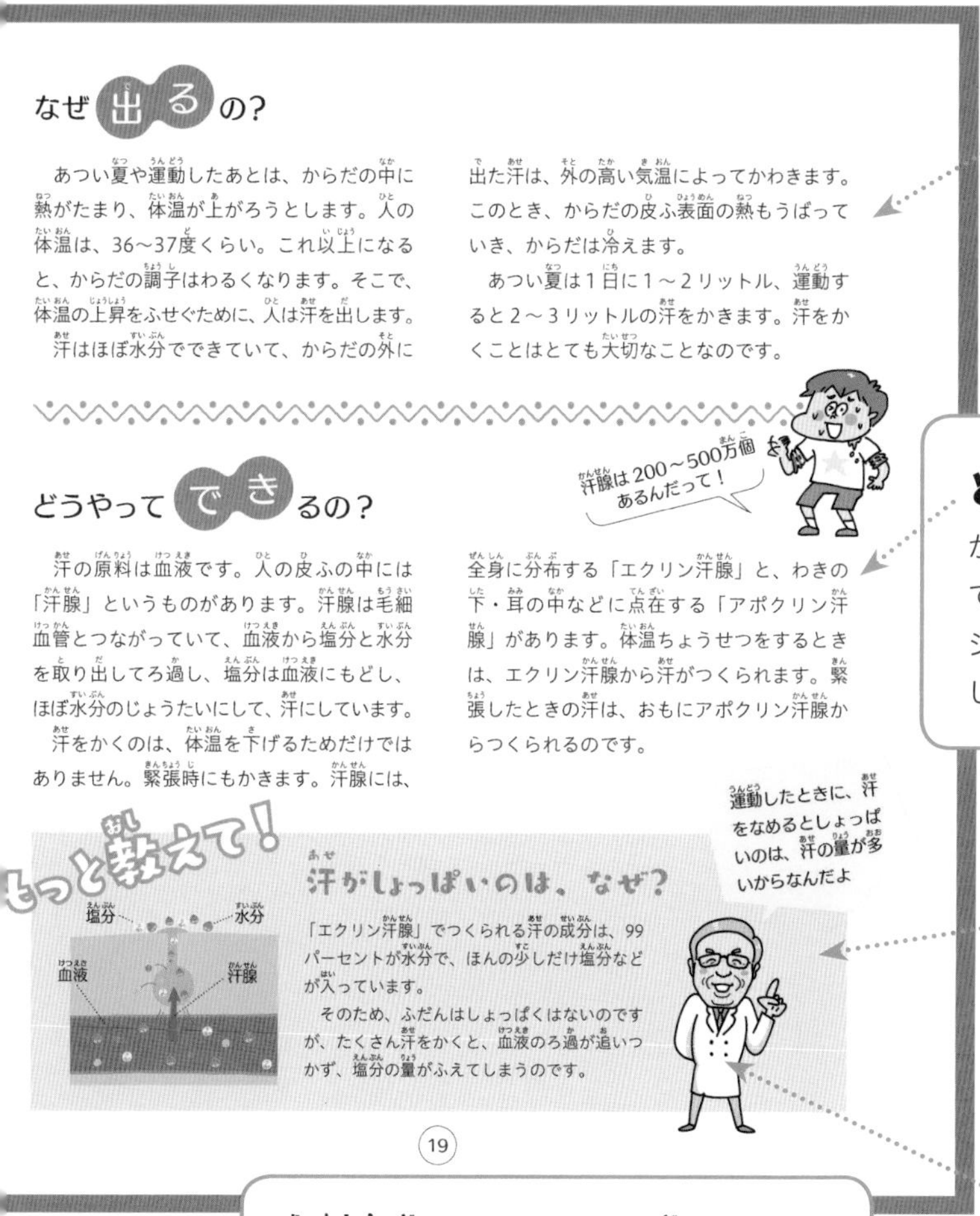

なぜ出《で》るの?

あつい夏《なつ》や運動《うんどう》したあとは、からだの中《なか》に熱《ねつ》がたまり、体温《たいおん》が上《あ》がろうとします。人《ひと》の体温《たいおん》は、36～37度《ど》くらい。これ以上《いじょう》になると、からだの調子《ちょうし》はわるくなります。そこで、体温《たいおん》の上昇《じょうしょう》をふせぐために、人《ひと》は汗《あせ》を出《だ》します。

汗《あせ》はほぼ水分《すいぶん》でできていて、からだの外《そと》に出《で》た汗《あせ》は、外《そと》の高《たか》い気温《きおん》によってかわきます。このとき、からだの皮《ひ》ふ表面《ひょうめん》の熱《ねつ》もうばっていき、からだは冷《ひ》えます。

あつい夏《なつ》は1日《にち》に1～2リットル、運動《うんどう》すると2～3リットルの汗《あせ》をかきます。汗《あせ》をかくことはとても大切《たいせつ》なことなのです。

どうやってできるの?

汗腺《かんせん》は200～500万個《まんこ》あるんだって!

汗《あせ》の原料《げんりょう》は血液《けつえき》です。人《ひと》の皮《ひ》ふの中《なか》には「汗腺《かんせん》」というものがあります。汗腺《かんせん》は毛細《もうさい》血管《けっかん》とつながっていて、血液《けつえき》から塩分《えんぶん》と水分《すいぶん》を取《と》り出《だ》してろ過《か》し、塩分《えんぶん》は血液《けつえき》にもどし、ほぼ水分《すいぶん》のじょうたいにして、汗《あせ》にしています。

汗《あせ》をかくのは、体温《たいおん》を下《さ》げるためだけではありません。緊張時《きんちょうじ》にもかきます。汗腺《かんせん》には、全身《ぜんしん》に分布《ぶんぷ》する「エクリン汗腺《かんせん》」と、わきの下《した》・耳《みみ》の中《なか》などに点在《てんざい》する「アポクリン汗腺《かんせん》」があります。体温《たいおん》ちょうせつをするときは、エクリン汗腺《かんせん》から汗《あせ》がつくられます。緊張《きんちょう》したときの汗《あせ》は、おもにアポクリン汗腺《かんせん》からつくられるのです。

もっと教《おし》えて!

運動《うんどう》したときに、汗《あせ》をなめるとしょっぱいのは、汗《あせ》の量《りょう》が多《おお》いからなんだよ

汗《あせ》がしょっぱいのは、なぜ?

塩分《えんぶん》
水分《すいぶん》
血液《けつえき》
汗腺《かんせん》

「エクリン汗腺《かんせん》」でつくられる汗《あせ》の成分《せいぶん》は、99パーセントが水分《すいぶん》で、ほんの少《すこ》しだけ塩分《えんぶん》などが入《はい》っています。

そのため、ふだんはしょっぱくはないのですが、たくさん汗《あせ》をかくと、血液《けつえき》のろ過《か》が追《お》いつかず、塩分《えんぶん》の量《りょう》がふえてしまうのです。

19

なぜ出《で》るの?

からだから出《で》るものは、なぜ出《で》るのか、その理由《りゆう》があります。その理由《りゆう》には「え?」とおどろくことも多《おお》くあります。ここでていねいに解説《かいせつ》しています。

どうやってできるの?

からだから出《で》るものが、どうやってできるのかを説明《せつめい》しています。ページによっては、ほかのテーマを説明《せつめい》している場合《ばあい》もあります。

もっと教《おし》えて!

ページによっては「もっと教《おし》えて!」のコーナーがあります。一歩《いっぽ》ふみ込《こ》んだお話《はなし》を紹介《しょうかい》しています。

イラストもりだくさん

文章《ぶんしょう》だけではなく、イラストも多《おお》くつかっており、より理解《りかい》をふかめることができます。先生《せんせい》や子《こ》どものイラストのセリフにも注目《ちゅうもく》です!

重要度《じゅうようど》・キタナイ度《ど》

そのからだから出《で》るものは、からだにとって、どれほど重要《じゅうよう》な存在《そんざい》なのか、あるいは、どのくらいキタナイものなのかを「星《ほし》」の数《かず》であらわしました。

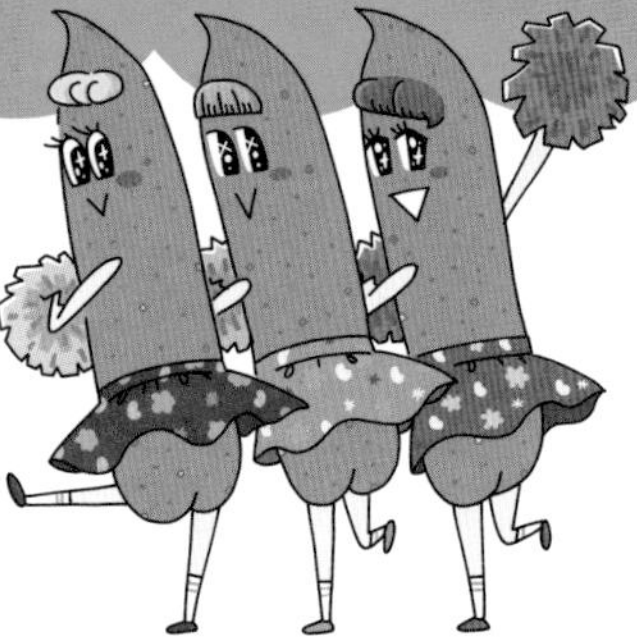

目次《もくじ》

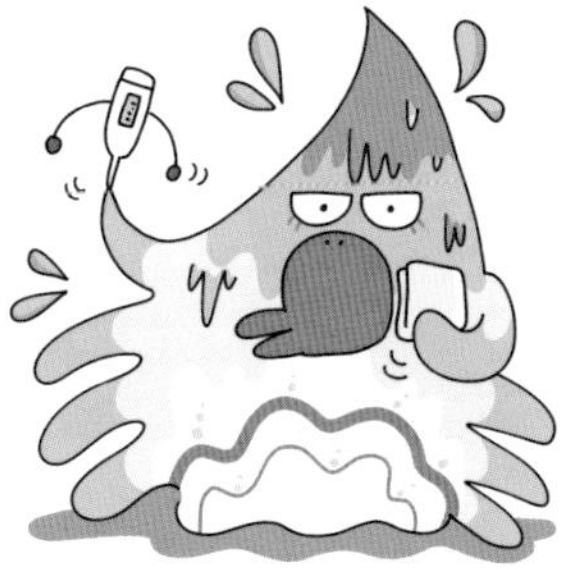

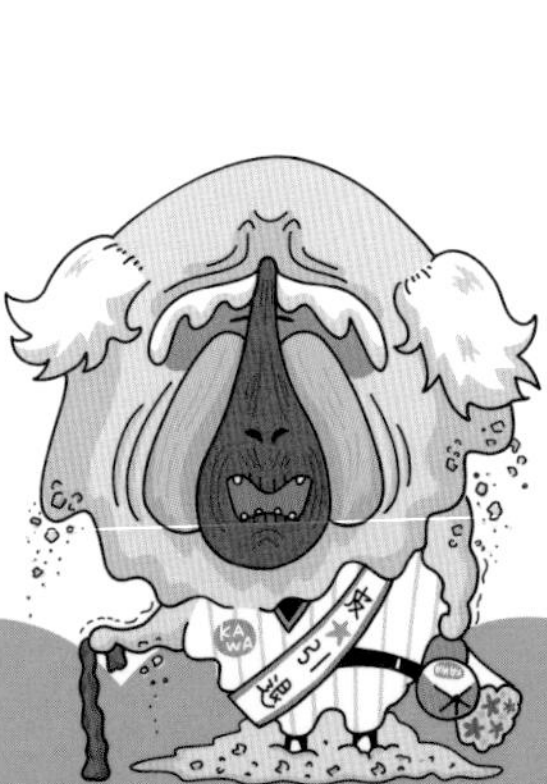

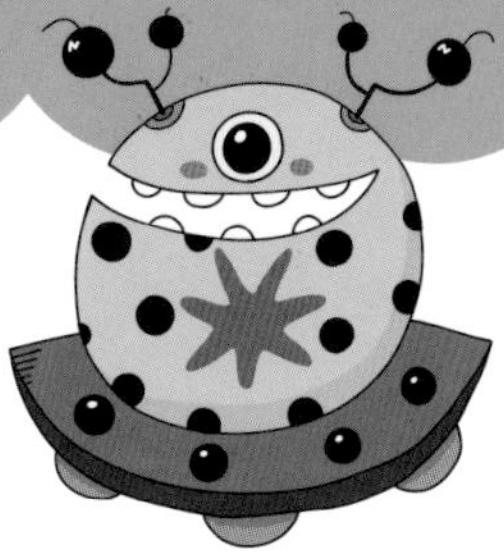

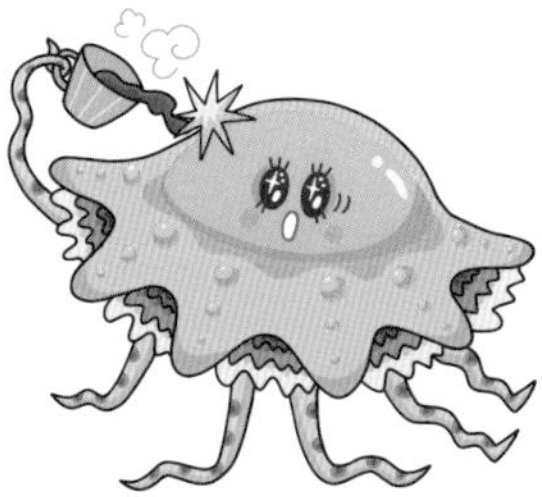

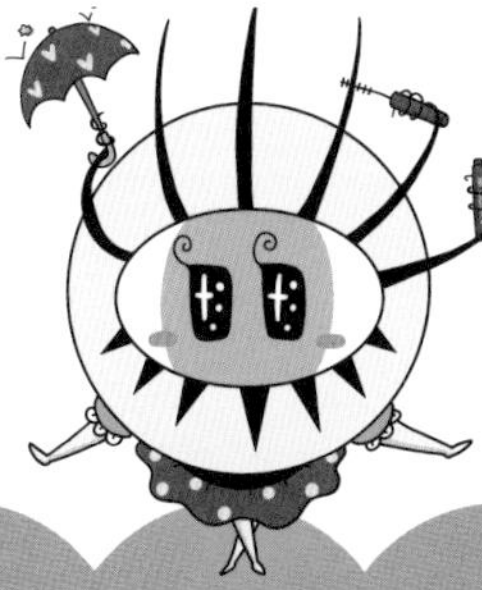

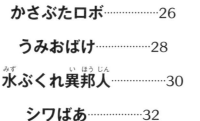

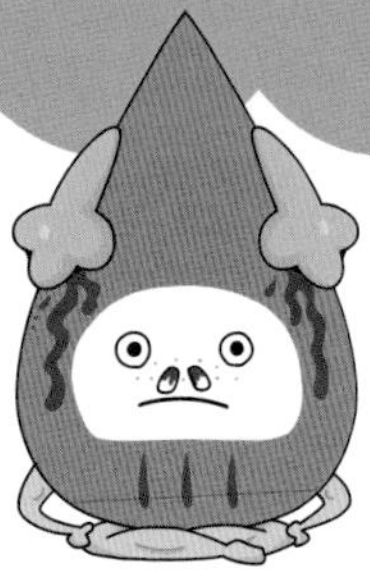

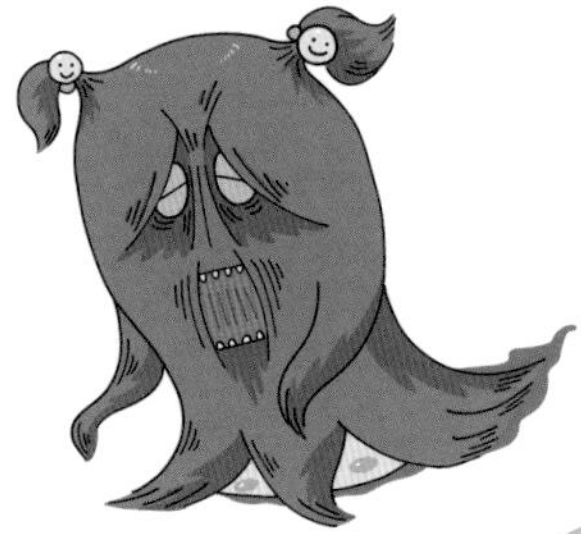

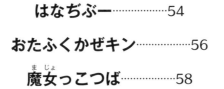

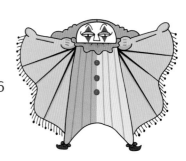

企画《きかく》・編集《へんしゅう》・執筆《しっぴつ》：永峰英太郎《ながみねえいたろう》
ブックデザイン：白畠《しらはた》かおり
DTP：武中祐紀《たけなかゆうき》

からだのつくり

「からだから出《で》るもの」の理解《りかい》をふかめるには、
からだの中《なか》にある、さまざまな内臓《ないぞう》のやくわりを知《し》ることが大切《たいせつ》です。
ここでまなんでいきましょう。

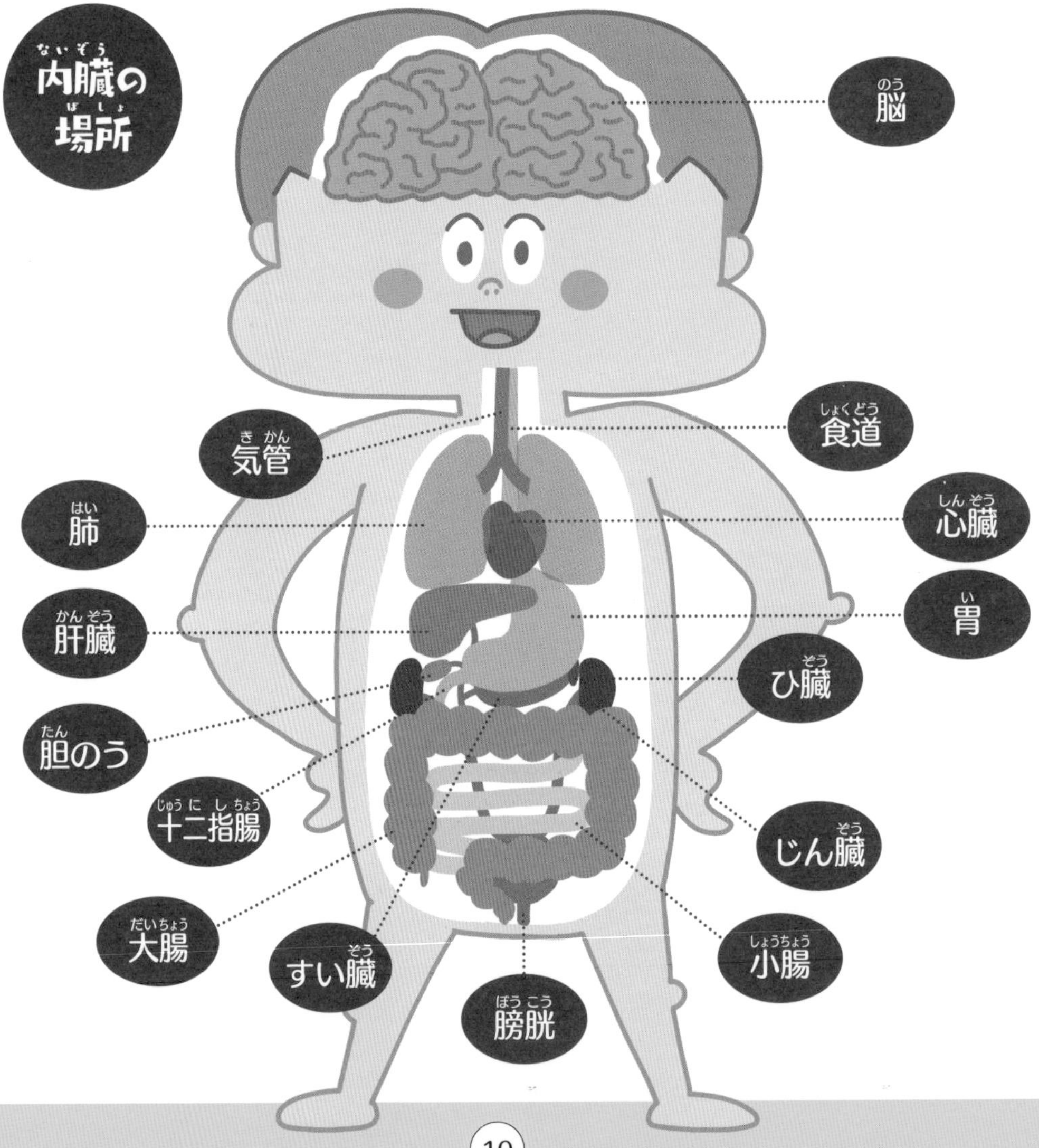

脳【のう】：神経系《しんけいけい》	思考《しこう》や運動《うんどう》、呼吸《こきゅう》など人《ひと》のからだ全体《ぜんたい》を支配《しはい》しています。脳《のう》から、からだのいろいろな部分《ぶぶん》に命令《めいれい》を出《だ》します。
食道【しょくどう】：消化器系《しょうかきけい》	食《た》べものの通《とお》る道《みち》。長《なが》さ25センチ、太《ふと》さ2センチ程度《ていど》のつつ状《じょう》の臓器《ぞうき》。口《くち》から入《はい》った食《た》べものを胃《い》までおくります。
気管【きかん】：呼吸器系《こきゅうきけい》	喉頭《こうとう》から気管支《きかんし》（肺《はい》につながる太《ふと》い気道《きどう》）までの部分《ぶぶん》のこと。肺《はい》に空気《くうき》をおくるやくわりがあります。
肺【はい】：呼吸器系《こきゅうきけい》	酸素《さんそ》を体内《たいない》に取《と》り込《こ》んだり、からだの中《なか》でいらない二酸化《にさんか》炭素《たんそ》を外《そと》に出《だ》します。
心臓【しんぞう】：循環器系《じゅんかんきけい》	人《ひと》が生《い》きていくためにひつような血液《けつえき》を、からだじゅうにおくり出《だ》すためのポンプ。
肝臓【かんぞう】：消化器系《しょうかきけい》	からだにひつようなさまざまな物質《ぶっしつ》をつくり、からだにひつようない有害《ゆうがい》な物質《ぶっしつ》を体外《たいがい》に出《だ》すやくわりもあります。
胃【い】：消化器系《しょうかきけい》	食《た》べものを少《すこ》しのあいだためて、殺菌《さっきん》や消化《しょうか》しながら、ドロドロにして腸《ちょう》におくり出《だ》します。
ひ臓【ひぞう】：免疫系《めんえきけい》	古《ふる》くなった血液《けつえき》の成分《せいぶん》をこわしたり、病気《びょうき》をやっつける物《ぶっ》質《しつ》をつくりだします。
胆のう【たんのう】：消化器系《しょうかきけい》	肝臓《かんぞう》でつくられた胆汁《たんじゅう》をためておく場所《ばしょ》。すい臓《ぞう》、十二指《じゅうにし》腸《ちょう》などと管《くだ》でつながっています。
じん臓【じんぞう】：ひ尿器系《にょうきけい》	血液《けつえき》をろ過《か》して、おしっこをつくり出《だ》します。
十二指腸【じゅうにしちょう】：消化器系《しょうかきけい》	胃《い》と小腸《しょうちょう》をつないでおり、胃《い》からおくられてきた食《た》べものにすい液《えき》や胆汁《たんじゅう》などをまぜて、小腸《しょうちょう》におくります。
すい臓【すいぞう】：消化器系《しょうかきけい》	食《た》べものを消化《しょうか》するすい液《えき》をつくり、十二指腸《じゅうにしちょう》におくり出《だ》すはたらきをしています。
小腸【しょうちょう】：消化器系《しょうかきけい》	胃《い》や十二指腸《じゅうにしちょう》で消化《しょうか》された食《た》べものをさらに分解《ぶんかい》し、栄養《えいよう》素《そ》を吸収《きゅうしゅう》するはたらきをしています。
大腸【だいちょう】：消化器系《しょうかきけい》	大腸《だいちょう》は、水分《すいぶん》やミネラルを吸収《きゅうしゅう》し、うんこをつくります。
膀胱【ぼうこう】：ひ尿器系《にょうきけい》	じん臓《ぞう》でつくられたおしっこをためて、まんぱいになると外《そと》に出《だ》します。

究極《きゅうきょく》うんこガールズ

バナナ3本《ぼん》分《ぶん》、スルっと出《で》る黄褐色《おうかっしょく》うんこ！

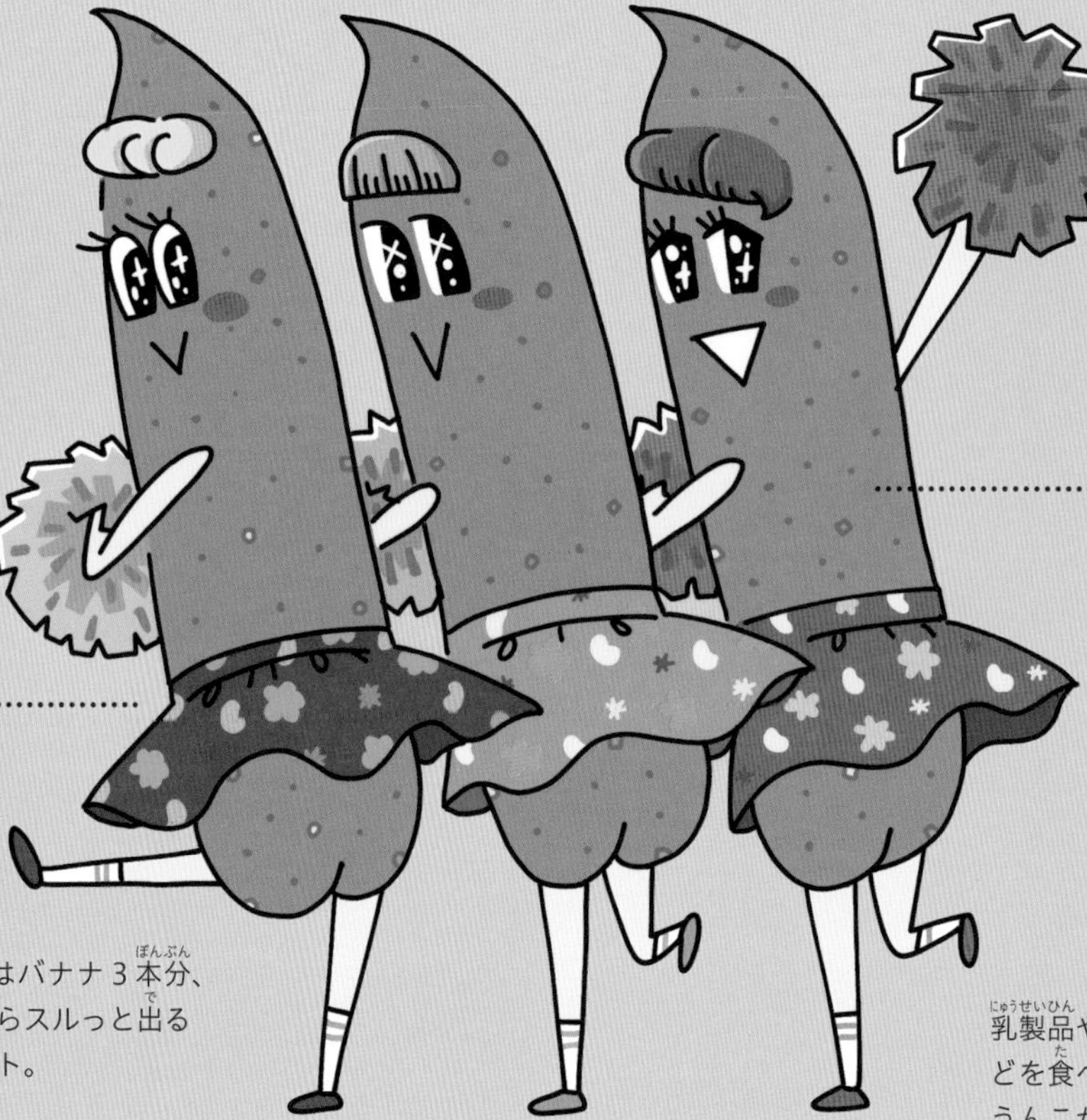

1回《かい》の量《りょう》はバナナ3本分《ぼんぶん》、おしりからスルっと出《で》るのがベスト。

乳製品《にゅうせいひん》や豆《まめ》、野菜《やさい》などを食《た》べると、よいうんこが出《で》ます。

出《で》る場所《ばしょ》

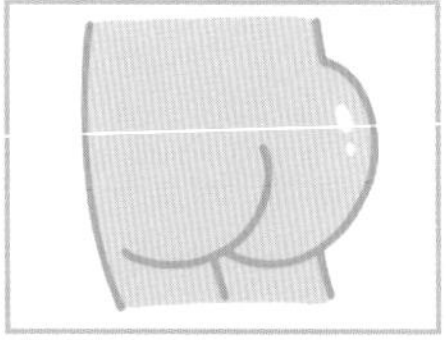

種類《しゅるい》	固体系《こたいけい》
出《で》るとき	食《た》べたあと
おもな成分《せいぶん》	水分《すいぶん》、食物繊維《しょくもつせんい》

重要度《じゅうようど》 ★★★★★

キタナイ度《ど》 ★★★★★

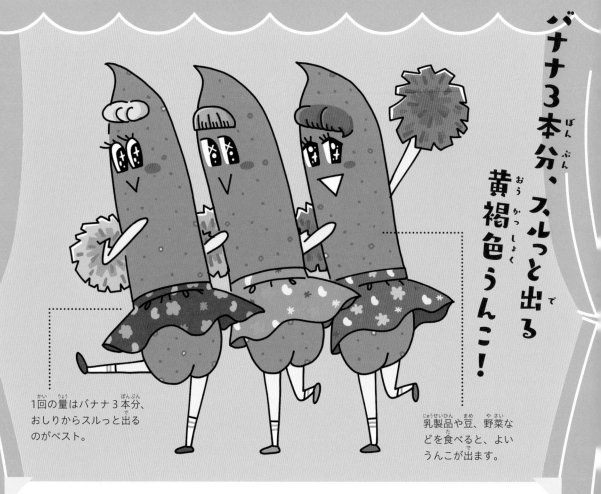

なぜ出《で》るの？

食《た》べものが口《くち》に入《はい》ると、歯《は》でくだかれ、つばとまざります。そして胃《い》におくられ、胃液《いえき》で消化《しょうか》されてドロドロになります。次《つぎ》に十二《じゅうに》指腸《しちょう》におくられ、胆《たん》のうにたまっている胆汁《たんじゅう》などとまざり、体内《たいない》に吸収《きゅうしゅう》されやすいじょうたいになります。胆汁《たんじゅう》は食《た》べものを消化《しょうか》するのを助《たす》けるやくわりがあります。うんこの黄《き》色《いろ》っぽい色《いろ》は、この胆汁《たんじゅう》がつけています。

次《つぎ》に向《む》かうのは、小腸《しょうちょう》。ここで食《た》べものの栄養素《えいようそ》は吸収《きゅうしゅう》されて、肝臓《かんぞう》に集《あつ》められ、血液《けつえき》を通《つう》じて全身《ぜんしん》におくられます。残《のこ》った食《た》べものは大腸《だいちょう》におくられ、水分《すいぶん》をすい取《と》られながら、腸《ちょう》にすむ500種類《しゅるい》以上《いじょう》の細菌《さいきん》に、最後《さいご》の栄養分《えいようぶん》を抜《ぬ》き取《と》られていきます。

栄養素《えいようそ》と水分《すいぶん》がなくなった食《た》べものは、うんことなって、外《そと》に出《で》ていくのです。

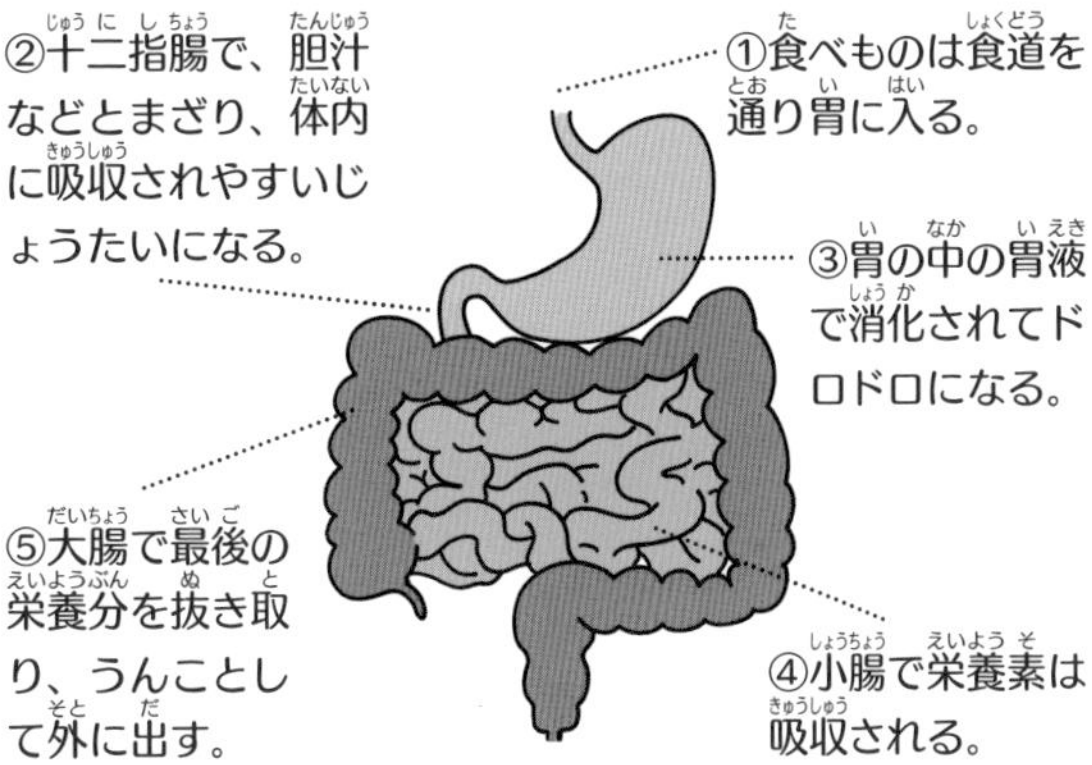
①食《た》べものは食道《しょくどう》を通《とお》り胃《い》に入《はい》る。
②十二指腸《じゅうにしちょう》で、胆汁《たんじゅう》などとまざり、体内《たいない》に吸収《きゅうしゅう》されやすいじょうたいになる。
③胃《い》の中《なか》の胃液《いえき》で消化《しょうか》されてドロドロになる。
④小腸《しょうちょう》で栄養素《えいようそ》は吸収《きゅうしゅう》される。
⑤大腸《だいちょう》で最後《さいご》の栄養分《えいようぶん》を抜《ぬ》き取《と》り、うんことして外《そと》に出《だ》す。

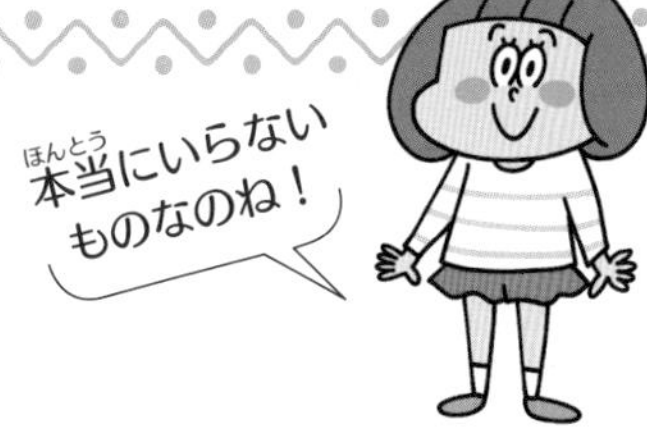
本当《ほんとう》にいらないものなのね！

どんなうんこがいいの？

大腸《だいちょう》には500種類《しゅるい》もの細菌《さいきん》がいて、食《た》べものから栄養分《えいようぶん》を吸収《きゅうしゅう》していきます。このときにインドール、スカトールなどのガスを出《だ》します。これがうんこのにおいのげんいんです。

腸《ちょう》には、健康《けんこう》によい「善玉菌《ぜんだまきん》」と、病気《びょうき》をよび起《お》こす「悪玉菌《あくだまきん》」があります。肉《にく》ばかりを食《た》べていると、悪玉菌《あくだまきん》がふえます。においもくさくなります。乳製品《にゅうせいひん》や豆《まめ》、野菜《やさい》などを食《た》べて、善玉菌《ぜんだまきん》をふやすことが大事《だいじ》です。

１回《かい》の量《りょう》がバナナ３本分《ぼんぶん》、おしりからスルっと出《で》て、お味噌《みそ》くらいの固《かた》さ、黄褐色《おうかっしょく》。においはかすかで、ゆっくり水《みず》にしずむ――。これが健康《けんこう》なうんこです！

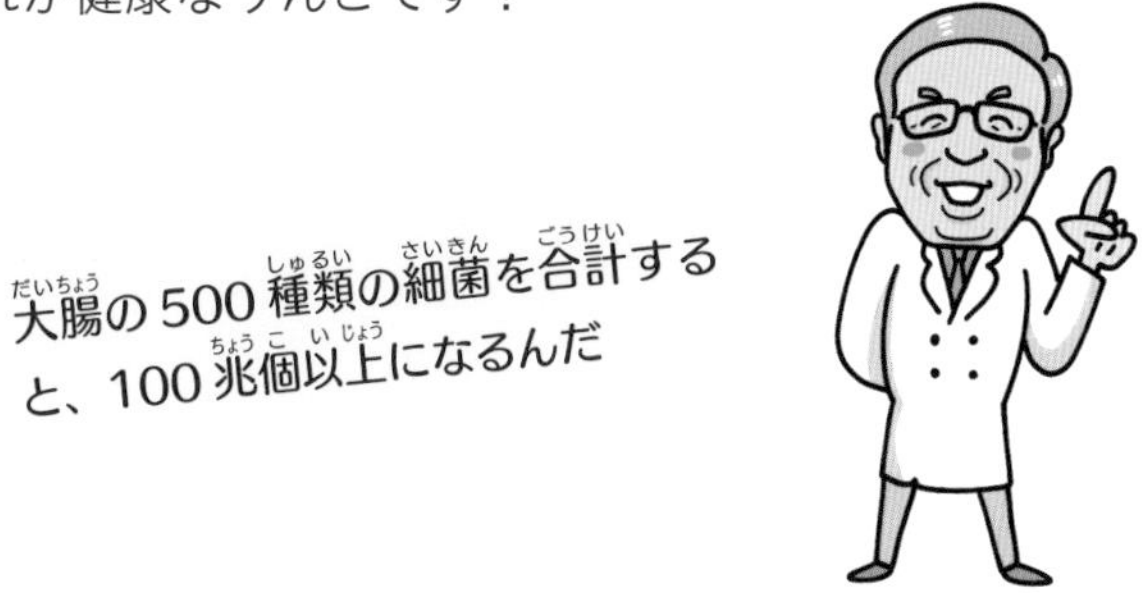
大腸《だいちょう》の500種類《しゅるい》の細菌《さいきん》を合計《ごうけい》すると、100兆個以上《ちょうこいじょう》になるんだ

うんこのなかま

うんこは、いろいろなカタチをしています。
みんなもよく知《し》っている4つのカタチを紹介《しょうかい》します！

とぐろ うんこ

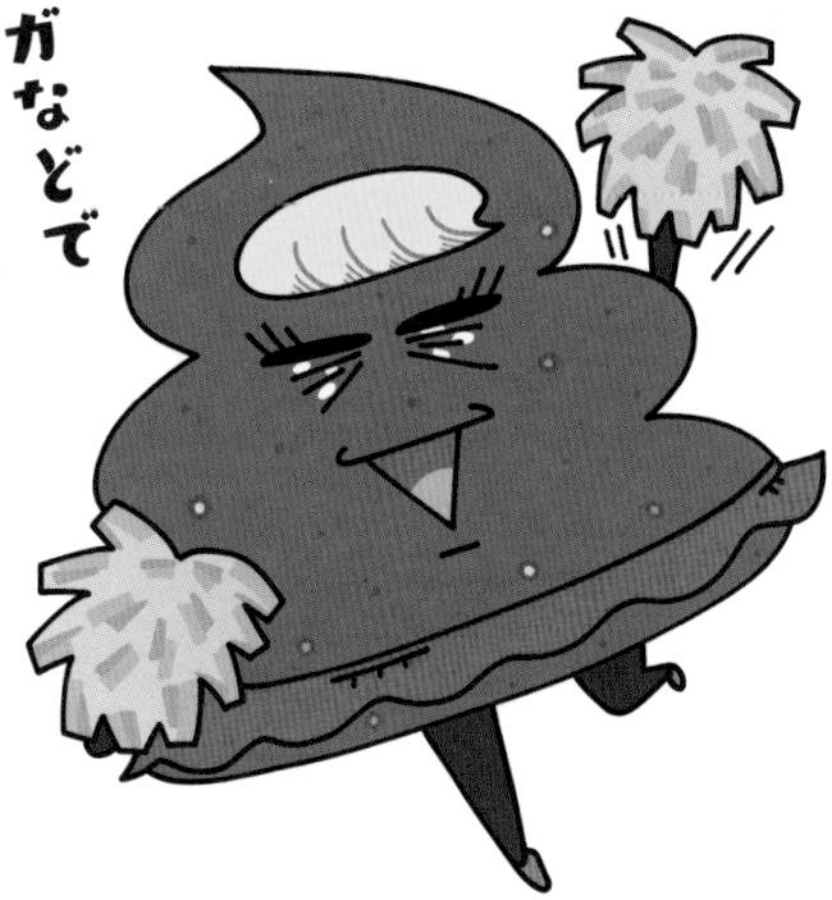
マンガなどで
よく見《み》かける
うんこのカタチ！

うんこと聞《き》くと、このカタチを思《おも》いうかべる人《ひと》も多《おお》いのではないでしょうか。健康的《けんこうてき》なうんこのひとつです。

つぶつぶ うんこ

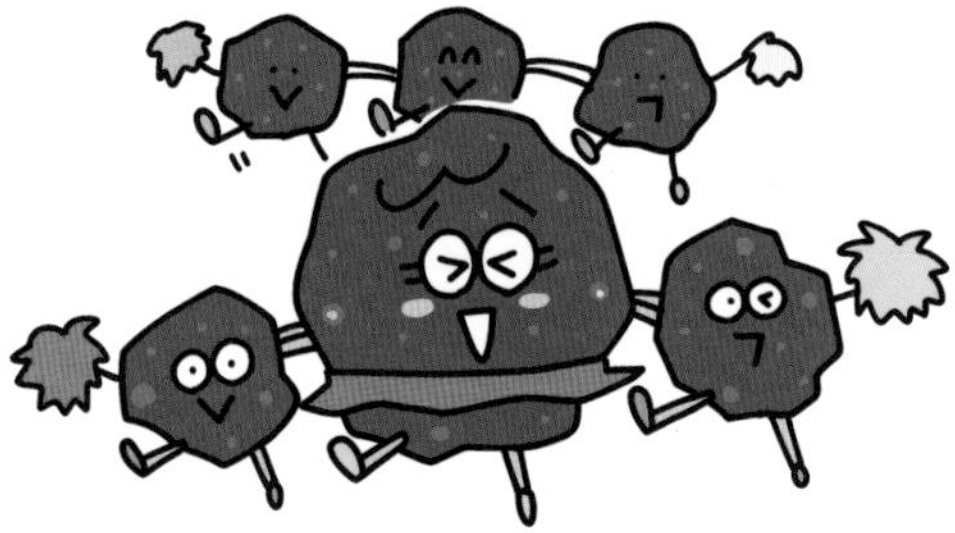
固《かた》くかわいた
ウサギのふん
みたいなうんこ

なかなかうんこが出《で》ないと、つぶつぶになったうんこが出《で》るようになります。小《ちい》さな動物《どうぶつ》のうんこみたいです。

びちゃびちゃ
うんこ

お腹《なか》をくだすと
出《で》るうんこ！

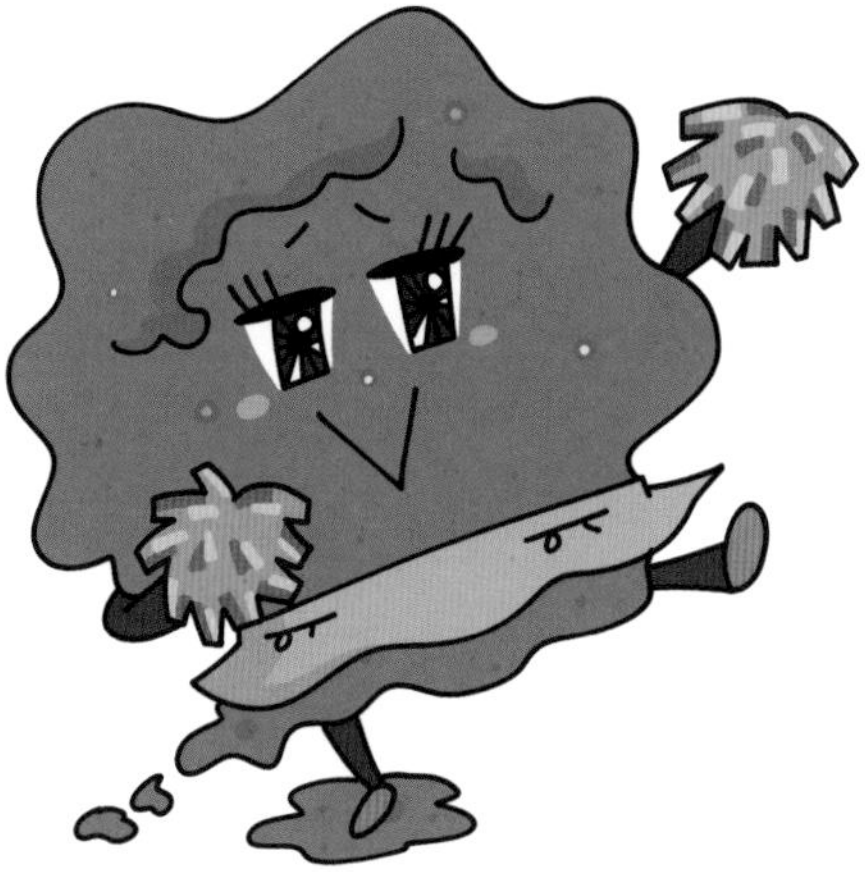

わるい食《た》べものを口《くち》にすると、ゲリになってしまうことがあります。そんなときに出《で》るのが、びちゃびちゃうんこです。

カチカチ
うんこ

固《かた》くて短《みじか》いうんこ
少《すこ》し不《ふ》健康《けんこう》！

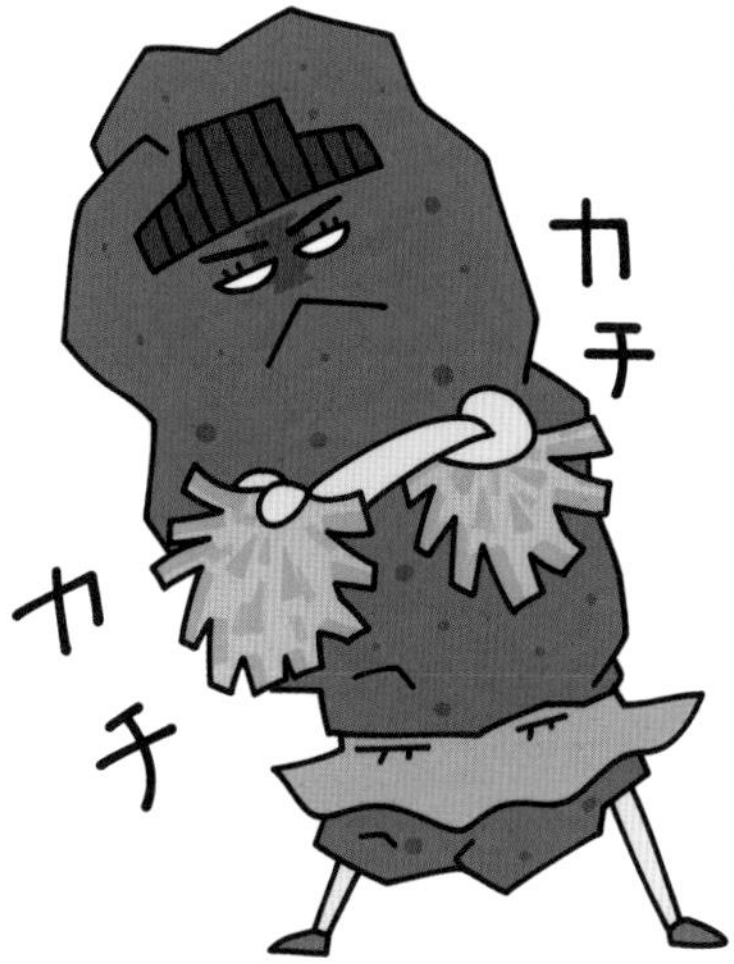

ちょっと短《みじか》めで、固《かた》くなったうんこ。べんぴの人《ひと》は、カチカチうんこになりがちです。

おしっここぞう

におい も細菌《さいきん》もいない
じつは、キレイなやつ！

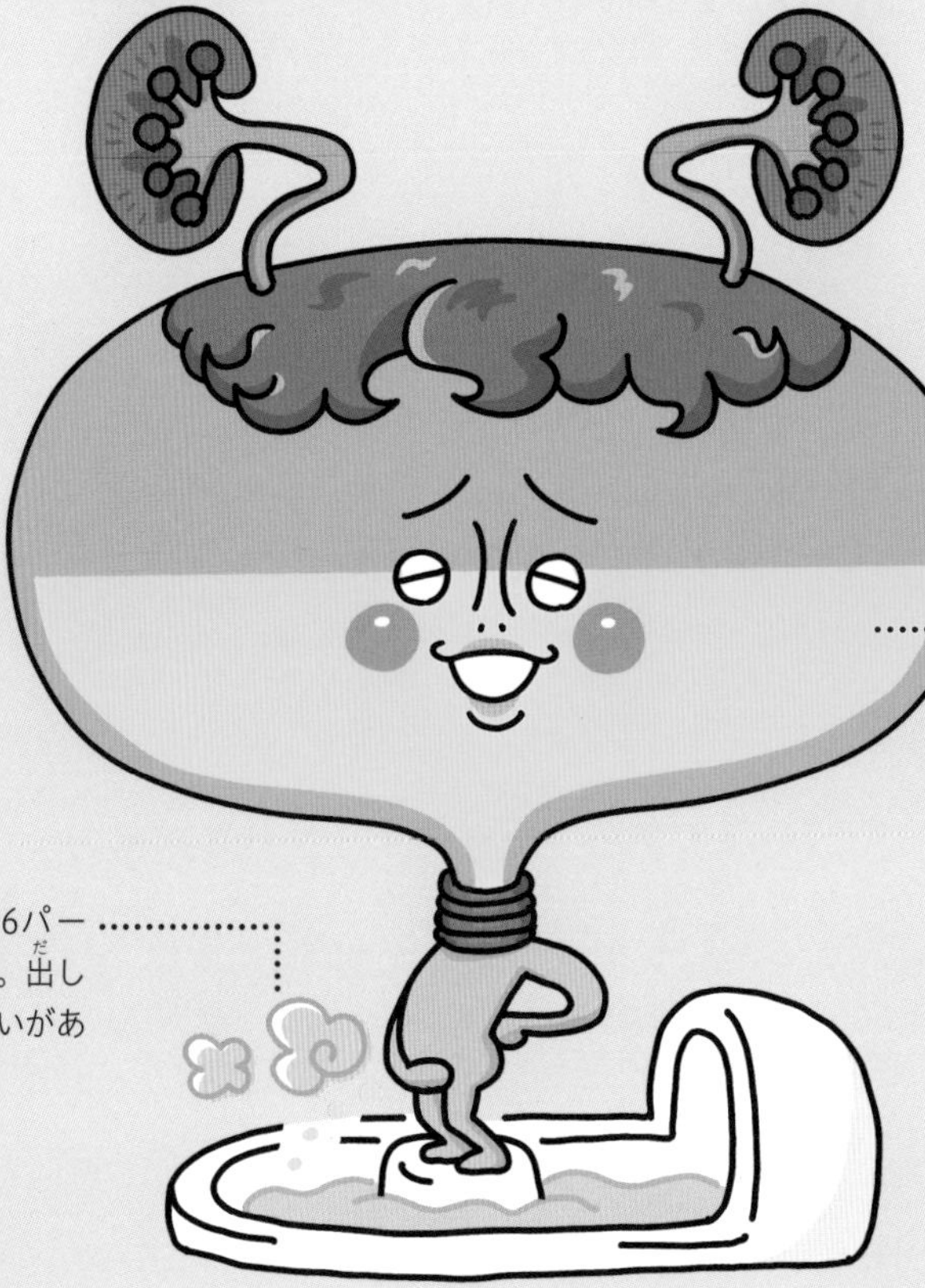

おしっこの96パーセントは水分《すいぶん》。出《だ》してすぐはにおいがありません。

アンモニアのにおいは、空気中《くうきちゅう》の雑菌《ざっきん》が尿《にょう》を食《た》べるためです。

出《で》る場所《ばしょ》

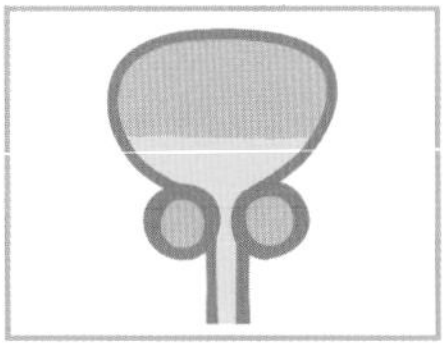

種類《しゅるい》	液体系《えきたいけい》
出《で》るとき	膀胱《ぼうこう》が満《まん》タン
おもな成分《せいぶん》	ほぼ水《みず》

重要度《じゅうようど》 ★★★★★

キタナイ度《ど》 ★★★★☆

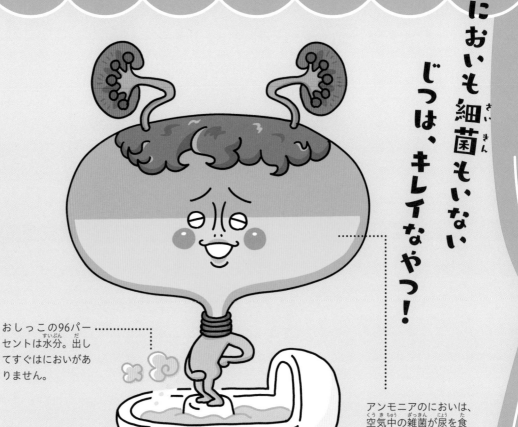

なぜ出《で》るの？

食《た》べものは、腸《ちょう》によって栄養分《えいようぶん》に変《か》えられ、血液《けつえき》に入《はい》り、全身《ぜんしん》におくられます。

みんなは、この栄養分《えいようぶん》をつかって、はしったり、からだを成長《せいちょう》させたりしているのです。このとき、からだにはいらないなものも出《で》ます。これらを集《あつ》めて、からだの外《そと》に捨《す》てるのが、おしっこのやくわりなのです。

みんなは「おしっこはくさいもの」と思《おも》っていませんか？　おしっこの96パーセントは水分《すいぶん》で、残《のこ》りの４パーセントは、尿素《にょうそ》、イオン類《るい》、色素《しきそ》などでできています。「アンモニアはふくまれないの？」と思《おも》ったかもしれませんね。じつは、出《だ》したてホヤホヤのおしっこには、ふくまれないのです。

出《だ》してしばらくすると、空気中《くうきちゅう》の雑菌《ざっきん》が尿《にょう》を食《た》べて、アンモニアのにおいを出《だ》すのです。出《だ》してすぐのおしっこは、においもなければ細菌《さいきん》もいなくて、とってもキレイなのです。

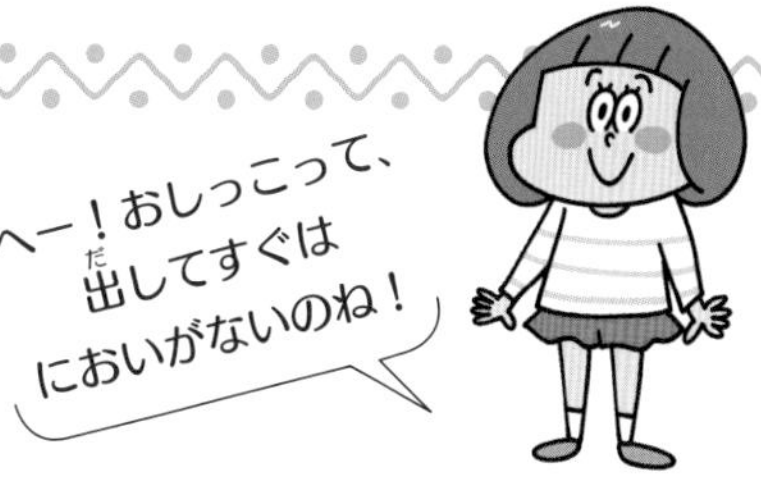
へー！おしっこって、
出《だ》してすぐは
においがないのね！

どうやってできるの？

おしっこをつくる場所《ばしょ》は「じん臓《ぞう》」です。からだにいらないものは、血液《けつえき》によって、じん臓《ぞう》にはこばれてきて「じん小体《しょうたい》」というところにある糸球体《しきゅうたい》（細《ほそ》い血管《けっかん》の束《たば》）で、ろ過《か》されます。これを原尿《げんにょう》といいます。

原尿《げんにょう》は次《つぎ》に尿細管《にょうさいかん》におくられ、ここで、からだにはいらないものを再《さい》チェックし「いらないもの」と「栄養《えいよう》のあるもの」とに分《わ》けます。

栄養《えいよう》のあるものは、からだに取《と》り入《い》れられますが、いらないものは、捨《す》てないといけません。そこで、いらないものは「膀胱《ぼうこう》」におくられていき、いっぱいになると脳《のう》が「トイレにいけ！」と指令《しれい》を出《だ》し、おしっこがしたくなり、外《そと》へと出《で》ていくのです。

●おしっこのしくみ

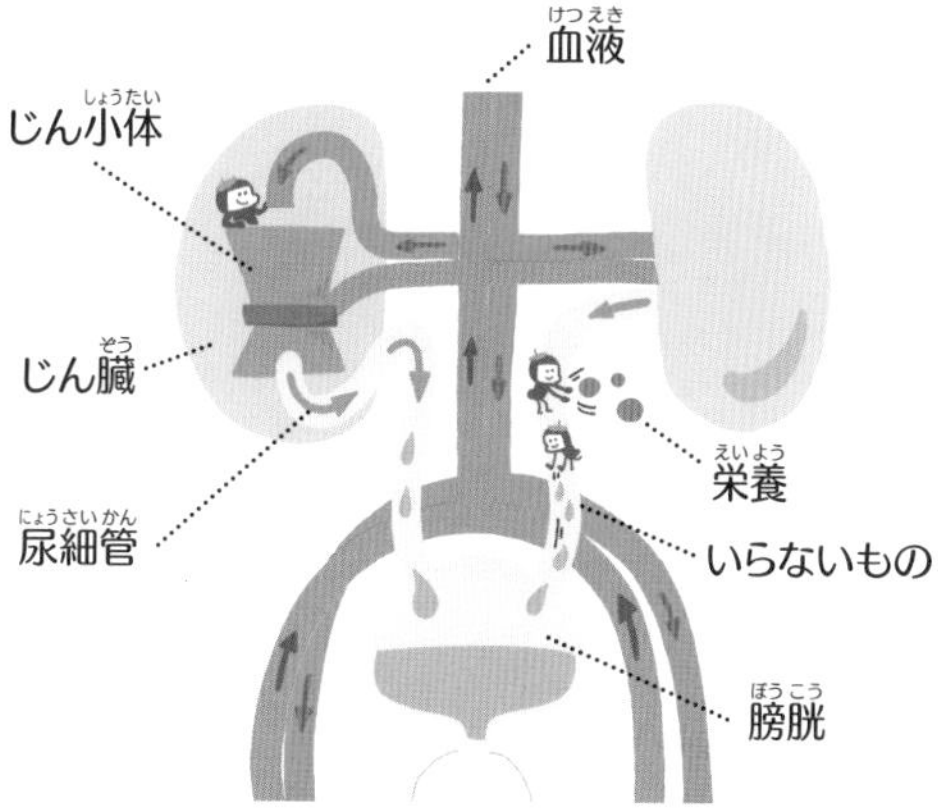
血液《けつえき》
じん小体《しょうたい》
じん臓《ぞう》
尿細管《にょうさいかん》
栄養《えいよう》
いらないもの
膀胱《ぼうこう》

汗《あせ》たらりん

からだの温《おん》度《ど》が上《あ》がるのをストップストップ！

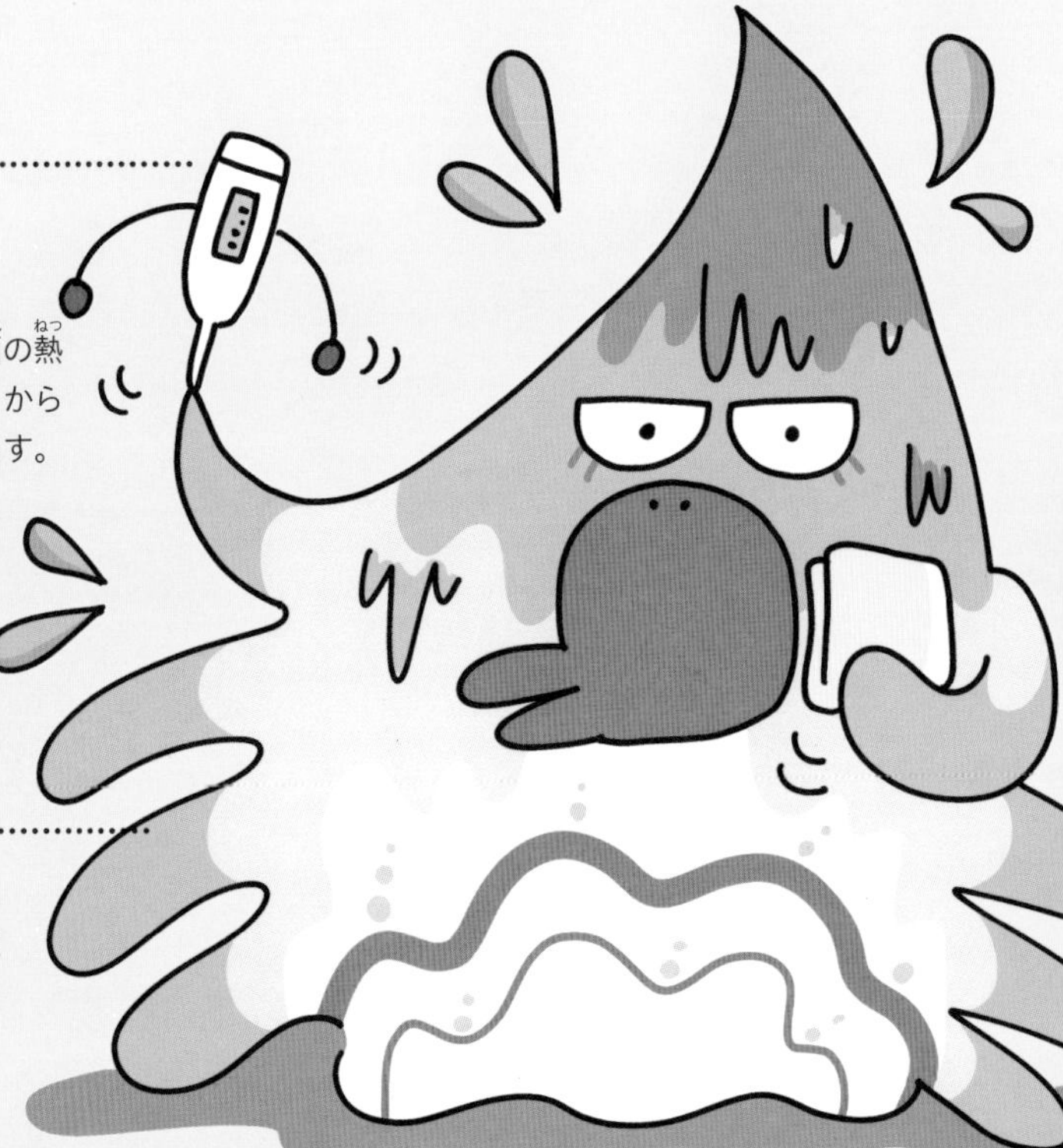

汗《あせ》で皮《ひ》ふ表面《ひょうめん》の熱《ねつ》をうばって、からだを冷《ひ》やします。

汗《あせ》の原料《げんりょう》は血液《けつえき》。汗腺《かんせん》で、血液《けつえき》から水分《すいぶん》を取《と》り出《だ》します。

出《で》る場所《ばしょ》

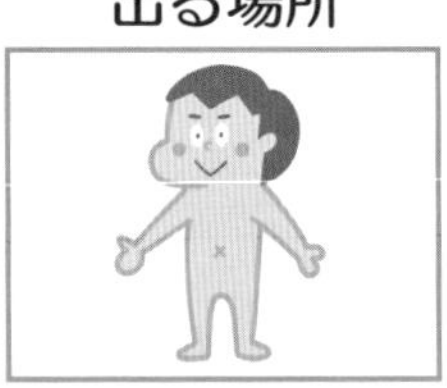

種類《しゅるい》	液体系《えきたいけい》
出《で》るとき	あついときなど
おもな成分《せいぶん》	ほぼ水《みず》

重要度《じゅうようど》 ★★★★★

キタナイ度《ど》 ★★★☆☆

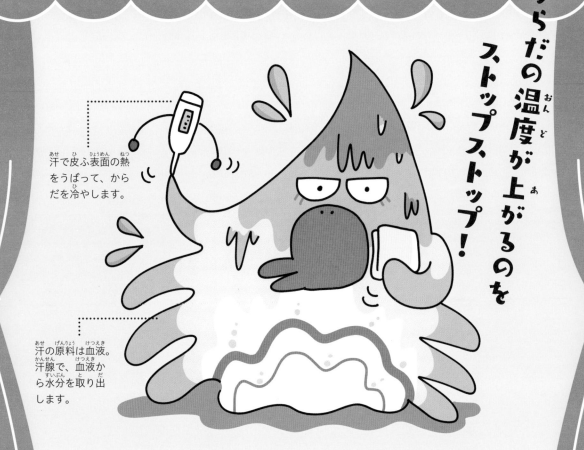

なぜ出《で》るの？

あつい夏《なつ》や運動《うんどう》したあとは、からだの中《なか》に熱《ねつ》がたまり、体温《たいおん》が上《あ》がろうとします。人《ひと》の体温《たいおん》は、36～37度《ど》くらい。これ以上《いじょう》になると、からだの調子《ちょうし》はわるくなります。そこで、体温《たいおん》の上昇《じょうしょう》をふせぐために、人《ひと》は汗《あせ》を出《だ》します。

汗《あせ》はほぼ水分《すいぶん》でできていて、からだの外《そと》に出《で》た汗《あせ》は、外《そと》の高《たか》い気温《きおん》によってかわきます。このとき、からだの皮《ひ》ふ表面《ひょうめん》の熱《ねつ》もうばっていき、からだは冷《ひ》えます。

あつい夏《なつ》は１日《にち》に１～２リットル、運動《うんどう》すると２～３リットルの汗《あせ》をかきます。汗《あせ》をかくことはとても大切《たいせつ》なことなのです。

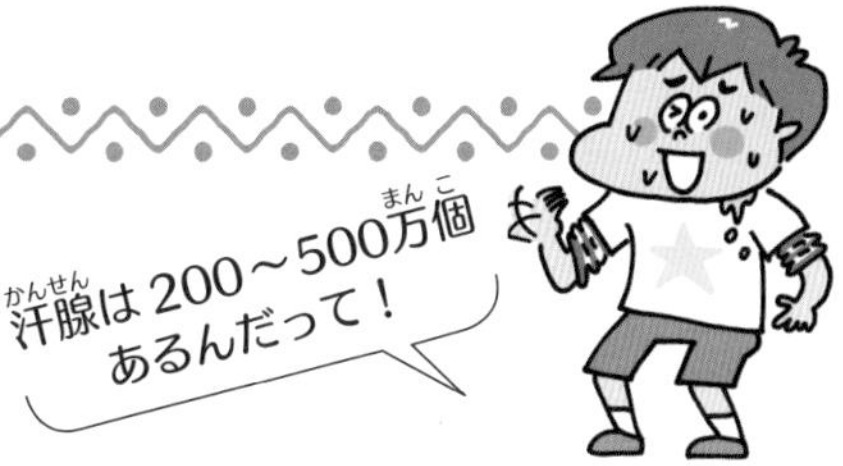
汗腺《かんせん》は200～500万個《まんこ》
あるんだって！

どうやってできるの？

汗《あせ》の原料《げんりょう》は血液《けつえき》です。人《ひと》の皮《ひ》ふの中《なか》には「汗腺《かんせん》」というものがあります。汗腺《かんせん》は毛細《もうさい》血管《けっかん》とつながっていて、血液《けつえき》から塩分《えんぶん》と水分《すいぶん》を取《と》り出《だ》してろ過《か》し、塩分《えんぶん》は血液《けつえき》にもどし、ほぼ水分《すいぶん》のじょうたいにして、汗《あせ》にしています。

汗《あせ》をかくのは、体温《たいおん》を下《さ》げるためだけではありません。緊張時《きんちょうじ》にもかきます。汗腺《かんせん》には、全身《ぜんしん》に分布《ぶんぷ》する「エクリン汗腺《かんせん》」と、わきの下《した》・耳《みみ》の中《なか》などに点在《てんざい》する「アポクリン汗腺《かんせん》」があります。体温《たいおん》ちょうせつをするときは、エクリン汗腺《かんせん》から汗《あせ》がつくられます。緊張《きんちょう》したときの汗《あせ》は、おもにアポクリン汗腺《かんせん》からつくられるのです。

もっと教《おし》えて！

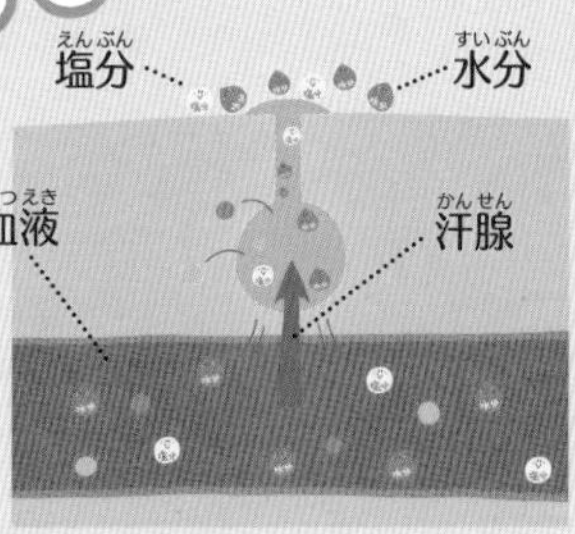
塩分《えんぶん》
水分《すいぶん》
血液《けつえき》
汗腺《かんせん》

汗《あせ》がしょっぱいのは、なぜ？

「エクリン汗腺《かんせん》」でつくられる汗《あせ》の成分《せいぶん》は、99パーセントが水分《すいぶん》で、ほんの少《すこ》しだけ塩分《えんぶん》などが入《はい》っています。

そのため、ふだんはしょっぱくはないのですが、たくさん汗《あせ》をかくと、血液《けつえき》のろ過《か》が追《お》いつかず、塩分《えんぶん》の量《りょう》がふえてしまうのです。

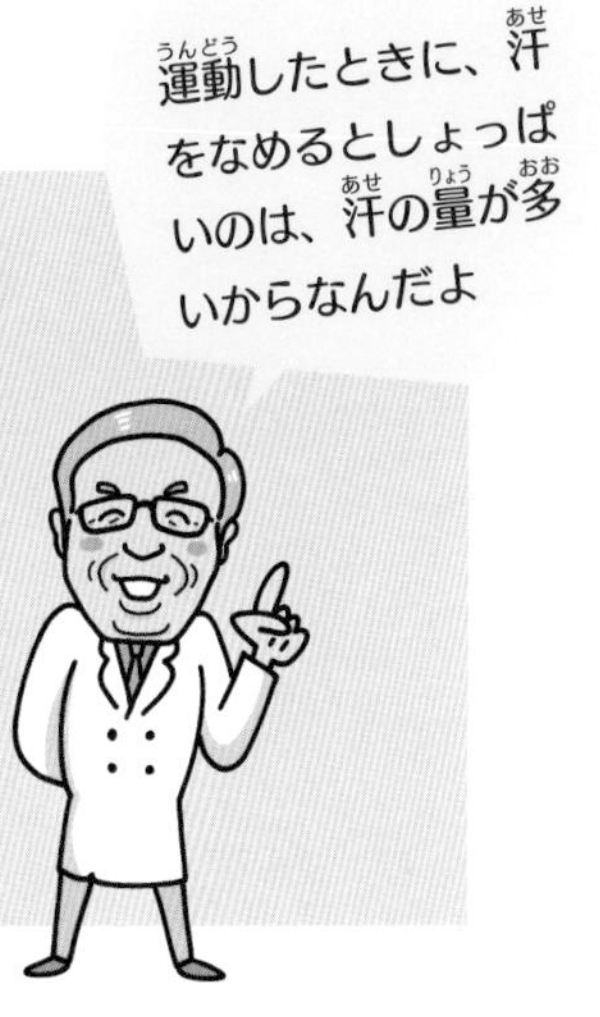
運動《うんどう》したときに、汗《あせ》をなめるとしょっぱいのは、汗《あせ》の量《りょう》が多《おお》いからなんだよ

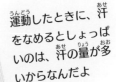

とりはだキング

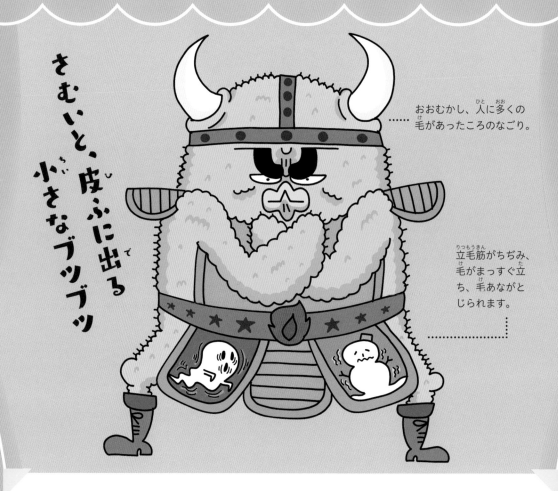

さむいと、皮《ひ》ふに出《で》る小《ちい》さなブツブツ

おおむかし、人《ひと》に多《おお》くの毛《け》があったころのなごり。

立毛筋《りつもうきん》がちぢみ、毛《け》がまっすぐ立《た》ち、毛《け》あながとじられます。

出《で》る場所《ばしょ》

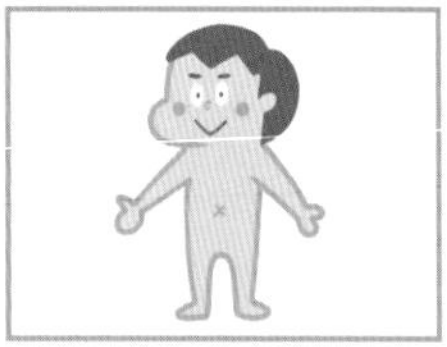

種類《しゅるい》	皮《ひ》ふ系《けい》
出《で》るとき	さむいときなど
おもな成分《せいぶん》	立毛筋《りつもうきん》

重要度《じゅうようど》

★☆☆☆☆

キタナイ度《ど》

★☆☆☆☆

なぜ出《で》るの？

家《いえ》から外《そと》に出《で》た瞬間《しゅんかん》、すごくさむいと、うでなどの皮《ひ》ふに、小《ちい》さなブツブツができることがあります。このじょうたいを「とりはだが立《た》つ」といいます。

人《ひと》以《い》外《がい》の動物《どうぶつ》も、とりはだを立《た》てます。動《どう》物《ぶつ》たちが、毛《け》を逆立《さかだ》てているのを見《み》たことはありませんか？

たとえば、ネコ。「相手《あいて》を威嚇《いかく》するときでしょ？」とこたえた人《ひと》は、半分正解《はんぶんせいかい》です。じつは、さむいときにも、毛《け》を立《た》てるんです。全身《ぜんしん》の毛《け》を立《た》てることで、毛《け》と毛《け》のあいだに、あたたかい空気《くうき》の層《そう》ができ、体温《たいおん》が外《そと》ににげるのをふせいでいるのです。

人《ひと》もいっしょです。でも、人《ひと》の肌《はだ》には細《ほそ》くて短《みじか》い毛《け》しか生《は》えていないため、毛《け》を立《た》てても、あまり効果《こうか》はありません。おおむかし、人《ひと》のからだに多《おお》くの毛《け》が生《は》えていたころのなごりといえるのです。

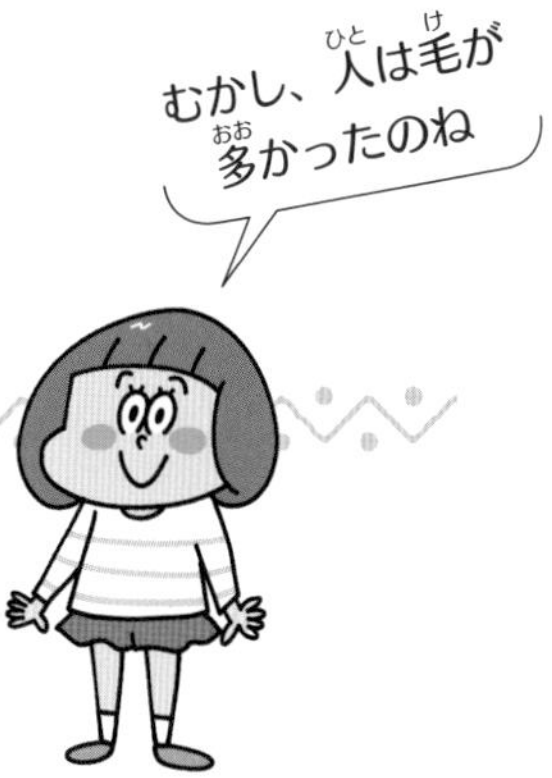
むかし、人《ひと》は毛《け》が多《おお》かったのね

どうやってできるの？

毛《け》あなの中《なか》に、とりはだが立《た》つ理由《りゆう》がかくされています。毛《け》あなの中《なか》には「毛隆起《もうりゅうき》」とよばれる少《すこ》しふくらんだ部分《ぶぶん》があり、そこには「立毛筋《りつもうきん》」という筋肉《きんにく》がついています。

さむさなどの外《そと》からの刺激《しげき》を脳《のう》が受《う》けると、この立毛筋《りつもうきん》が反射的《はんしゃてき》にちぢみます。すると、毛《け》がひっぱられて立《た》ち上《あ》がります。あわせて毛《け》あなのまわりもとじられ、小《ちい》さなブツブツができるのです。

とりはだが立《た》つのは、さむいときだけではありません。こわい話《はなし》を聞《き》いたときも立《た》ちます。脳《のう》にとっては、さむさも恐怖《きょうふ》も、おなじ刺激《しげき》のひとつだからです。

●とりはだが立《た》つしくみ

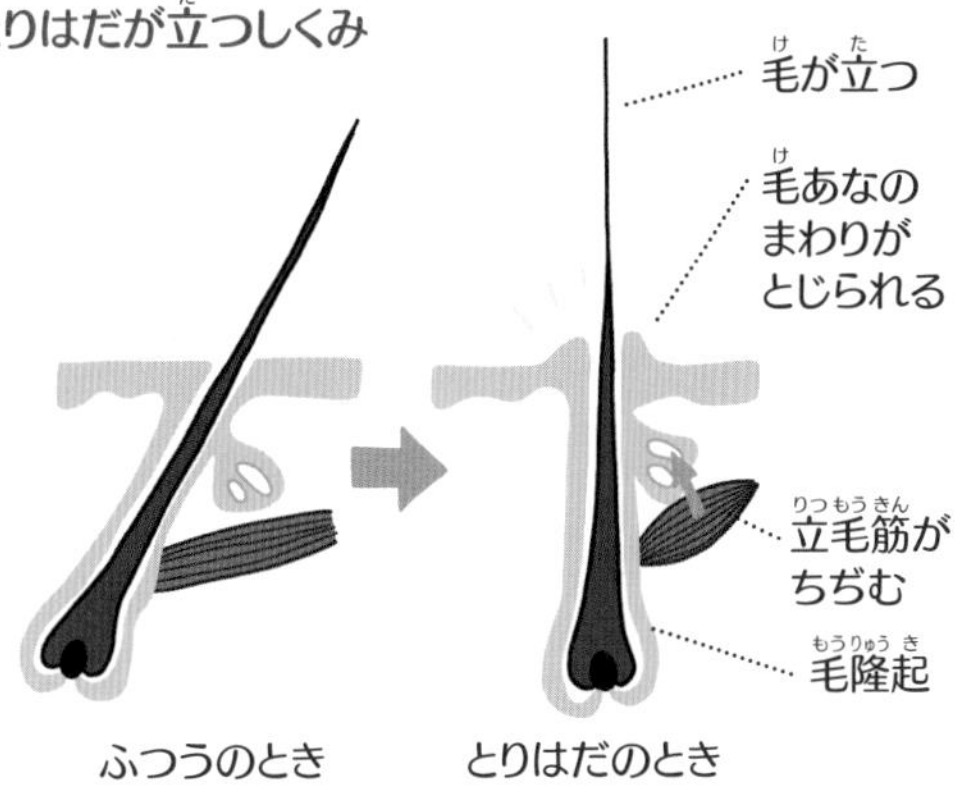
毛《け》が立《た》つ
毛《け》あなのまわりがとじられる
立毛筋《りつもうきん》がちぢむ
毛隆起《もうりゅうき》
ふつうのとき
とりはだのとき

隠居《いんきょ》アカじい

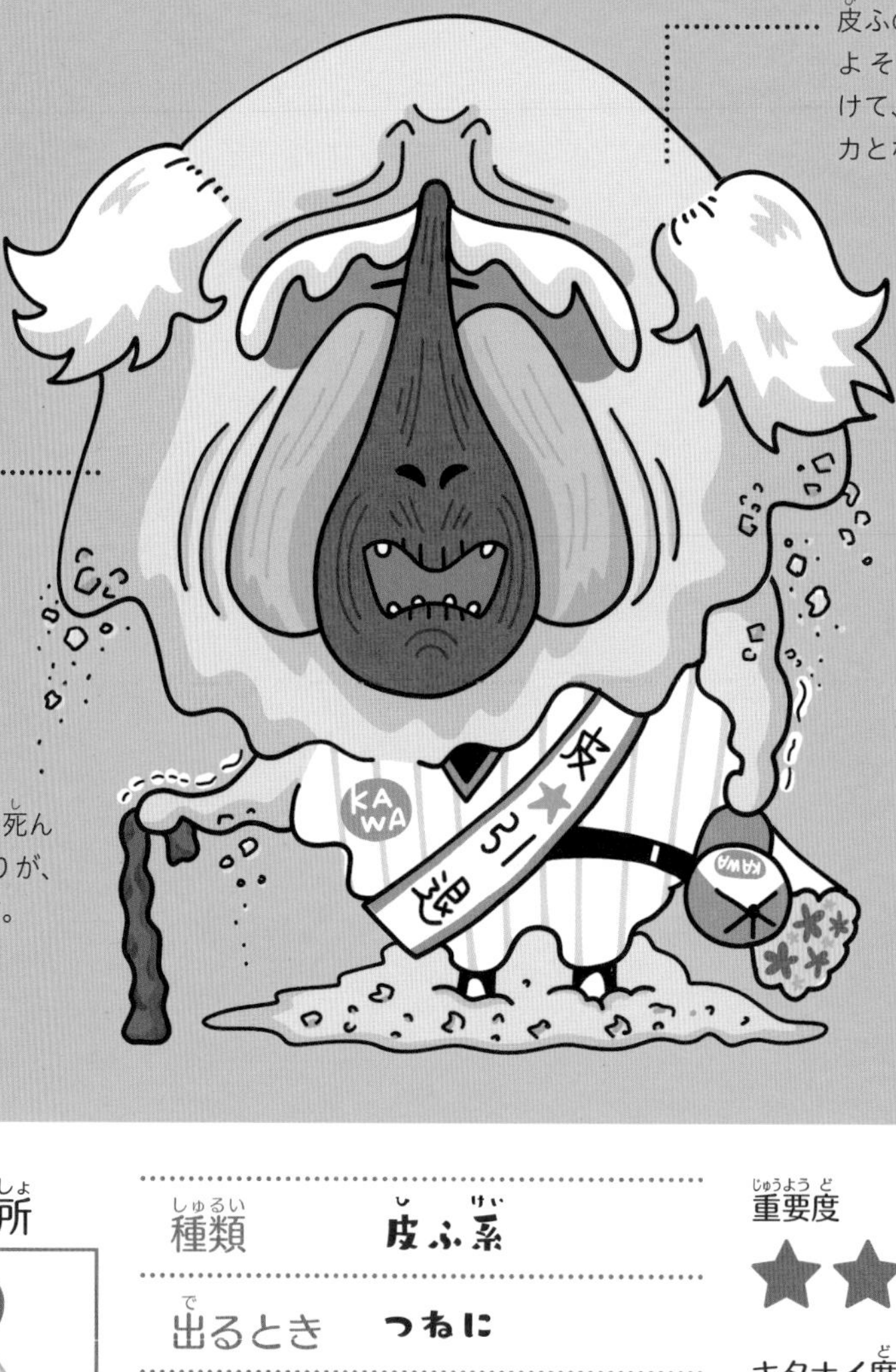

皮《ひ》ふの細胞《さいぼう》はおよそ28日間《にちかん》かけて、最後《さいご》、アカとなります。

角質《かくしつ》とよばれる死《し》んだ細胞《さいぼう》の集《あつ》まりが、アカとなります。

肌《はだ》から出《で》る消《け》しゴムのカスのようなやつ！

出《で》る場所《ばしょ》

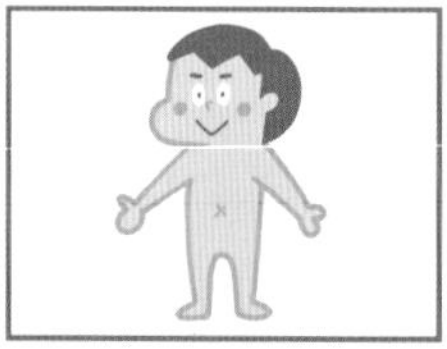

種類《しゅるい》	皮《ひ》ふ系《けい》
出《で》るとき	つねに
おもな成分《せいぶん》	皮《ひ》ふの角質《かくしつ》、皮脂《ひし》

重要度《じゅうようど》 ★★★☆☆

キタナイ度《ど》 ★★★★☆

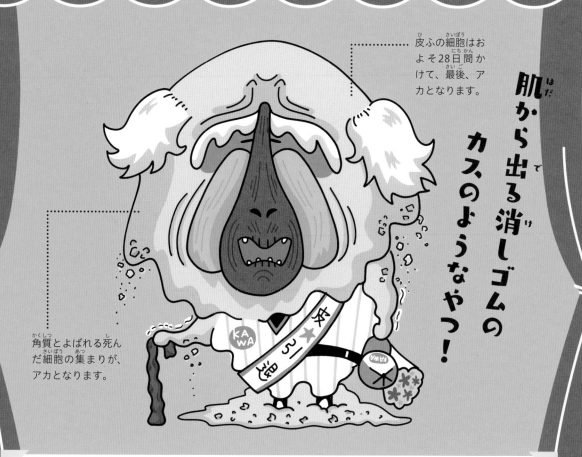

なぜ出《で》るの?

おふろに入《はい》って、肌《はだ》がぬれてフヤけたじょうたいのとき肌《はだ》をこすると、けしゴムのカスのようなグニャグニャしたものが出《で》ることがあります。茶色《ちゃいろ》っぽくて、なんだかキタナイですよね。これが「アカ」です。

からだの表面《ひょうめん》は、皮《ひ》ふで覆《おお》われています。この皮《ひ》ふのいちばん外《そと》がわを「角質層《かくしつそう》」といいます。「角質《かくしつ》」という死《し》んだ細胞《さいぼう》の集《あつ》まりです。でも、きちんとやくわりはあります。からだの表面《ひょうめん》にとどまって、皮《ひ》ふの内部《ないぶ》を守《まも》り、紫外線《しがいせん》や乾燥《かんそう》をふせいでくれるのです。そのやくわりからも引退《いんたい》すると、アカとなります。

アカはおふろでゴシゴシこすって落《お》ちているだけではありません。ちょっとしたことでからだからはがれ落《お》ち、服《ふく》についたり、空気《くうき》中《ちゅう》にただよったり、部屋《へや》の中《なか》に落《お》ちたりしているのです。

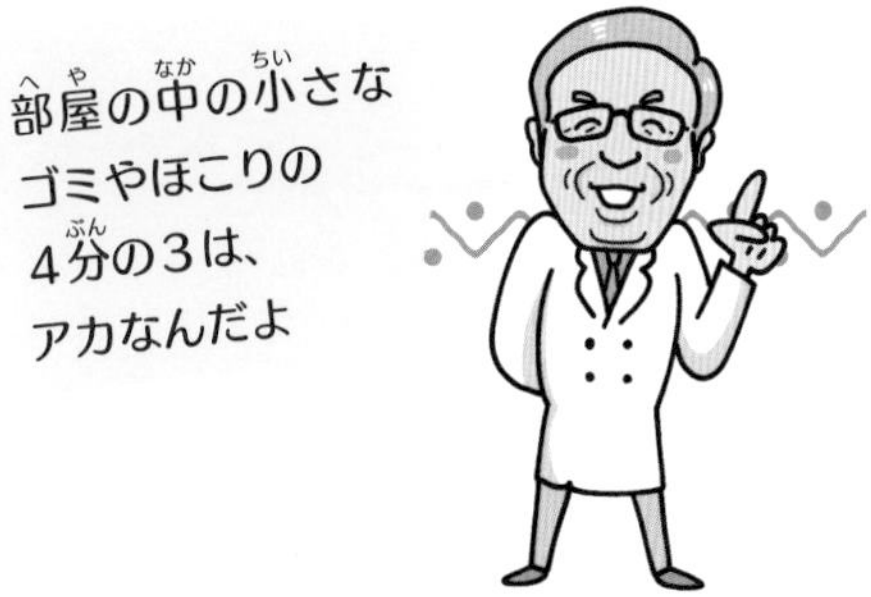
部屋《へや》の中《なか》の小《ちい》さな
ゴミやほこりの
4分《ぶん》の3は、
アカなんだよ

どうやってできるの?

人《ひと》の皮《ひ》ふは、からだの中《なか》でいちばん大《おお》きい臓器《ぞうき》です。そのつくりは、外《そと》がわから表皮《ひょうひ》、真皮《しんぴ》、皮下組織《ひかそしき》の３層《そう》に分《わ》かれていて、表皮《ひょうひ》はさらに角質層《かくしつそう》、顆粒層《かりゅうそう》、有棘層《ゆうきょくそう》、基底層《きていそう》の４つの層《そう》からなります。

皮《ひ》ふは、毎日《まいにち》、休《やす》むことなくつくり出《だ》されています。皮《ひ》ふの基底層《きていそう》では、たえず新《あたら》しい皮《ひ》ふの細胞《さいぼう》が生《う》まれ、およそ28日間《にちかん》かけて、ゆっくりと角質層《かくしつそう》におし出《だ》されていきます。そして最終的《さいしゅうてき》にアカとなるわけです。人《ひと》が一《いっ》生《しょう》のうちに生《う》み出《だ》すアカは、合計《ごうけい》20キログラムにものぼるといわれているのです。アカはにおいが出《で》るなどのマイナスポイントはありますが、健康上《けんこうじょう》は問題《もんだい》のない存在《そんざい》です。

●アカのしくみ

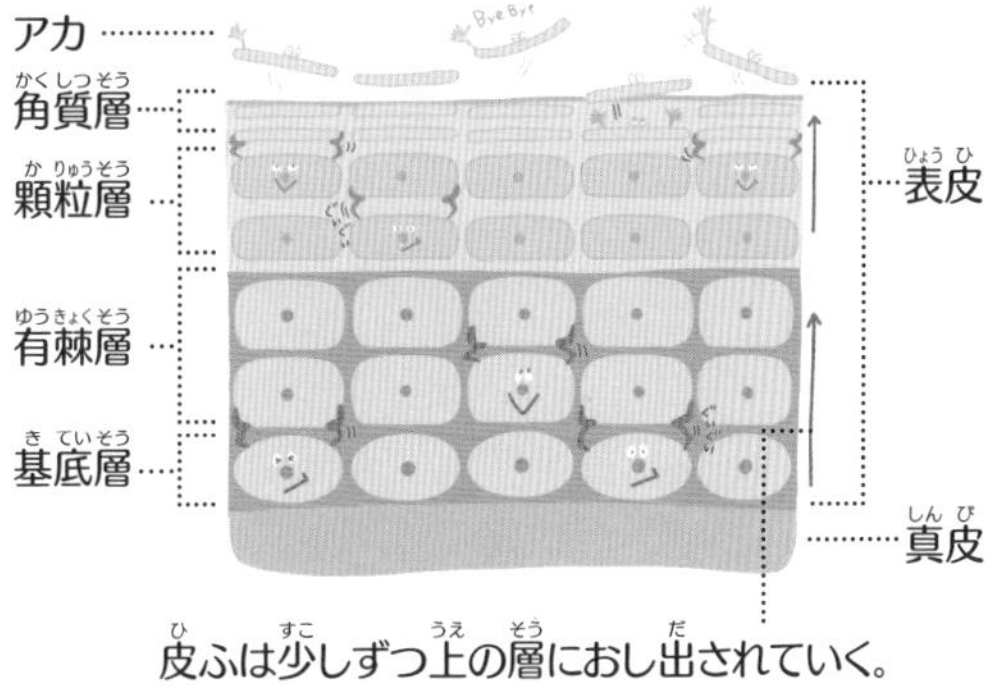
アカ
角質層《かくしつそう》
顆粒層《かりゅうそう》
有棘層《ゆうきょくそう》
基底層《きていそう》
表皮《ひょうひ》
真皮《しんぴ》

皮《ひ》ふは少《すこ》しずつ上《うえ》の層《そう》におし出《だ》されていく。

へそのごまくん

皮《ひ》ふから出《で》たアカやゴミがまとまったもの！

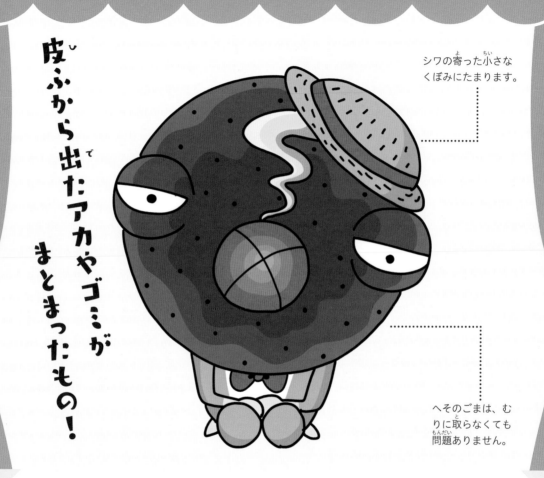

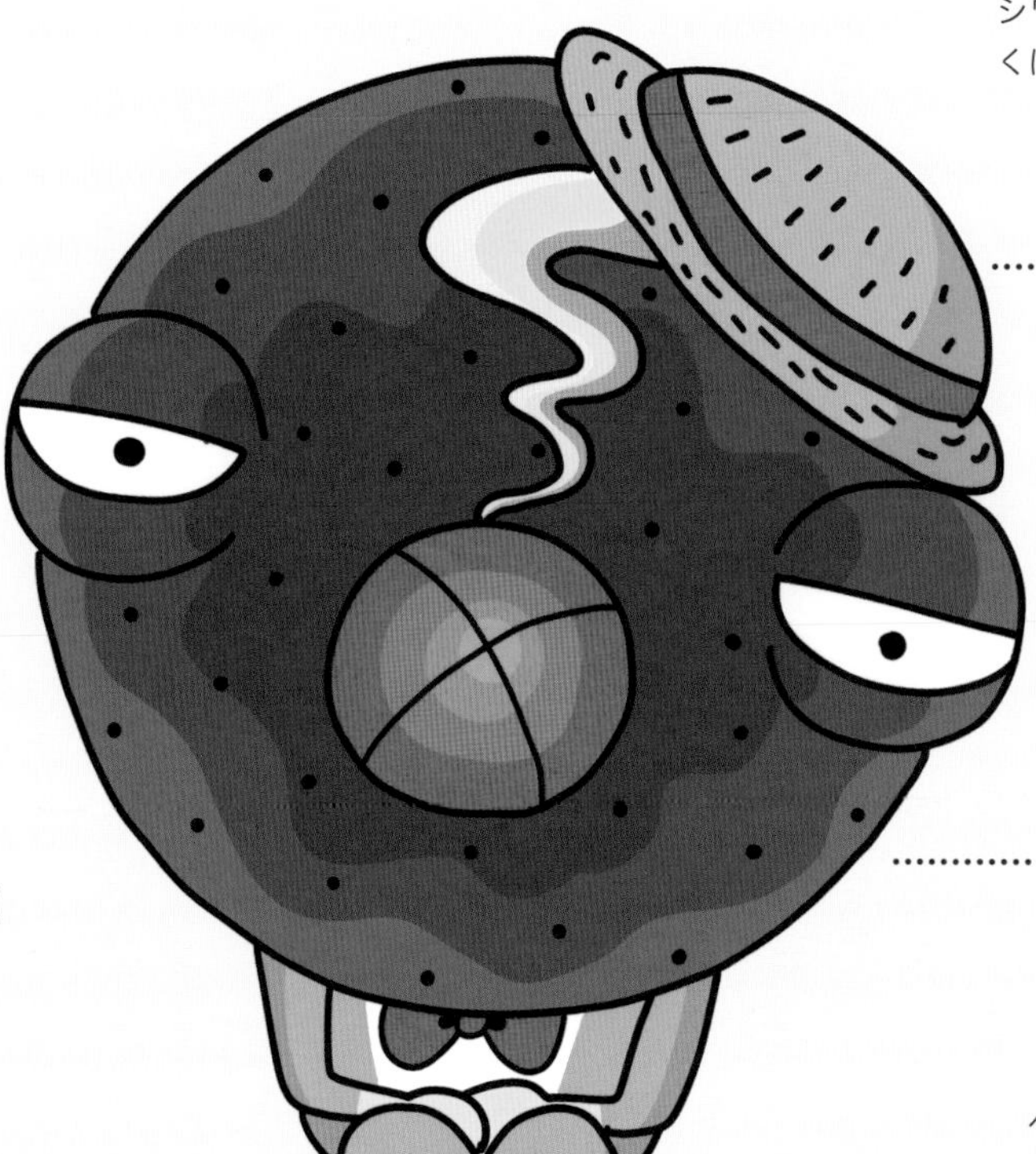

シワの寄《よ》った小《ちい》さなくぼみにたまります。

へそのごまは、むりに取《と》らなくても問題《もんだい》ありません。

出《で》る場所《ばしょ》

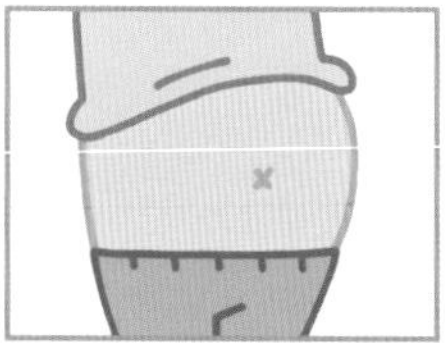

種類《しゅるい》	固体系《こたいけい》
出《で》るとき	ときどき
おもな成分《せいぶん》	アカやゴミ

重要度《じゅうようど》

★☆☆☆☆

キタナイ度《ど》

★★★☆☆

なぜ出《で》るの?

人《ひと》のへそは、オギャーと生《う》まれると同時《どうじ》に、そのやくわりをおえます。お腹《なか》の中《なか》の赤《あか》ちゃんは、おかあさんのたい盤《ばん》と自分《じぶん》のへその緒《お》を通《とお》してつながり、そこから栄養《えいよう》を吸収《きゅうしゅう》します。しかし、生《う》まれるとへその緒《お》はなくなり、へそはシワの寄《よ》った小《ちい》さなくぼみにすぎません。

このへそをのぞくと、黒《くろ》いツブがくっついていませんか？　これが「へそのごま」です。

へそが小《ちい》さなくぼみである以上《いじょう》、モノがたまりやすく、皮《ひ》ふから出《で》たアカや、洋服《ようふく》についたゴミなどがたまり、それがまとまって、ごま粒《つぶ》のようになるのです。

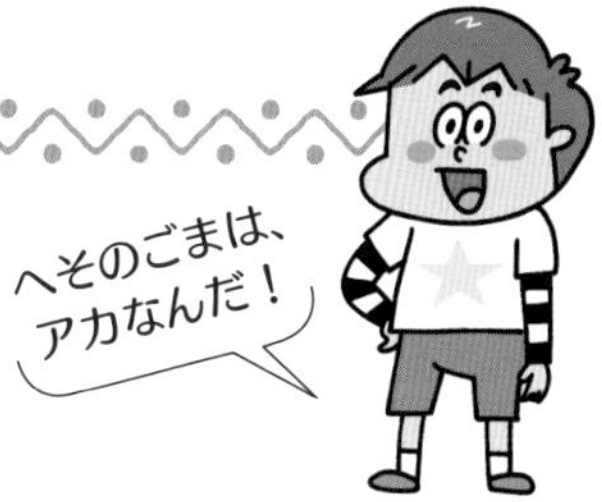
へそのごまは、
アカなんだ！

取《と》ってしまってもいいの?

「へそのごまを取《と》ると、お腹《なか》が痛《いた》くなるわよ」と怒《おこ》られた人《ひと》はいませんか？　これは、つめで強引《ごういん》に取《と》ろうとすると、皮《ひ》ふがきずつき、ばい菌《きん》が入《はい》り込《こ》む可能性《かのうせい》があるからです。

ちなみに「へそと内臓《ないぞう》はつながっている」というウワサがありますが、これはウソ。内《ない》臓《ぞう》とはいっさいつながっていません。

へそのごまは、むりに取《と》らなくても、なんの問題《もんだい》もありません。でも、気《き》になりますよね。その場合《ばあい》は、おへそにオリーブ油《ゆ》をつけてしめらせて、しばらくしてから綿棒《めんぼう》でそっとふき取《と》るようにしましょう。

もっと教《おし》えて！

くぼみのある場所《ばしょ》は、アカだらけ!?

へそはくぼんでいるため、アカがたまりやすいのですが、からだには、ほかにも、くぼんでいるところがあり、アカがたまりやすくなっています。たとえば「足《あし》の指《ゆび》のあいだ」です。ちょっとくつ下《した》を脱《ぬ》いでみましょう。ほら、ヘンテコなゴミがくっついていませんか？

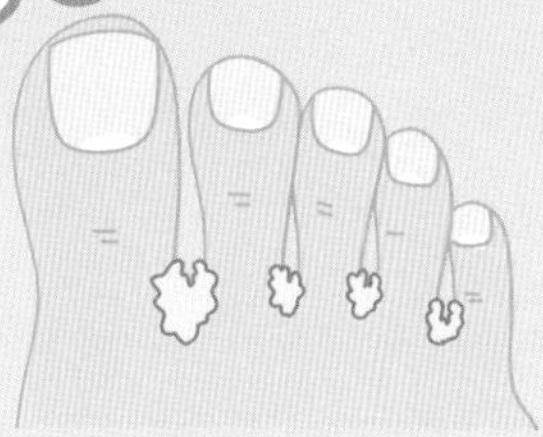
足《あし》の指《ゆび》のあいだも、
アカがたまりやすい

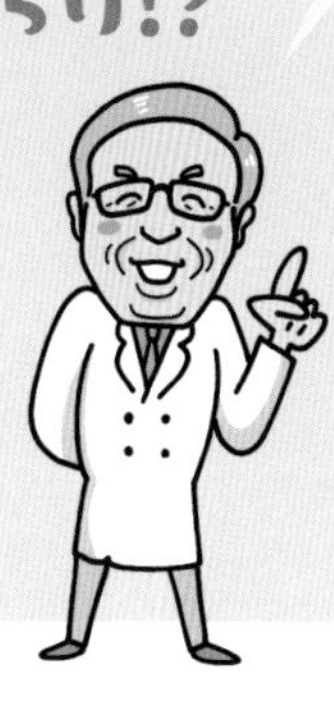
足《あし》の指《ゆび》はくぼみがあって、
アカがたまりやすいんだよ

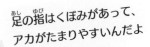

かさぶたロボ

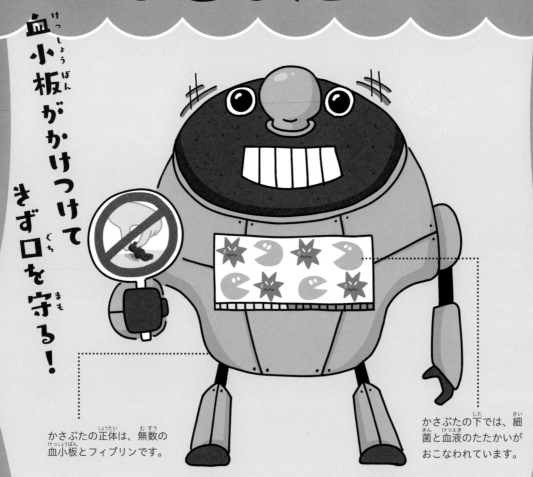

血《けっ》小《しょう》板《ばん》がかけつけて
きず口《ぐち》を守《まも》る！

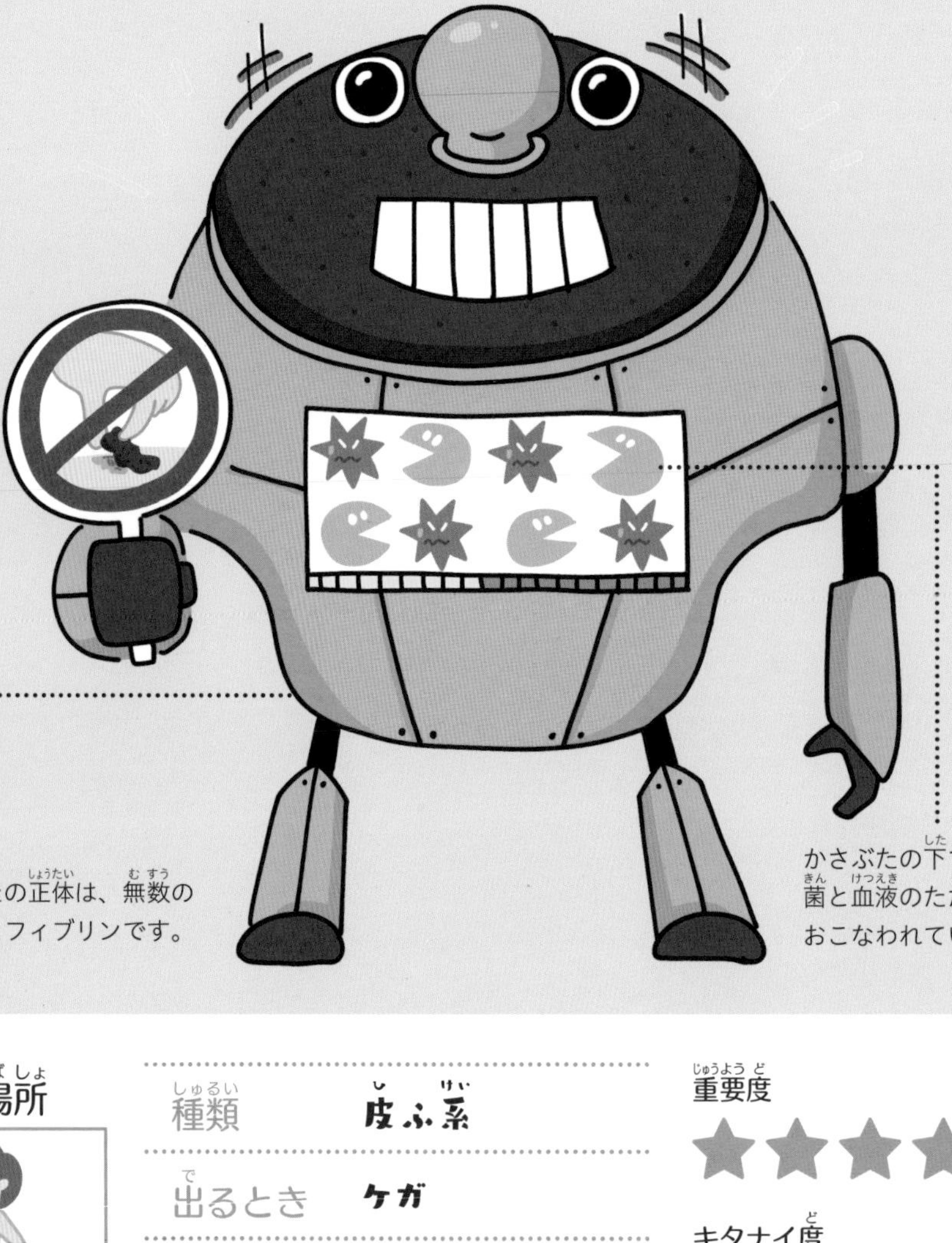

かさぶたの正体《しょうたい》は、無数《むすう》の血小板《けっしょうばん》とフィブリンです。

かさぶたの下《した》では、細《さい》菌《きん》と血液《けつえき》のたたかいがおこなわれています。

出《で》る場所《ばしょ》

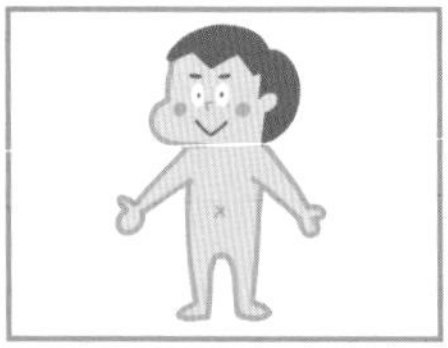

種類《しゅるい》	皮《ひ》ふ系《けい》
出《で》るとき	ケガ
おもな成分《せいぶん》	血小板《けっしょうばん》、フィブリン

重要度《じゅうようど》 ★★★★★

キタナイ度《ど》 ★★☆☆☆

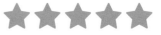

なぜ出《で》るの？

ひざをすりむくと、きず口《ぐち》から血《ち》が出《で》てきます。でも、やがて血《ち》はとまり、きず口《ぐち》はガサガサしたものに覆《おお》われ、自然《しぜん》になおります。このガサガサしたものが、かさぶたです。

かさぶたの下《した》では、きず口《ぐち》から入《はい》り込《こ》んだわるい細菌《さいきん》と、それを退治《たいじ》しようとする血液《けつえき》の中《なか》の白血球《はっけっきゅう》との壮絶《そうぜつ》なバトルがくり広《ひろ》げられています。かさぶたは、もうこれ以上《いじょう》、わるいものが入《はい》ってこないように、身《み》をていして守《まも》ってくれているのです。

かさぶたができるとかゆくなり、ついゴリゴリかいて、はがしてしまいがちです。でも、はがしてしまっては、またわるい細菌《さいきん》が入《はい》り込《こ》むことになり、きずがなおりにくくなってしまうのです。がんばってくれているかさぶたのためにも、はがす行為《こうい》は、ぐっとがまん！

●かさぶたの下《した》では……

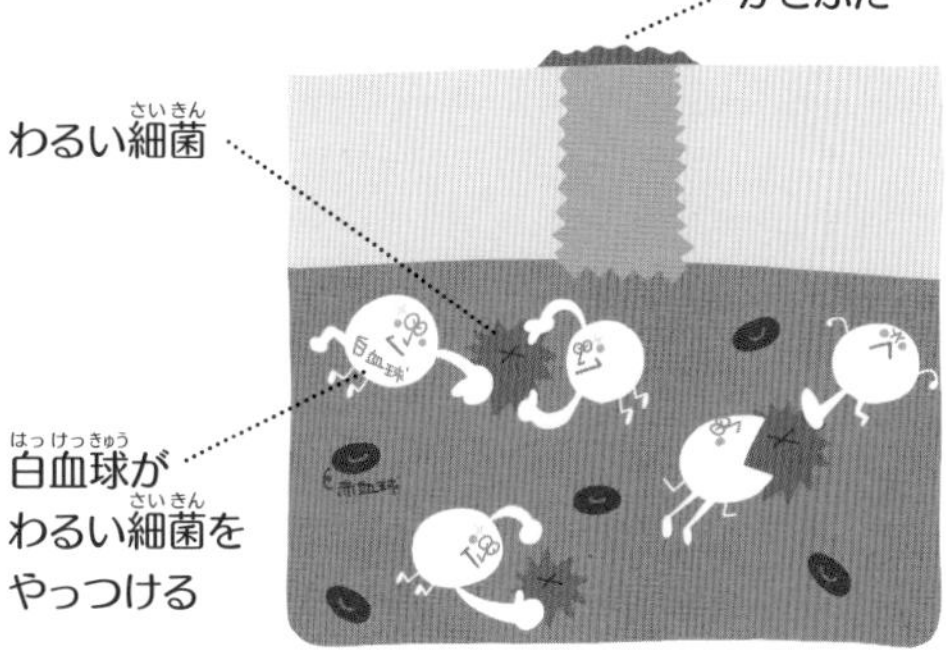
かさぶた
わるい細菌《さいきん》
白血球《はっけっきゅう》が
わるい細菌《さいきん》を
やっつける

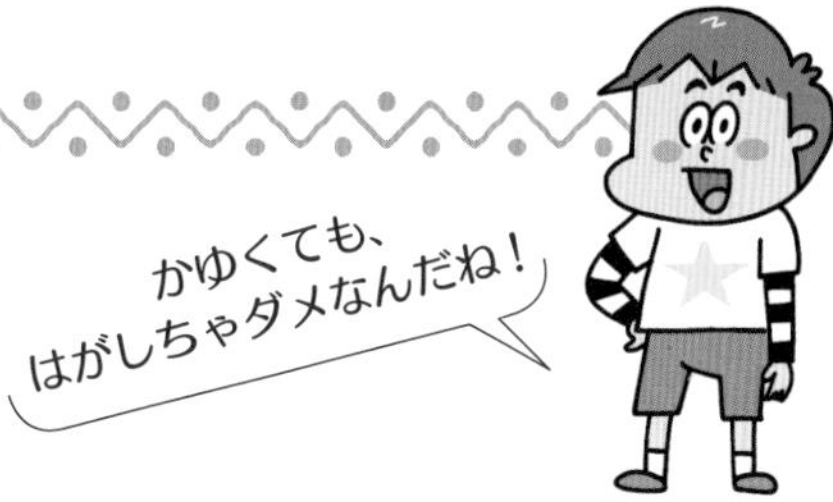
かゆくても、
はがしちゃダメなんだね！

どうやってできるの？

きずができて、血《ち》が出《で》ると、血液《けつえき》の成分《せいぶん》のひとつである「血小板《けっしょうばん》」が、血《ち》をとめようときず口《ぐち》にかけつけます。血小板《けっしょうばん》は血液《けつえき》の成分《せいぶん》の中《なか》で、いちばん小《ち》さい細胞《さいぼう》です。大量《たいりょう》の血小板《けっしょうばん》が集《あつ》まって、きずを覆《おお》います。

次《つぎ》の作業《さぎょう》は、その血小板《けっしょうばん》にフタをすること。活躍《かつやく》するのは「フィブリン」です。フィブリンは、血液《けつえき》の中《なか》にあるたんぱく質《しつ》が変化《へんか》し、ネバネバ状《じょう》の糸《いと》となったもの。あみのように固《かた》まって、血液《けつえき》のカタマリとなります。

見《み》た目《め》はゼリーのような、赤《あか》く光《ひか》るトロリとしたきれいな血《ち》です。このカタマリが完全《かんぜん》にかわくと、かさぶたのできあがりです。

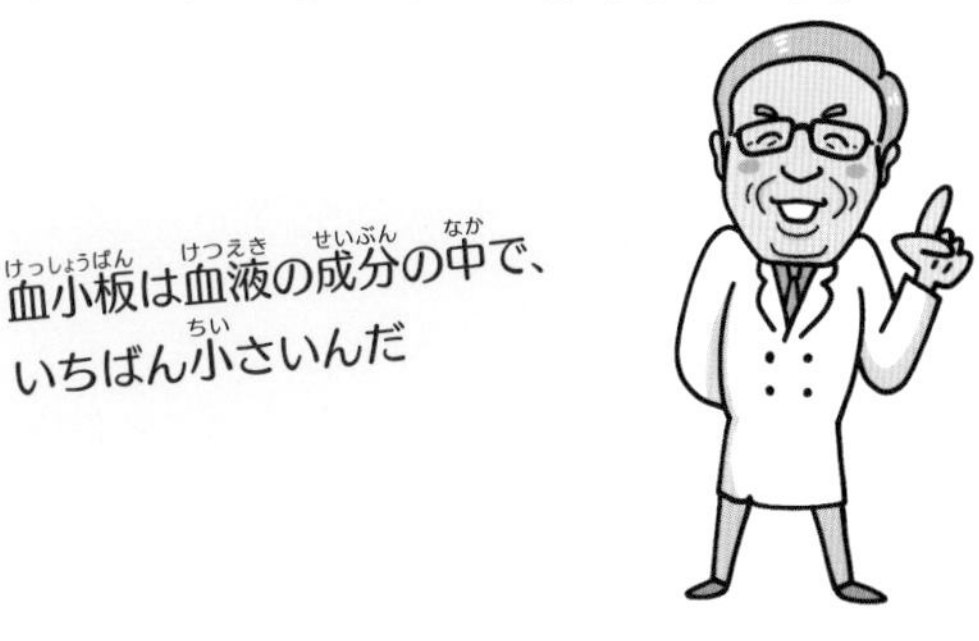
血小板《けっしょうばん》は血液《けつえき》の成分《せいぶん》の中《なか》で、
いちばん小《ち》さいんだ

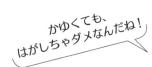

うみおばけ

わるい細菌《さいきん》と白血球《はっけっきゅう》のたたかいのあと！

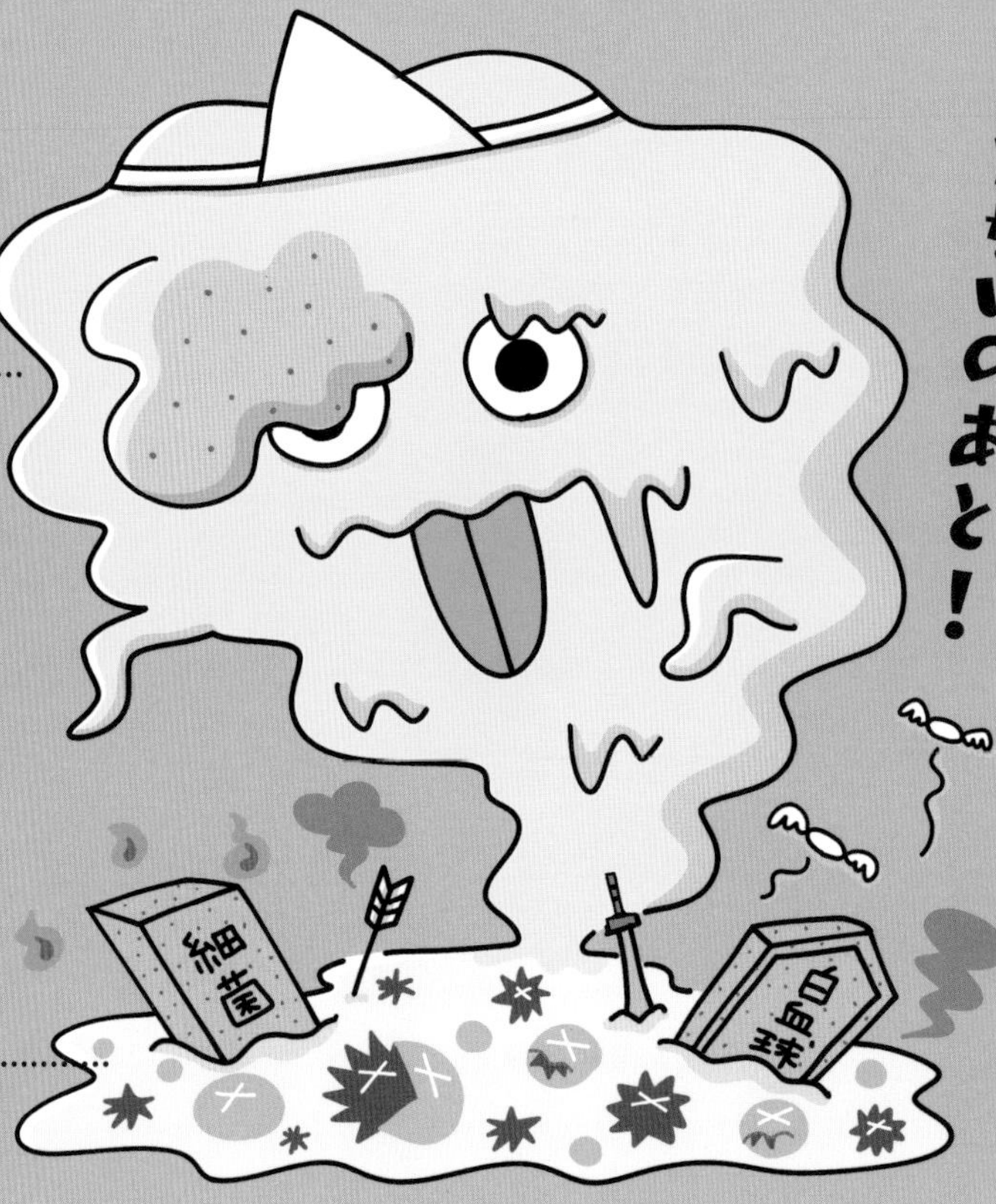

きず口《くち》にできる、白《しろ》っぽいネバネバした液体《えきたい》がうみです。

わるい細菌《さいきん》と白《はっ》血球《けっきゅう》たちのたたかいのあとの死《し》がいです。

出《で》る場所《ばしょ》

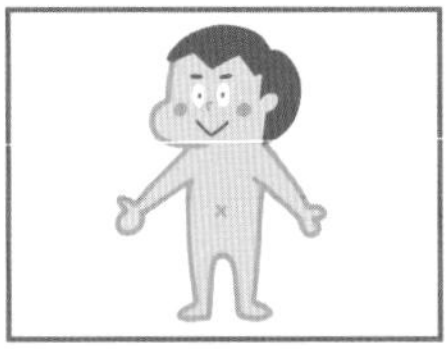

種類《しゅるい》	液体系《えきたいけい》
出《で》るとき	ケガ
おもな成分《せいぶん》	細菌《さいきん》や白血球《はっけっきゅう》の死がい

重要度《じゅうようど》 ★★★☆☆

キタナイ度《ど》 ★★★★★

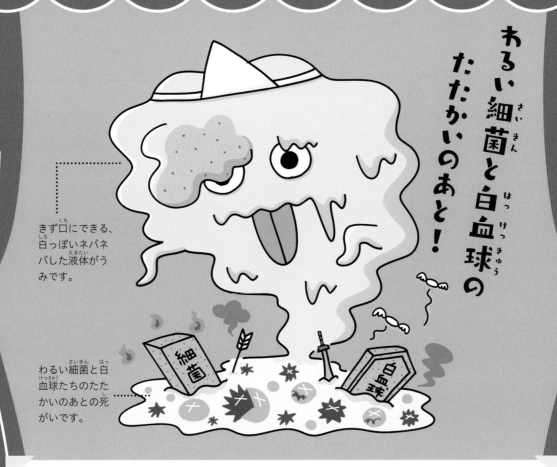

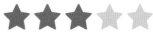

なぜ出《で》るの?

はがしてはいけない「かさぶた」。それでもがまんできずにはがしてしまうと、きず口《ぐち》は熱《ねつ》っぽくなり、赤《あか》くはれあがります。

これは皮下組織《ひかそしき》（→23ページ）に、細菌《さいきん》が繁殖《はんしょく》して炎症《えんしょう》を起《お》こしている「化膿《かのう》」というじょうたいです。このとき、きず口《ぐち》には、白《しろ》っぽいネバネバした液体《えきたい》がたまります。これが「うみ」です。やけどの水《みず》ぶくれをつぶしても、うみがたまることがあります。

そのほか、細菌《さいきん》がついた手《て》で、きず口《ぐち》をさわったり、きずの程度《ていど》がふかい場合《ばあい》も、きず口《ぐち》が化膿《かのう》し、うみがたまります。

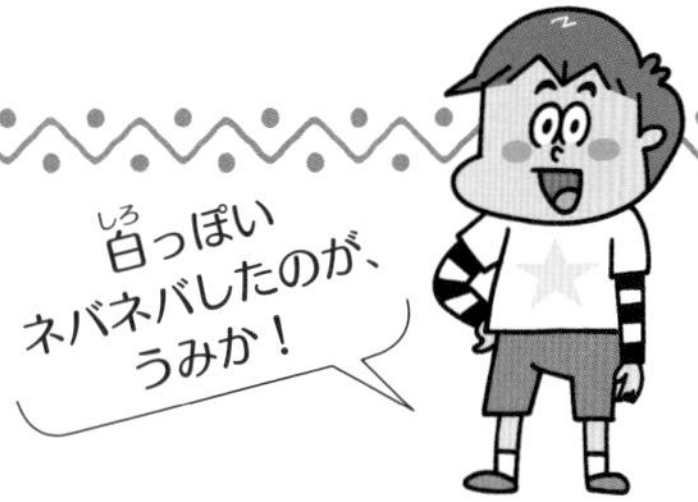
白《しろ》っぽい
ネバネバしたのが、
うみか！

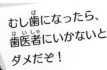

どうやってできるの？

ケガをすると、血管《けっかん》の一部《いちぶ》が外《そと》の空気《くうき》にふれ、からだにわるさをする細菌《さいきん》が入《はい》ってきます。すると体内《たいない》は、戦闘《せんとう》モードに入《はい》ります。たたかう代表選手《だいひょうせんしゅ》は、白血球《はっけっきゅう》の中《なか》のわるい細《さい》菌《きん》をやっつける「好中球《こうちゅうきゅう》」です。

しかし細菌《さいきん》も強《つよ》いため、ときには、やっつけられることもあります。炎症《えんしょう》とは、わるい細菌《さいきん》と、からだを守《まも》ろうとする白血球《はっけっきゅう》たちのはげしいバトルであり、うみとは、この両者《りょうしゃ》の死《し》がいと体液《たいえき》がまざり合《あ》ったものなのです。

これからは、白《しろ》っぽいうみを見《み》たら、無数《むすう》の死《し》がいがかさなり合《あ》った壮絶《そうぜつ》な戦場《せんじょう》だと思《おも》い、かれらのけんとうをたたえましょう。

もっと教《おし》えて！

歯《は》にもうみが出《で》るって、ほんとう？

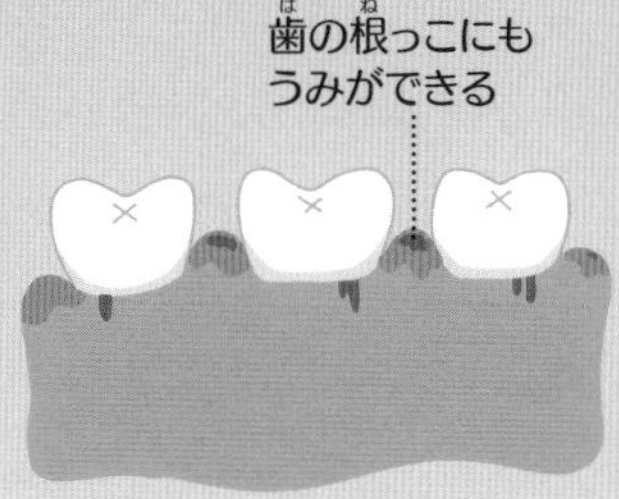
歯《は》の根《ね》っこにも
うみができる

むし歯《ば》で歯《は》が痛《いた》いのに放《ほう》っておくと、むし歯《ば》の細菌《さいきん》が歯《は》の根《ね》っこの部分《ぶぶん》にまで達《たっ》して、炎症《えんしょう》を起《お》こすことがあります。このじょうたいになると、わるい細菌《さいきん》と白血球《はっけっきゅう》がはげしくたたかい、その死《し》がいがうみとなります。うみができると、ねむっているときもズキズキして痛《いた》くなります。

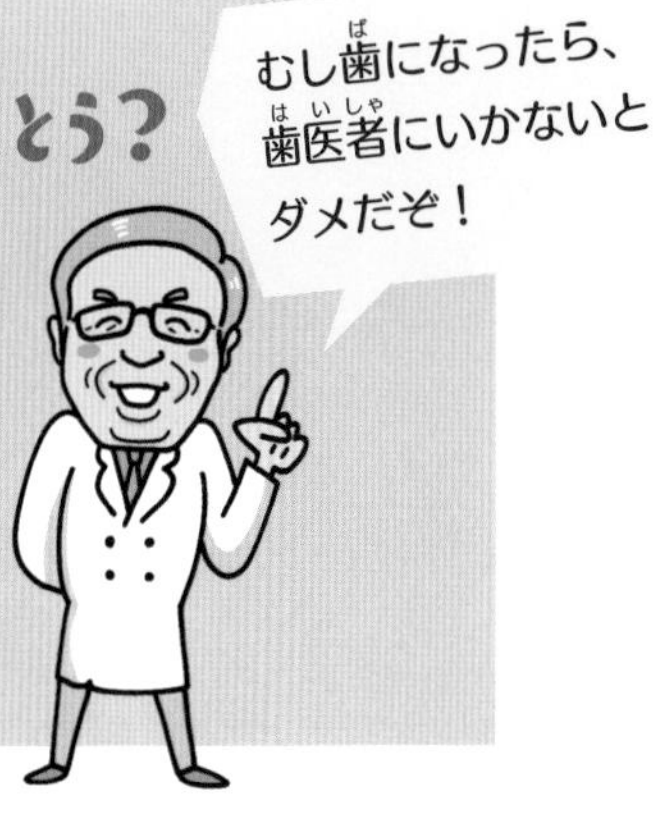
むし歯《ば》になったら、
歯医者《はいしゃ》にいかないと
ダメだぞ！

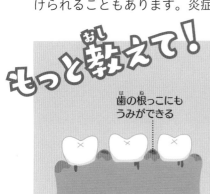

水《みず》ぶくれ異邦人《いほうじん》

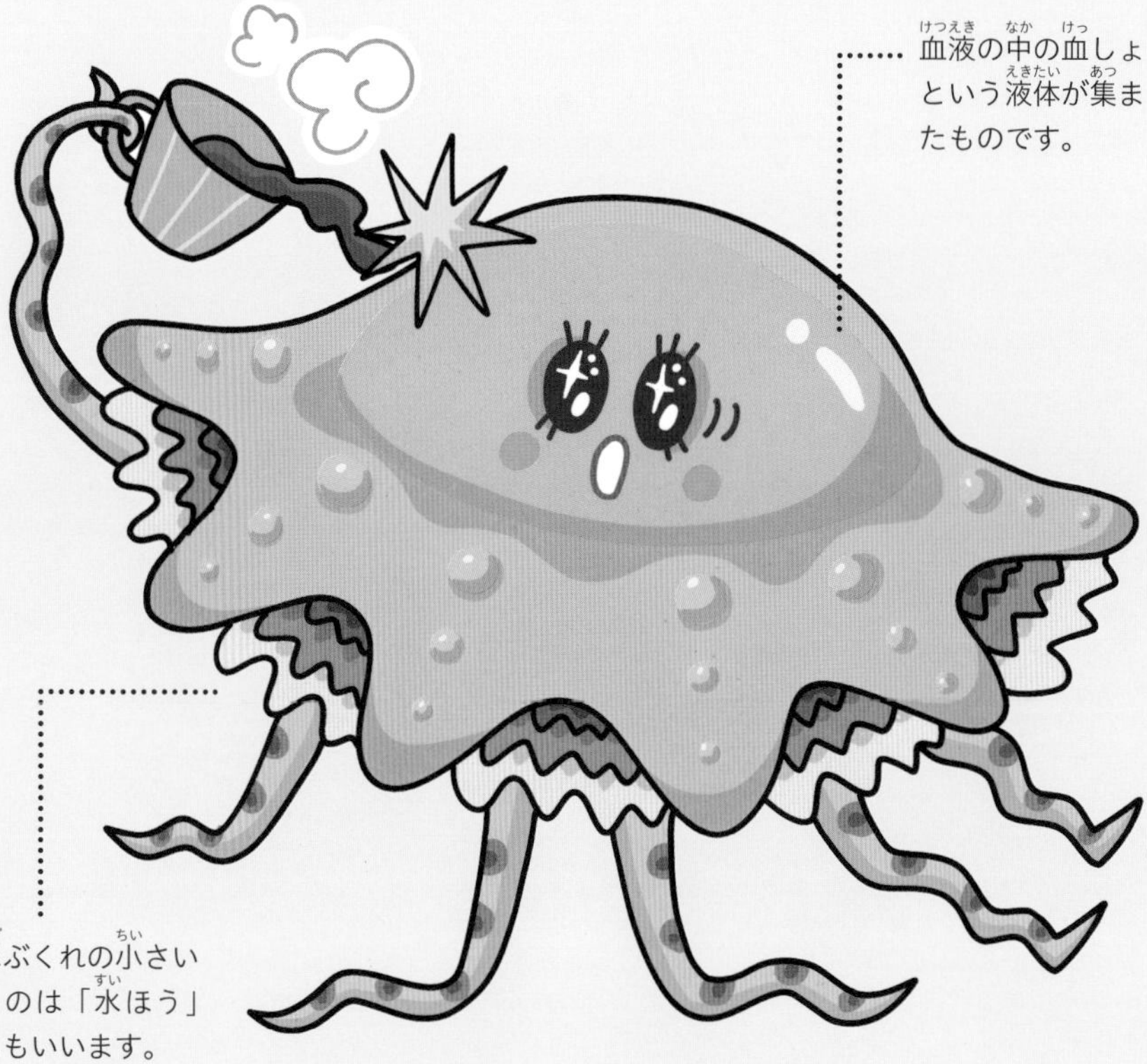

プニュっとした正体《しょうたい》は
血《けっ》液《えき》のなかま「血《けっ》しょう」!

血液《けつえき》の中《なか》の血《けっ》しょうという液体《えきたい》が集《あつ》まったものです。

水《みず》ぶくれの小《ちい》さいものは「水《すい》ほう」ともいいます。

出《で》る場所《ばしょ》

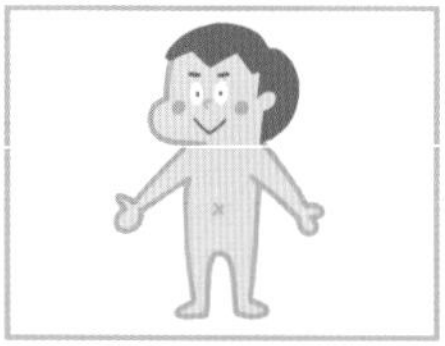

種類《しゅるい》	液体系《えきたいけい》
出《で》るとき	やけどなど
おもな成分《せいぶん》	血《けっ》しょう

重要度《じゅうようど》 ★★★★☆

キタナイ度《ど》 ★★☆☆☆

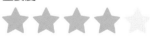

なぜ出《で》るの？

あついストーブやヤカンにふれて、とっさに手《て》をひっ込《こ》めても、指《ゆび》が赤《あか》くなってしまうことがあります。このじょうたいを「やけど」といいます。

指《ゆび》が赤《あか》くなっただけだと思《おも》い、そのままにしておくと、指《ゆび》にプニュっとしたふくらみができることがあります。これが「水《みず》ぶくれ」です。

水《みず》ぶくれには２種類《しゅるい》あり、小《ちい》さいものは「水《すい》ほう」ともいいます。水《みず》ぼうそうになって、からだにたくさんのブツブツができた経験《けいけん》のある人《ひと》もいるでしょう。これが水《すい》ほうです。虫《むし》さされや日焼《ひや》けなどでも、水《すい》ほうはできます。

その水《すい》ほうよりも、大《おお》きなものを水《みず》ぶくれといいます。やけどのほかにも、新《あたら》しいくつをはいて、くつずれができたときも、水《みず》ぶくれはできます。

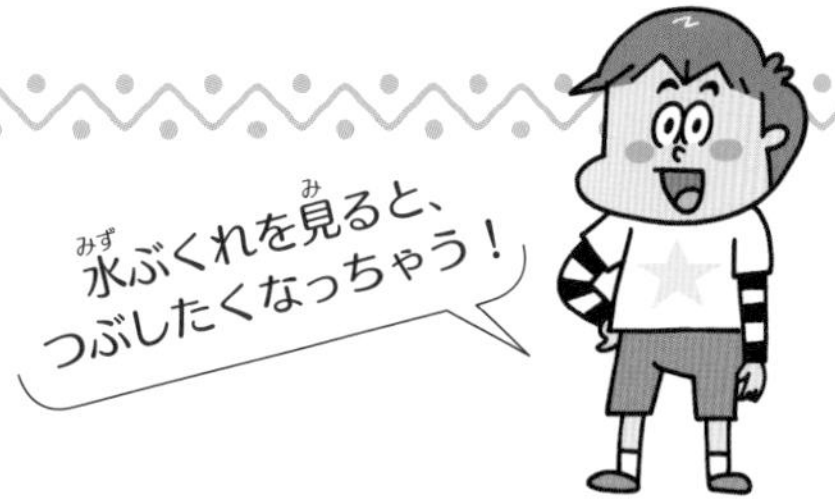
水《みず》ぶくれを見《み》ると、つぶしたくなっちゃう！

どうやってできるの？

人《ひと》の皮《ひ》ふは、外《そと》がわから表皮《ひょうひ》、真皮《しんぴ》、皮下《ひか》組織《そしき》の３層《そう》に分《わ》かれています。このうち真皮《しんぴ》には、血管《けっかん》や汗《あせ》を出《だ》す汗腺《かんせん》などがあります。

軽《かる》いやけどは、表皮《ひょうひ》が熱《ねつ》で焼《や》かれて赤《あか》くなる程度《ていど》ですが、その熱《ねつ》が、真皮《しんぴ》まで達《たっ》すると、皮下組織《ひかそしき》を守《まも》ろうとして、血液《けつえき》にふくまれる成分《せいぶん》のひとつである「血《けっ》しょう」という液体《えきたい》が集《あつ》まってきます。この液体《えきたい》が表皮《ひょうひ》と真皮《しんぴ》のあいだにたまって、皮《ひ》ふの表面《ひょうめん》がプクっと飛《と》び出《だ》すのです。

その後《ご》、１週間《しゅうかん》もすれば、表皮《ひょうひ》と真皮《しんぴ》はきれいになおって、水《みず》ぶくれは自然《しぜん》とつぶれたり、ひからびたりします。水《みず》ぶくれの中《なか》は、細菌《さいきん》がないきれいなじょうたいです。ぜったいに自分《じぶん》でつぶさないこと！

●水《みず》ぶくれのしくみ

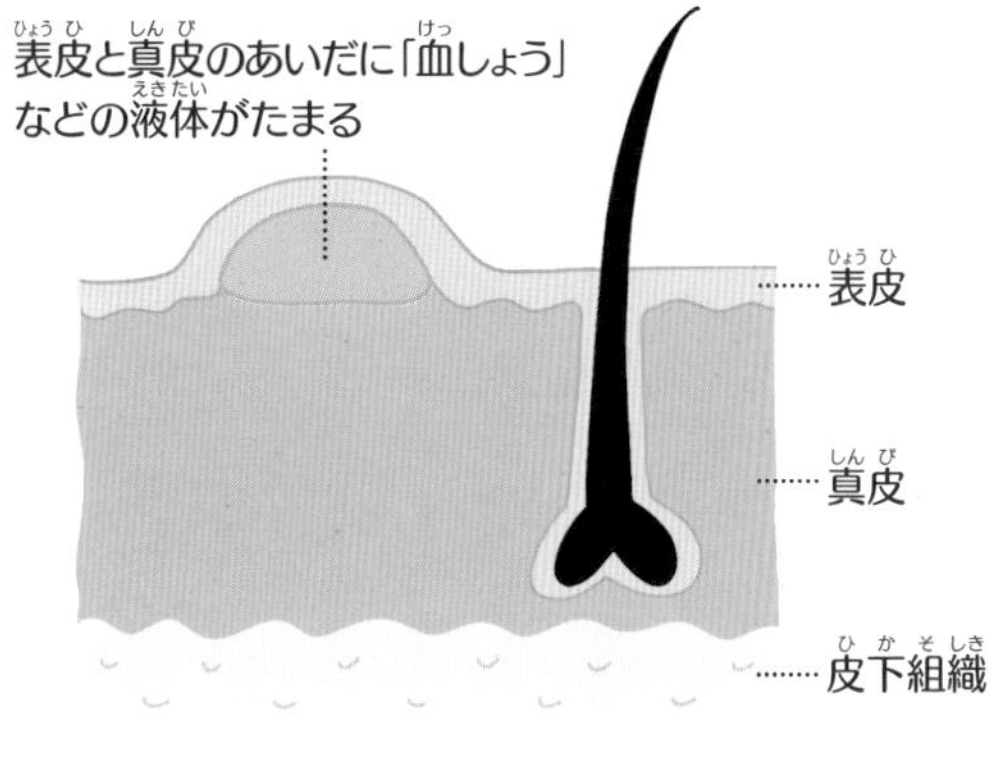
表皮《ひょうひ》と真皮《しんぴ》のあいだに「血《けっ》しょう」などの液体《えきたい》がたまる
表皮《ひょうひ》
真皮《しんぴ》
皮下組織《ひかそしき》

シワばあ

コラーゲン線維《せんい》と弾性線維《だんせいせんい》の力《ちから》が弱《よわ》まると、シワができます。

長《なが》く生《い》きてきたあかし
それが、シワ！

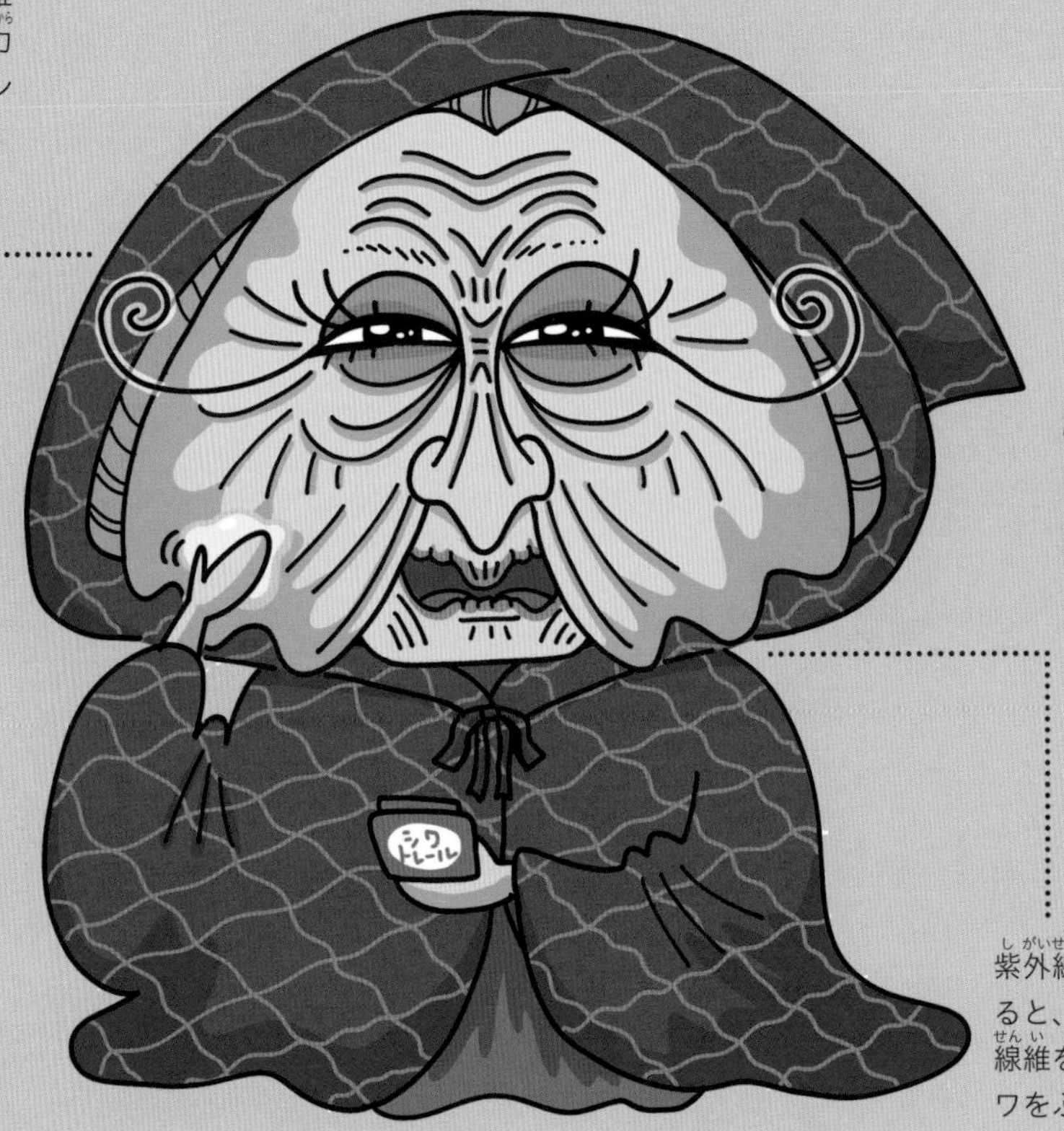

紫外線《しがいせん》に多《おお》くあたると、コラーゲン線維《せんい》をこわし、シワをふやします。

出《で》る場所《ばしょ》

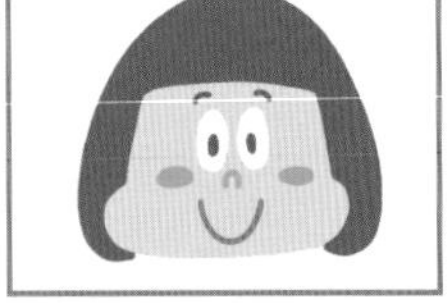

種類《しゅるい》	皮《ひ》ふ系《けい》
出《で》るとき	年《とし》を取《と》ると
おもな成分《せいぶん》	コラーゲン

重要度《じゅうようど》 ★★★☆☆

キタナイ度《ど》 ★☆☆☆☆

なぜ出《で》るの?

わきの下《した》をコチョコチョされたりして、ゲラゲラわらうと、顔《かお》にシワができますよね。でも、わかいみんなは、わらいがおさまれば、すぐにシワはなくなり、いつものツルツル顔《がお》にもどります。

では、みんなのおかあさんはどうですか？あまり大《おお》きな声《こえ》でいうと怒《おこ》られそうですが、ふだんから顔《かお》にシワがありますよね。

なぜ、わかいみんなとちがって、シワが残《のこ》っているのでしょうか。

それは皮《ひ》ふの「真皮《しんぴ》」にヒミツがかくされています。真皮《しんぴ》は、「コラーゲン線維《せんい》」と「弾性線維《だんせいせんい》」というふたつの細《こま》かい糸《いと》のような物質《ぶっしつ》が、あみ目状《めじょう》にしっかりからみあっていて、肌《はだ》のハリをささえています。しかし年《ねん》を取《と》ると、このふたつの物質《ぶっしつ》の力《ちから》が弱《よわ》まってしまい、もとにもどらなくなるのです。これがシワの正体《しょうたい》なのです。

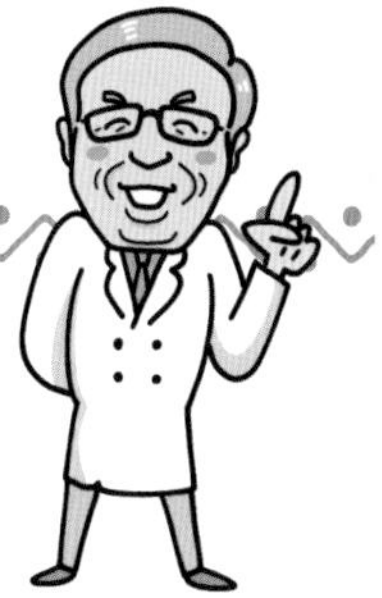
おかあさんの前《まえ》で、
シワの話《はなし》をすると、
怒《おこ》られちゃうよ

どうやってできるの？

コラーゲン線維《せんい》も弾性線維《だんせいせんい》も、たんぱく質《しつ》でできています。コラーゲン線維《せんい》は、コラーゲンで、弾性線維《だんせいせんい》は、エラスチンというたんぱく質《しつ》です。

このふたつのたんぱく質《しつ》は、基本的《きほんてき》にはふえません。ぎゃくに、太陽《たいよう》の光《ひかり》にふくまれる「紫外線《しがいせん》」は、皮《ひ》ふの真皮《しんぴ》までとどくため、コラーゲン線維《せんい》をこわし、シワをふやしていきます。

バランスのよい食事《しょくじ》をすることで、皮《ひ》ふの老化《ろうか》をおさえることはできますが、それでも、限界《げんかい》はあります。おかあさんやおとうさん、おばあちゃんやおじいちゃんにシワが多《おお》いのは、それだけがんばって生《い》きてきたということなんです。

●シワのしくみ

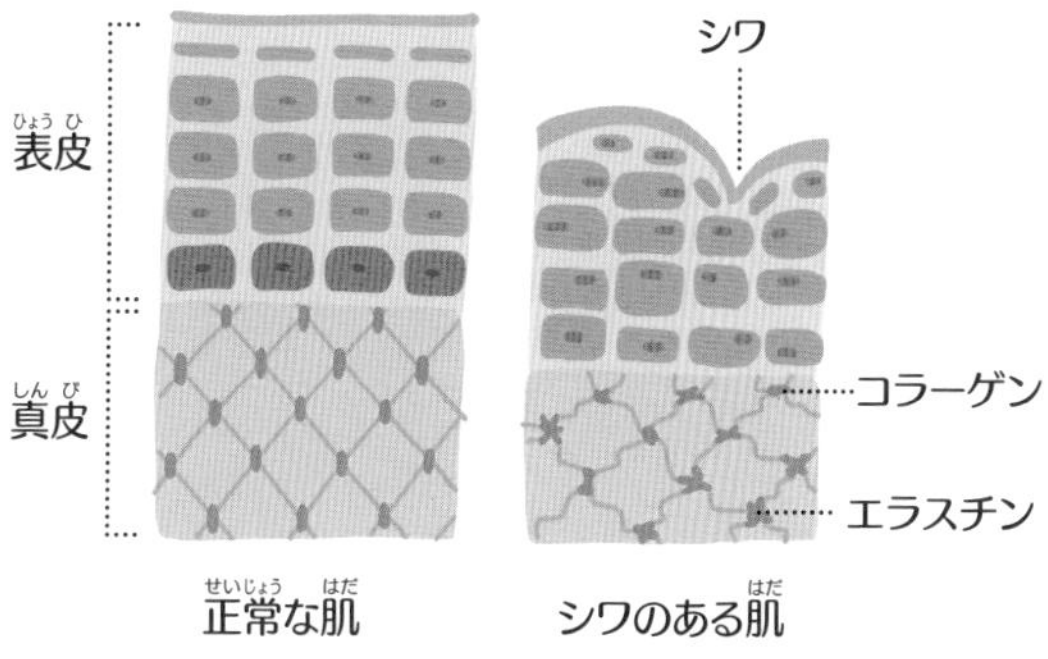
シワ
表皮《ひょうひ》
真皮《しんぴ》
コラーゲン
エラスチン
正常《せいじょう》な肌《はだ》
シワのある肌《はだ》

皮《かわ》むけシティボーイ

日焼《ひや》けするとどんどんはがれるカラカラの皮《かわ》！

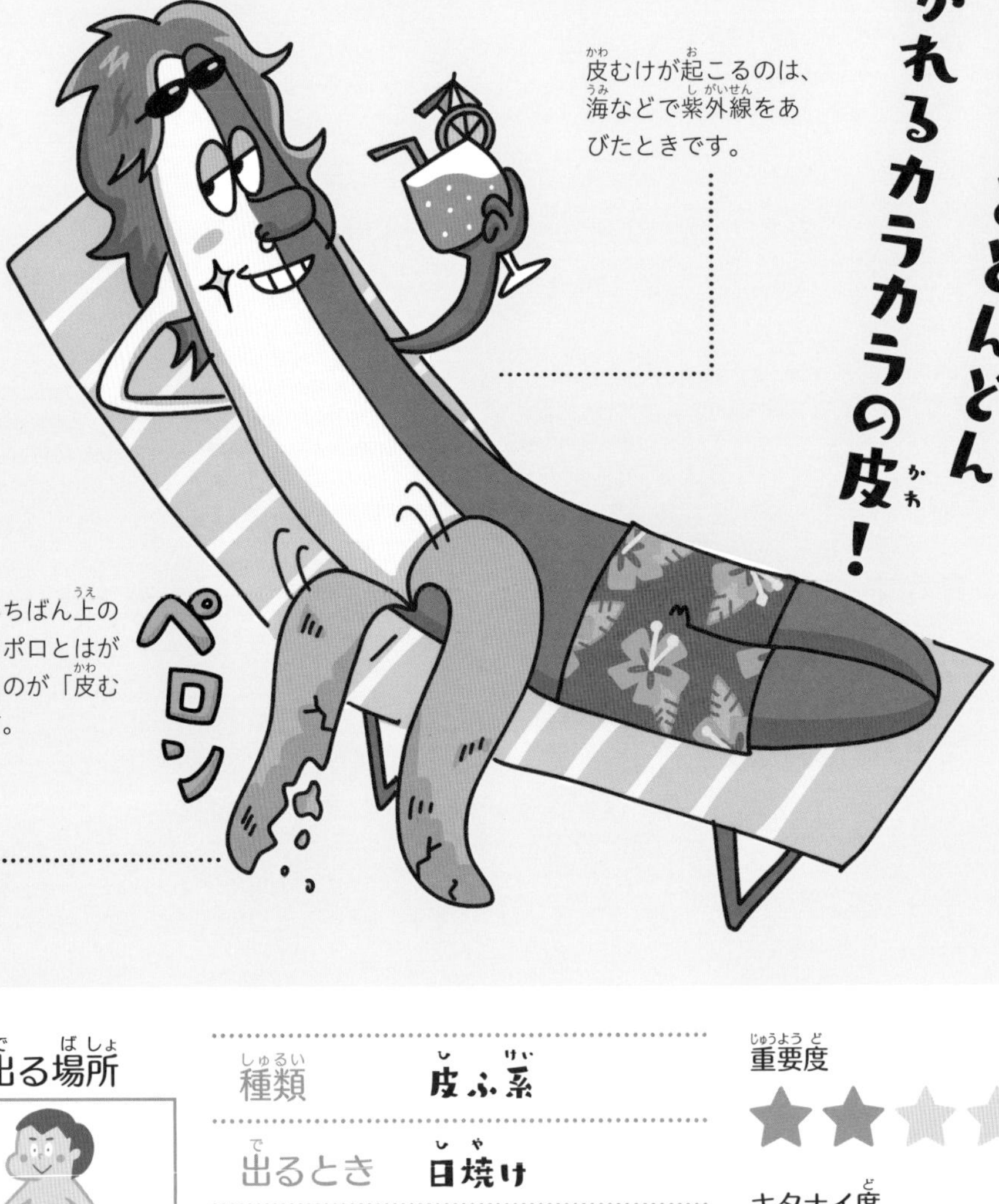

皮《かわ》むけが起《お》こるのは、海《うみ》などで紫外線《しがいせん》をあびたときです。

皮《ひ》ふのいちばん上《うえ》の皮《かわ》がポロポロとはがれてくるのが「皮《かわ》むけ」です。

出《で》る場所《ばしょ》

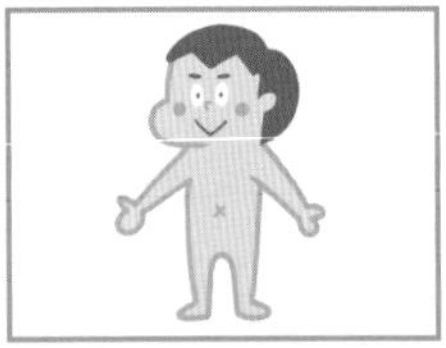

種類《しゅるい》	皮《ひ》ふ系《けい》
出《で》るとき	日焼《ひや》け
おもな成分《せいぶん》	皮《ひ》ふの角質《かくしつ》

重要度《じゅうようど》 ★★☆☆☆

キタナイ度《ど》 ★★★☆☆

なぜ出《で》るの？

夏《なつ》に海《うみ》やプールであそんで、まっ黒《くろ》に日焼《ひや》けして何日《なんにち》かたつと、皮《ひ》ふのいちばん上《うえ》の皮《かわ》がポロポロとはがれてくることがあります。これが「皮《かわ》むけ」です。

皮《ひ》ふは、外《そと》がわから表皮《ひょうひ》、真皮《しんぴ》、皮下組織《ひかそしき》の3層《そう》に分《わ》かれていて、表皮《ひょうひ》はさらに4つの層《そう》に分《わ》かれます（→23ページ）。

表皮《ひょうひ》のいちばん下《した》（基底層《きていそう》）では、たえず新《あたら》しい皮《ひ》ふの細胞《さいぼう》が生《う》まれ、古《ふる》い皮《ひ》ふの細胞《さいぼう》は、どんどん上《うえ》に移動《いどう》していき、およそ28日間《にちかん》で、表皮《ひょうひ》のいちばん上《うえ》（角質層《かくしつそう》）にたどりつきます。

角質層《かくしつそう》の皮《ひ》ふは、死《し》んだ細胞《さいぼう》の集《あつ》まりで、皮《ひ》ふの内部《ないぶ》を守《まも》り、最後《さいご》はアカとなり、からだからはなれていきます。しかし、強《つよ》い日《ひ》ざしを受《う》けると、角質層《かくしつそう》の皮《ひ》ふはカラカラにかわき、まとまってはがれていくのです。

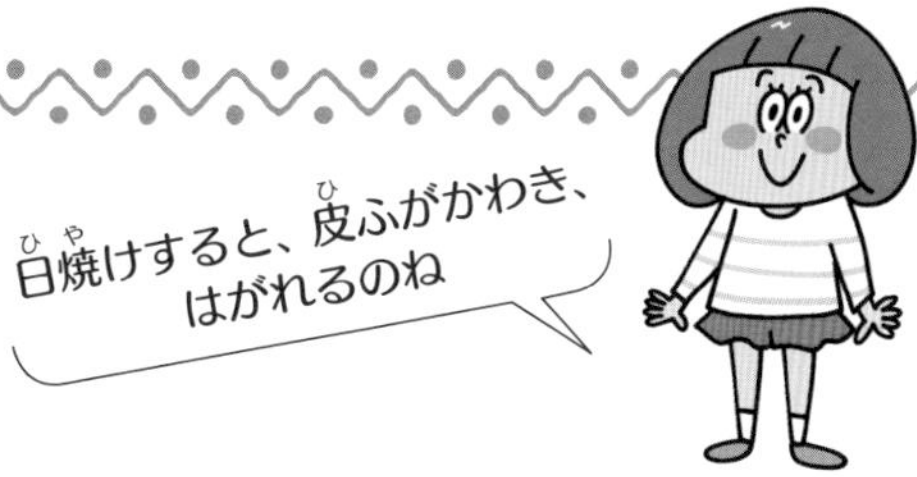
日焼《ひや》けすると、皮《ひ》ふがかわき、
はがれるのね

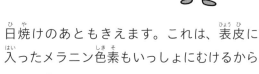

日焼《ひや》けで、なぜ黒《くろ》くなるの？

太陽《たいよう》の光《ひかり》にふくまれる紫外線《しがいせん》は、皮《ひ》ふの天敵《てんてき》。表皮《ひょうひ》だけではなく、血管《けっかん》などのある真皮《しんぴ》にも入《はい》り込《こ》み、きずをつけようとします。

これにまったをかけようとするのが、表皮《ひょうひ》の下《した》にある「メラノサイト」という細胞《さいぼう》です。表皮《ひょうひ》が紫外線《しがいせん》の攻撃《こうげき》を受《う》けると、メラノサイトは「メラニン色素《しきそ》」という物質《ぶっしつ》をつくり、表皮全体《ひょうひぜんたい》にばらまいていきます。

日焼《ひや》けすると、肌《はだ》が黒《くろ》くなるのは、メラニン色素《しきそ》が黒《くろ》い物質《ぶっしつ》だからなのです。

この色素《しきそ》は、紫外線《しがいせん》が真皮《しんぴ》にとどくのを、必死《ひっし》にブロックするのです。皮《かわ》がむけると、日焼《ひや》けのあともきえます。これは、表皮《ひょうひ》に入《はい》ったメラニン色素《しきそ》もいっしょにむけるからなのです。

●日焼《ひや》けのしくみ

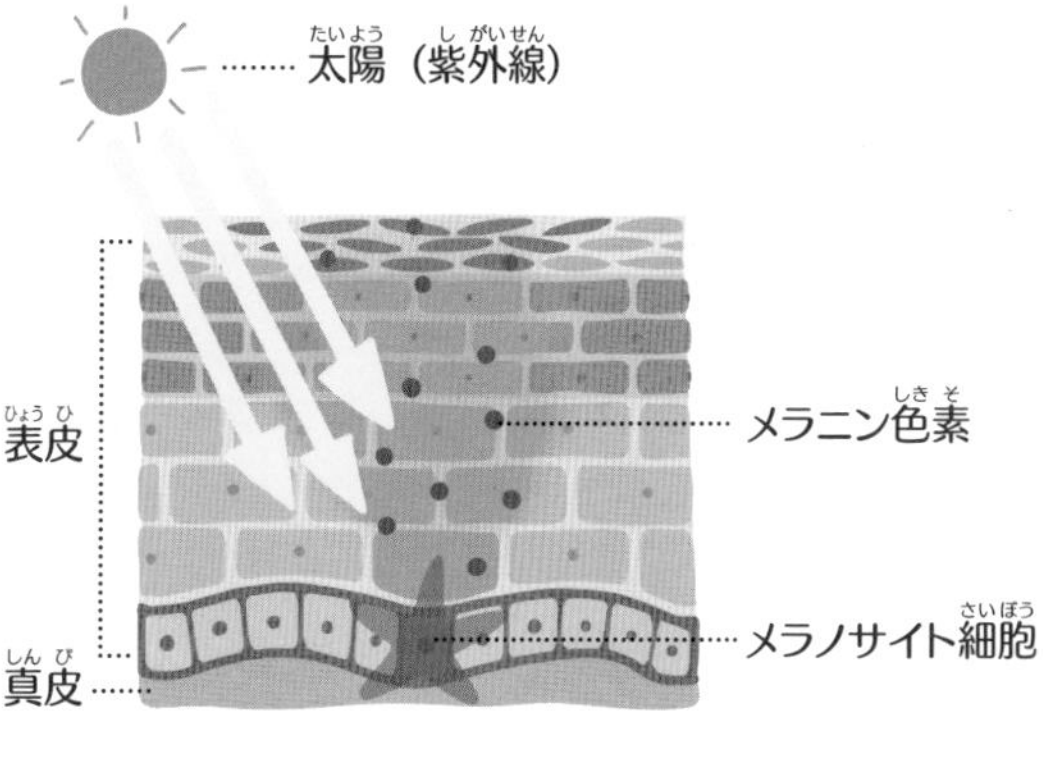
太陽《たいよう》（紫外線《しがいせん》）
表皮《ひょうひ》
メラニン色素《しきそ》
メラノサイト細胞《さいぼう》
真皮《しんぴ》

ほくろ星《せい》人《じん》

からだに数《すう》百《しゃっ》個《こ》もある小《ち》さい黒《くろ》い物《ぶっ》体《たい》！

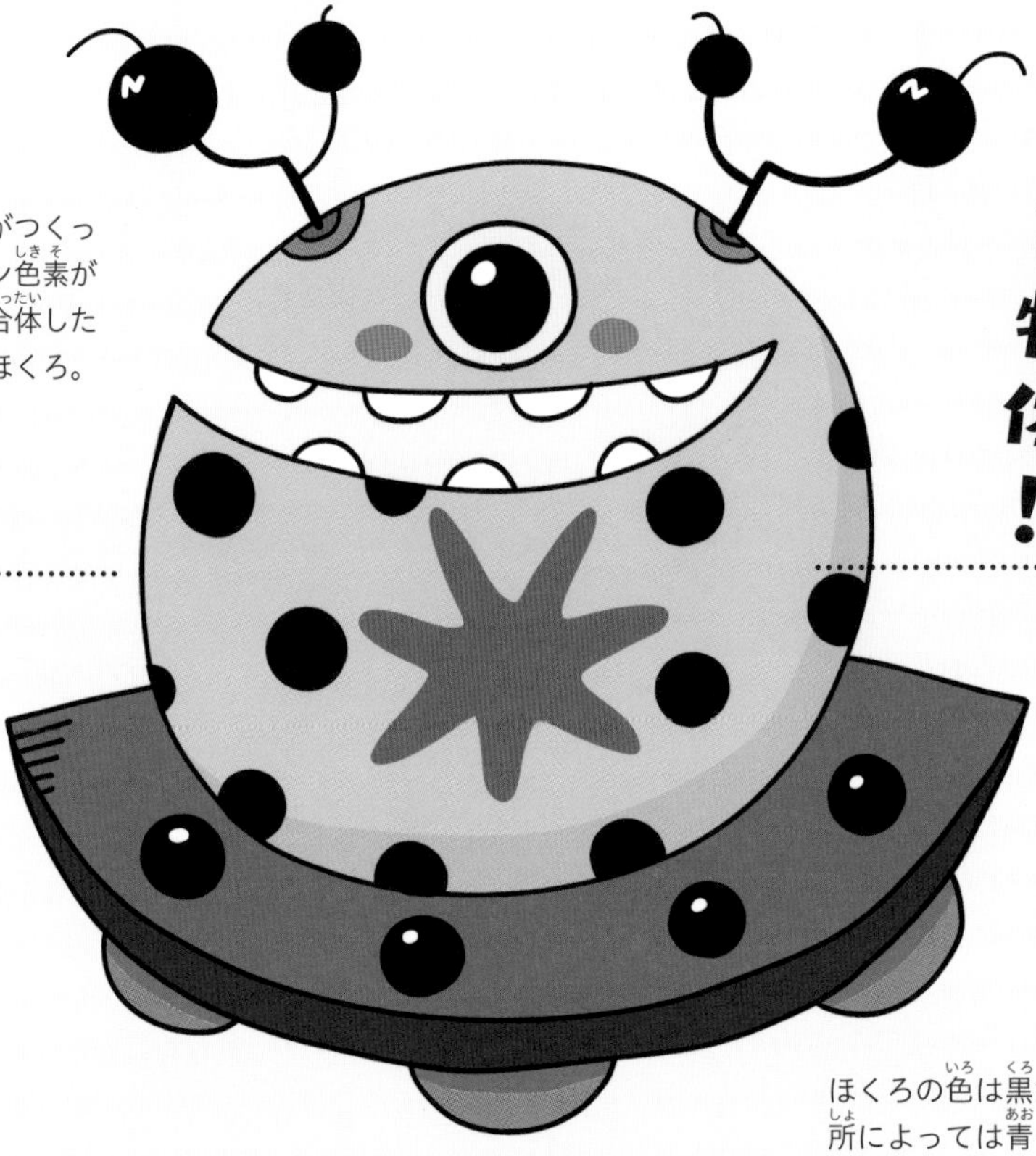

母斑細胞《ぼはんさいぼう》がつくったメラニン色素《しきそ》がひとつに合体《がったい》したものが、ほくろ。

ほくろの色《いろ》は黒《くろ》だけでなく、場《ば》所《しょ》によっては青《あお》っぽく見《み》えます。

出《で》る場所《ばしょ》

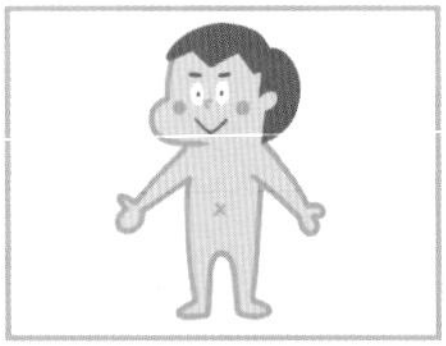

種類《しゅるい》	皮《ひ》ふ系《けい》
出《で》るとき	いつも
おもな成分《せいぶん》	メラノサイト

重要度《じゅうようど》 ★☆☆☆☆

キタナイ度《ど》 ★☆☆☆☆

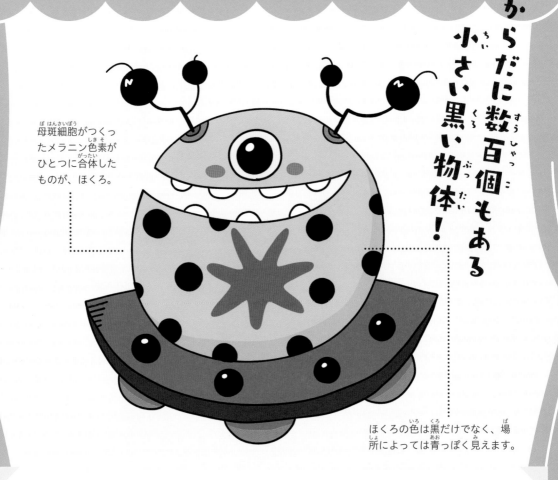

なぜ出《で》るの?

　皮《ひ》ふをよく観察《かんさつ》すると、いろいろな場所《ばしょ》に、黒《くろ》いごま粒《つぶ》がポツンとくっついていませんか？　これが「ほくろ」です。なぜ、ほくろは、からだにあらわれるのでしょうか。

　皮《ひ》ふの表皮《ひょうひ》にある「メラノサイト」は、黒《くろ》い物質《ぶっしつ》（メラニン色素《しきそ》）をつくり、表皮全体《ひょうひぜんたい》にばらまき、太陽《たいよう》の紫外線《しがいせん》をやっつけてくれるたのもしい存在《そんざい》です（→35ページ）。このメラノサイトが「母斑細胞《ぼはんさいぼう》」とよばれる細胞《さいぼう》に変化《へんか》することがあります。

　母斑細胞《ぼはんさいぼう》も、メラニン色素《しきそ》をつくりだします。メラノサイトのメラニン色素《しきそ》は、最終的《さいしゅうてき》にはアカとなり、からだからはなれますが、母斑細胞《ぼはんさいぼう》のメラニン色素《しきそ》は、皮《ひ》ふにいつづけます。このメラニン色素《しきそ》がひとつに合体《がったい》したものが、ほくろです。

●ほくろのしくみ

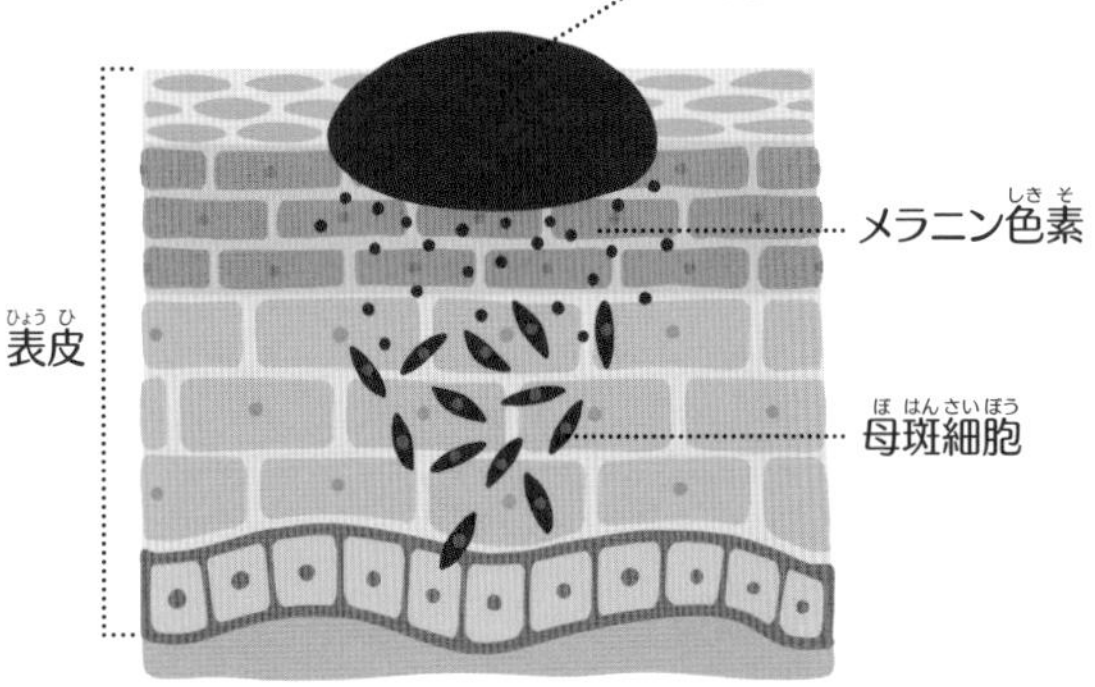
ほくろ
メラニン色素《しきそ》
表皮《ひょうひ》
母斑細胞《ほはんさいぼう》

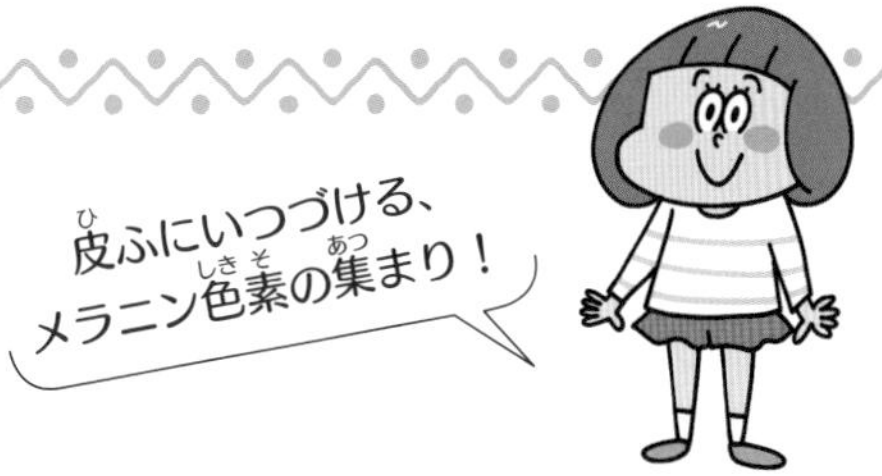
皮《ひ》ふにいつづける、
メラニン色素《しきそ》の集《あつ》まり！

どこに出《で》るものなの？

　ほくろは、からだに数百個《すうひゃっこ》はあるといわれています。からだのどこにでもできますが、いちばん多《おお》いのは、顔《かお》です。

　ほくろの色《いろ》は、黒《くろ》だけでありません。青《あお》っぽく見《み》えるものもあります。ほくろのできた場所《ばしょ》によって、色《いろ》は変《か》わるのです。

　ほくろはふつう、皮《ひ》ふの上《うえ》のほうにできますが、たまに、皮《ひ》ふの奥《おく》にできることがあります。そうすると、皮《ひ》ふの肌色《はだいろ》とまざり、青《あお》っぽく見《み》えるのです。

　ほくろは、生《う》まれてすぐのころは、ほとんどありませんが、3～4歳《さい》のころに一気《いっき》にふえて、そのあとはあまり変《か》わらず、ずっとありつづけます。

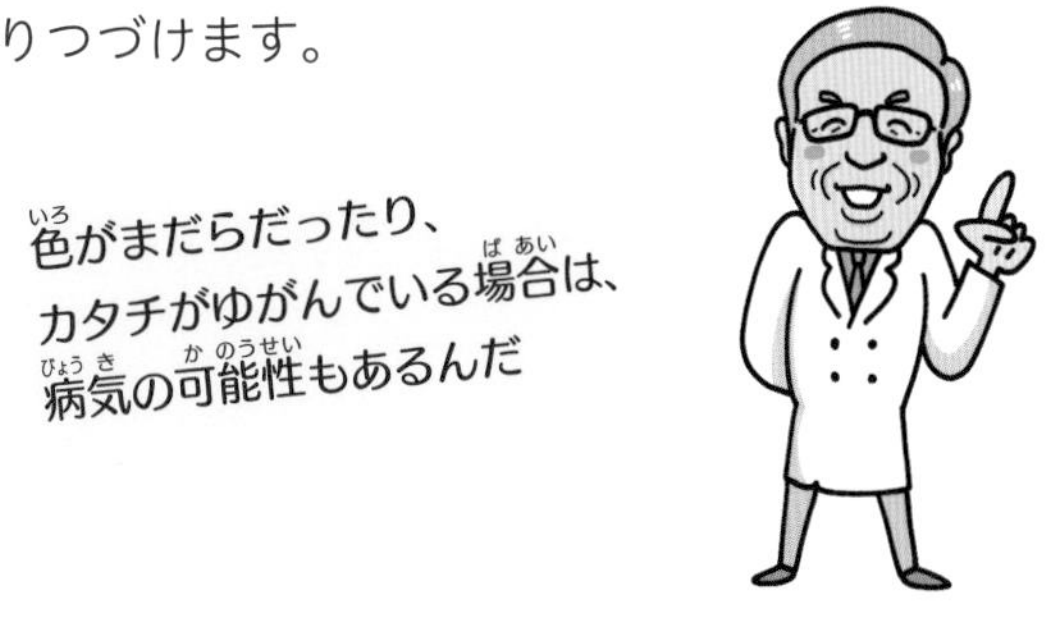
色《いろ》がまだらだったり、
カタチがゆがんでいる場合《ばあい》は、
病気《びょうき》の可能性《かのうせい》もあるんだ

なみだ美人《びじん》

からだから出《で》るものの中《なか》で いちばん美《うつく》しい存在《そんざい》

なみだは、おしっこや汗《あせ》とおなじ成分《せいぶん》でできています。

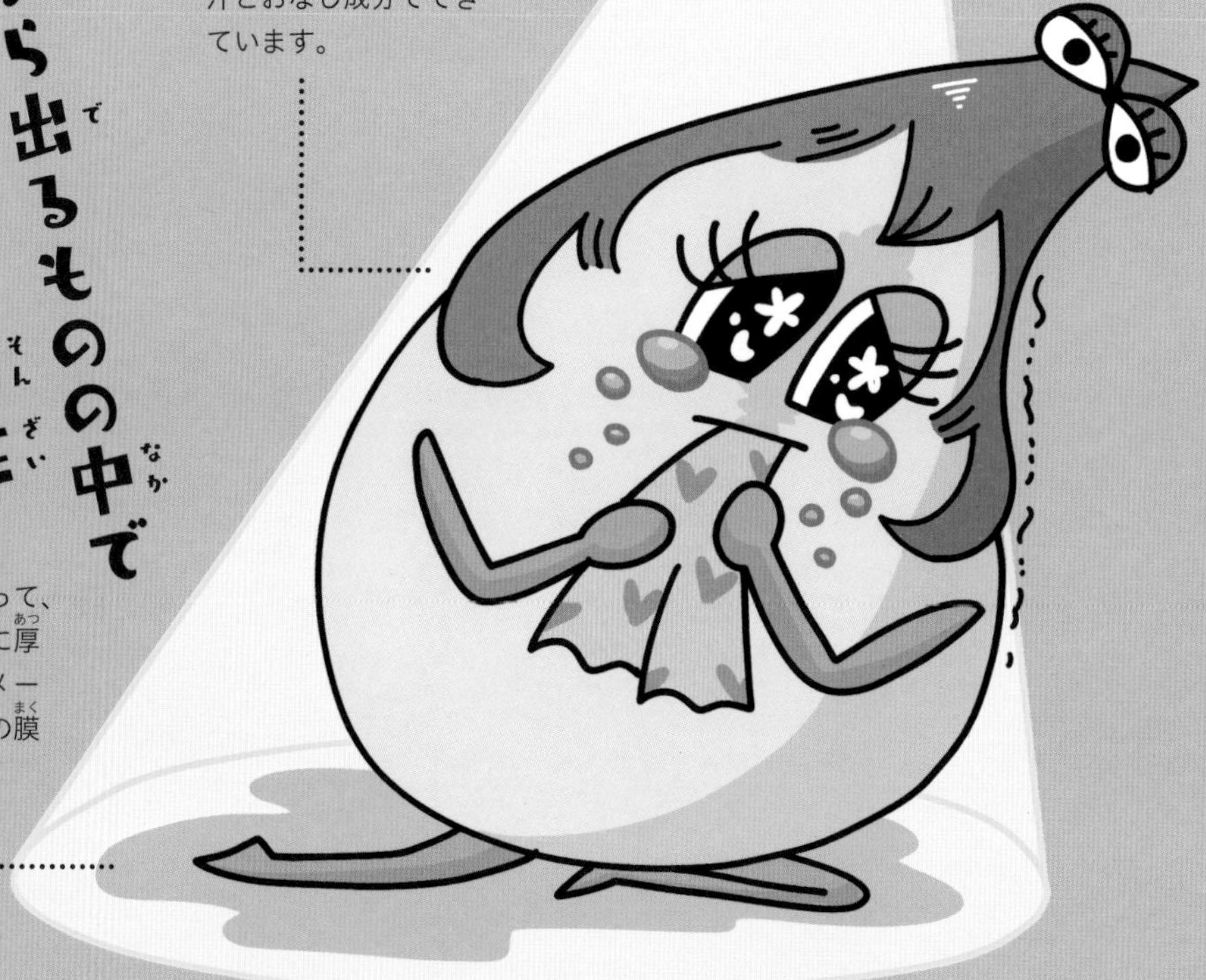

まばたきによって、目《め》の表面全体《ひょうめんぜんたい》に厚《あつ》さ0.007ミリメートルのなみだの膜《まく》をつくります。

出《で》る場所《ばしょ》

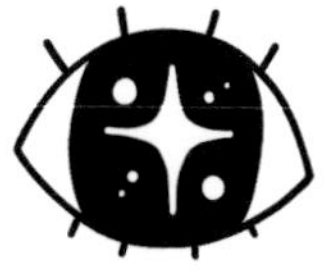

種類《しゅるい》	液体系《えきたいけい》
出《で》るとき	いつも
おもな成分《せいぶん》	ほぼ水《みず》

重要度《じゅうようど》 ★★★★★

キタナイ度《ど》 ★★★★★

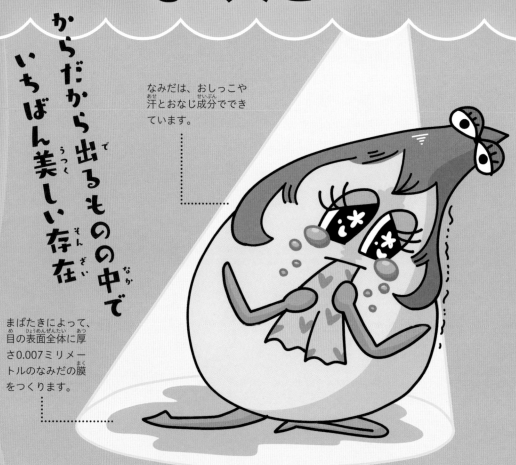

なぜ出《で》るの?

びっくりするかもしれませんが、なみだの成分《せいぶん》は、おしっこや汗《あせ》とほぼいっしょです。それなのになみだは、「からだから出《で》るもの」の中《なか》で、いちばん「美《うつく》しいもの」とされています。なみだは、感動《かんどう》や悲《かな》しみといったロマンチックなシーンで出《で》るものだからです。

なぜ、感動《かんどう》したときに出《で》るのか、その理由《りゆう》ははっきりわかっていません。

将来《しょうらい》、研究者《けんきゅうしゃ》になって、ぜひこのナゾを解《かい》明《めい》してください。

なみだは、ロマンチックなシーンにだけ出《で》るわけではありません。睡眠中《すいみんちゅう》もふくめて、目《め》の中《なか》は、たえずなみだを分泌《ぶんぴつ》し、眼球《がんきゅう》の保《ほ》湿《しつ》、乾燥防止《かんそうぼうし》など、目《め》の健康《けんこう》を保《たも》っています。

目《め》にゴミが入《はい》ったとき、なみだが多《おお》く出《で》るのも、目《め》を守《まも》るためです。なみだでゴミを外《そと》に追《お》い出《だ》そうとしているのです。

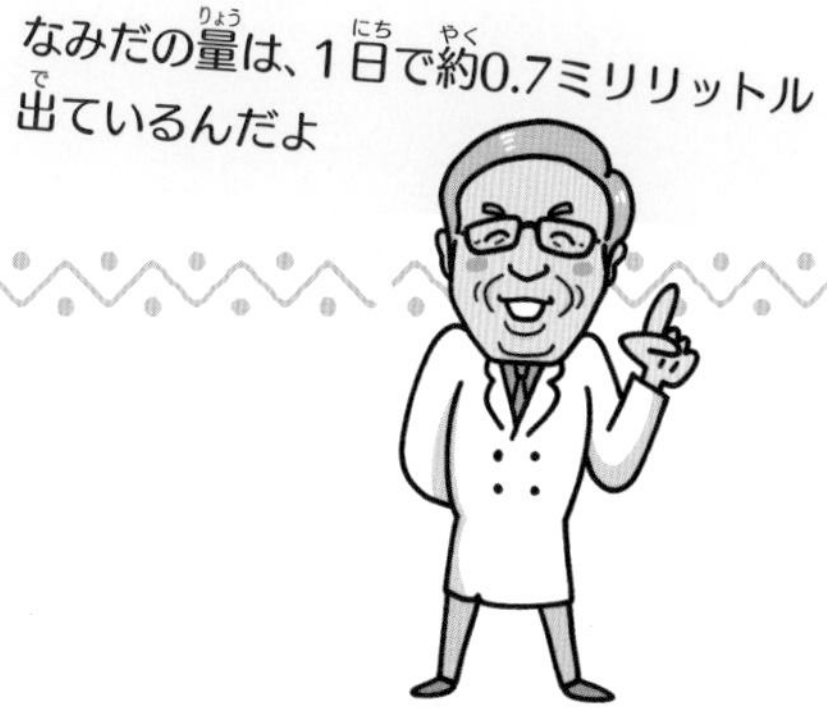
なみだの量《りょう》は、1日《にち》で約《やく》0.7ミリリットル
出《で》ているんだよ

どうやってできるの?

なみだは、上《うわ》まぶたの目《め》じり近《ちか》くにある「涙腺《るいせん》」でつくられています。そして「まばたき」によって、目《め》の表面全体《ひょうめんぜんたい》に、なみだの膜《まく》をつくります。その厚《あつ》さはわずか0.007ミリメートルです。水分《すいぶん》の蒸発《じょうはつ》をふせぐ油《あぶら》の層《そう》、なみだの液《えき》の層《そう》、タンパク質《しつ》をふくむ層《そう》の3層《そう》からなっていて、眼球《がんきゅう》を守《まも》っています。

ここで10パーセント程度《ていど》が蒸発《じょうはつ》し、残《のこ》りのなみだは、なみだの出口《でぐち》である「涙点《るいてん》」を通《とお》って、鼻《はな》に近《ちか》い「涙《るい》のう」というところに少《すこ》しのあいだたまります。

そして「鼻涙管《びるいかん》」を通《とお》って、鼻《はな》の中《なか》に排出《はいしゅつ》され、そのやくわりをおえます。

●なみだのしくみ

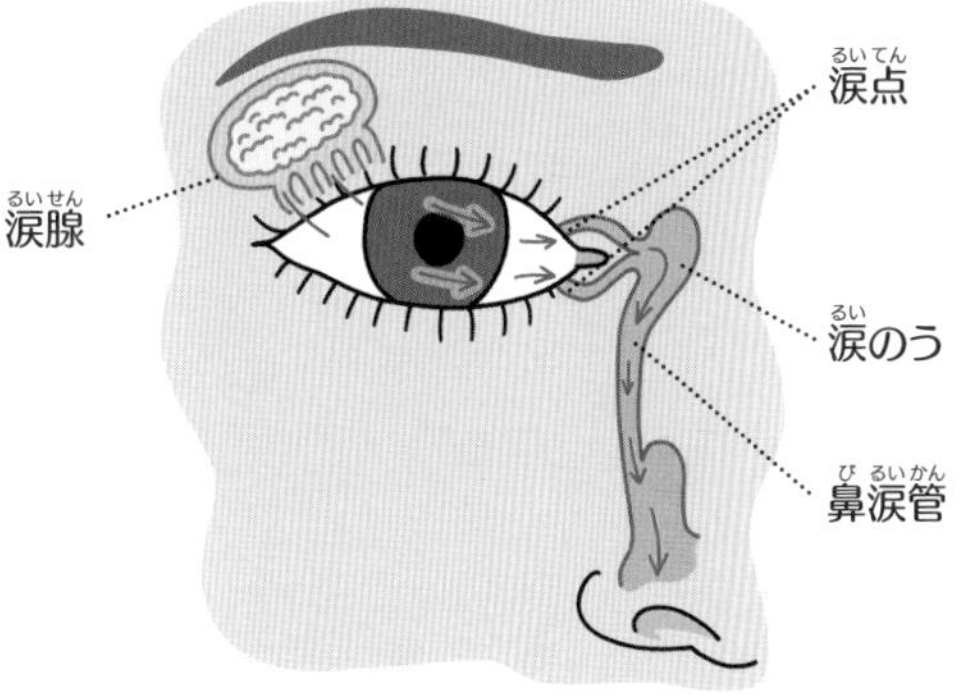
涙点《るいてん》
涙腺《るいせん》
涙《るい》のう
鼻涙管《びるいかん》

コラム

なみだのなかま

みんなは、どのくらいなみだをながしているでしょうか？
ここでなみだのなかまを紹介《しょうかい》します！

悲《かな》しみのなみだ

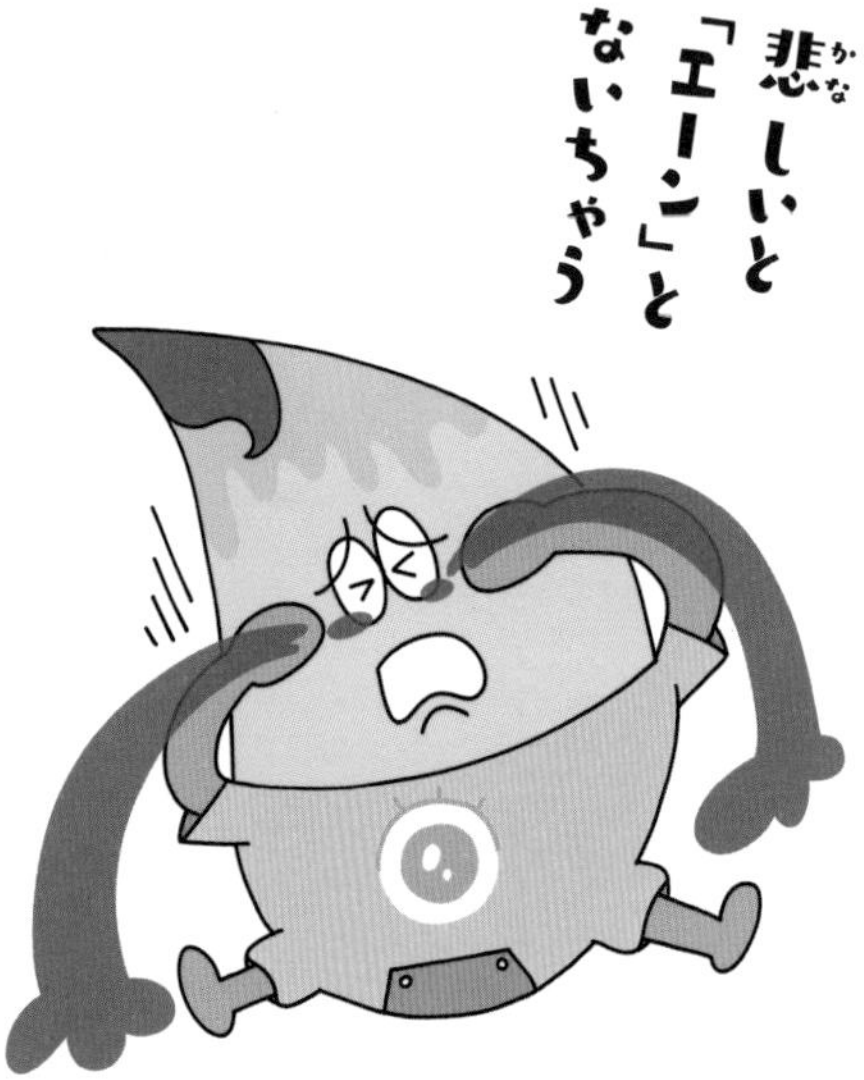
悲《かな》しいと「エーン」となぃちゃう

悲《かな》しいとき、つらいとき、私《わたし》たちはなみだをながします。そうすると、なぜかスッキリします。

感動《かんどう》のなみだ

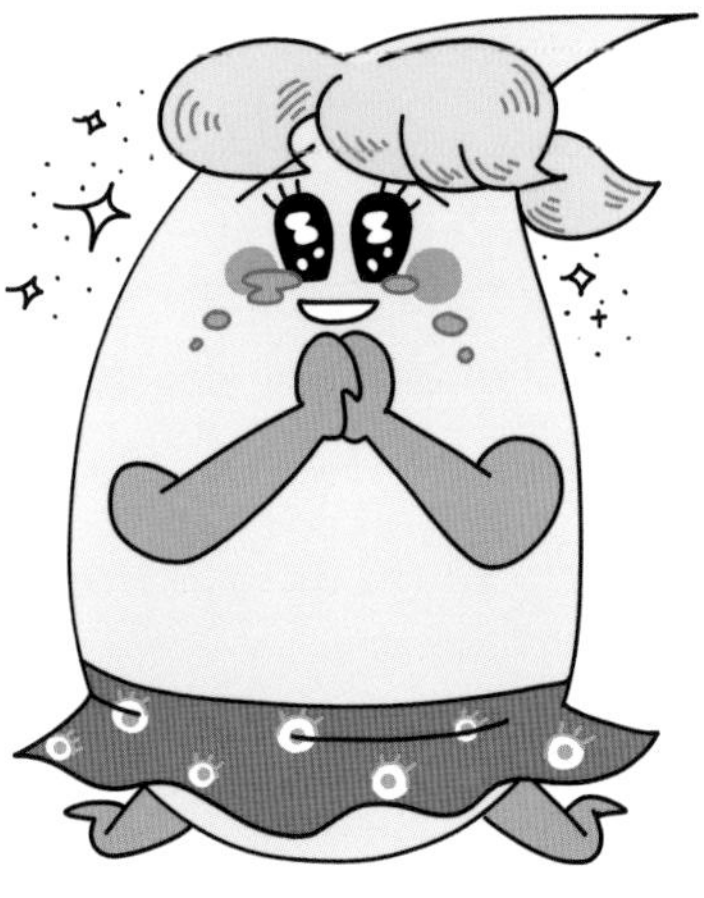
テレビの感動《かんどう》のシーンを見《み》ると出《で》るなみだ

感動《かんどう》したとき、うれしいとき、ほおをつたわるなみだ。大人《おとな》になると、出《で》やすいなみだです。

たまねぎなみだ

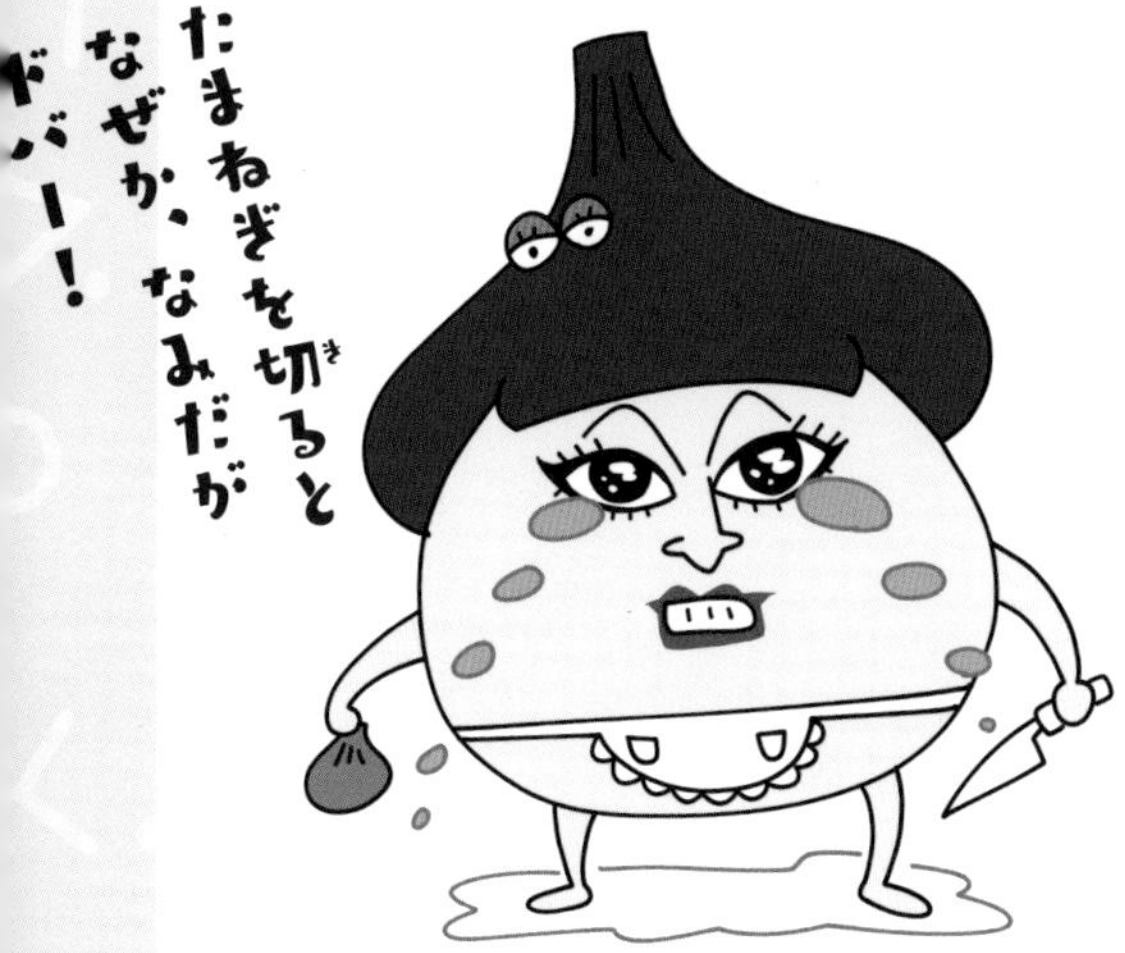
たまねぎを切《き》ると
なぜか、なみだが
ドバー！

たまねぎをみじん切《ぎ》りにすると、たまねぎにふくまれる硫化《りゅうか》アリルというえきたいが出《で》ます。これがなみだのげんいんです。

わらいのなみだ

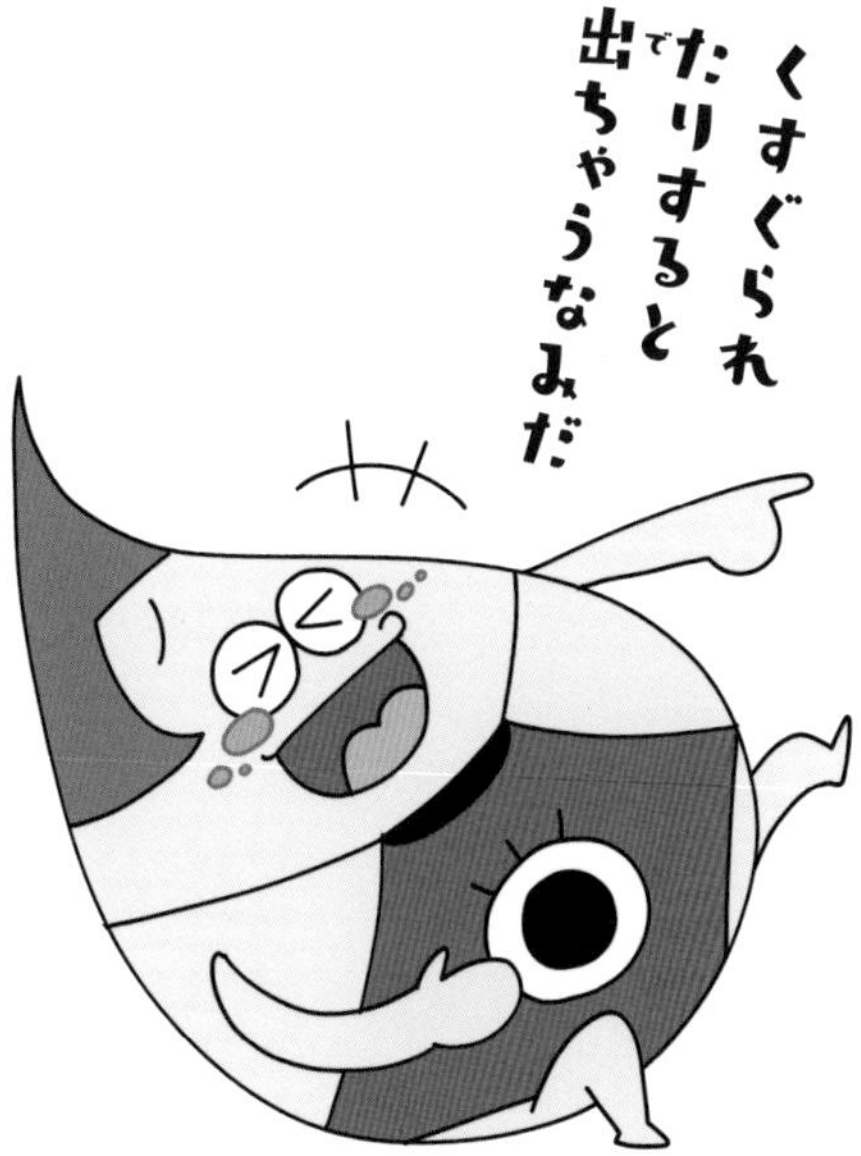
くすぐられたりすると
出《で》ちゃうなみだ

みんなはわらいがとまらずに、目《め》からなみだが出《で》てとまらなくなった経験《けいけん》はありませんか？

目《め》ヤニドル

いき場《ば》を失《うしな》った
なみだのなれのはて

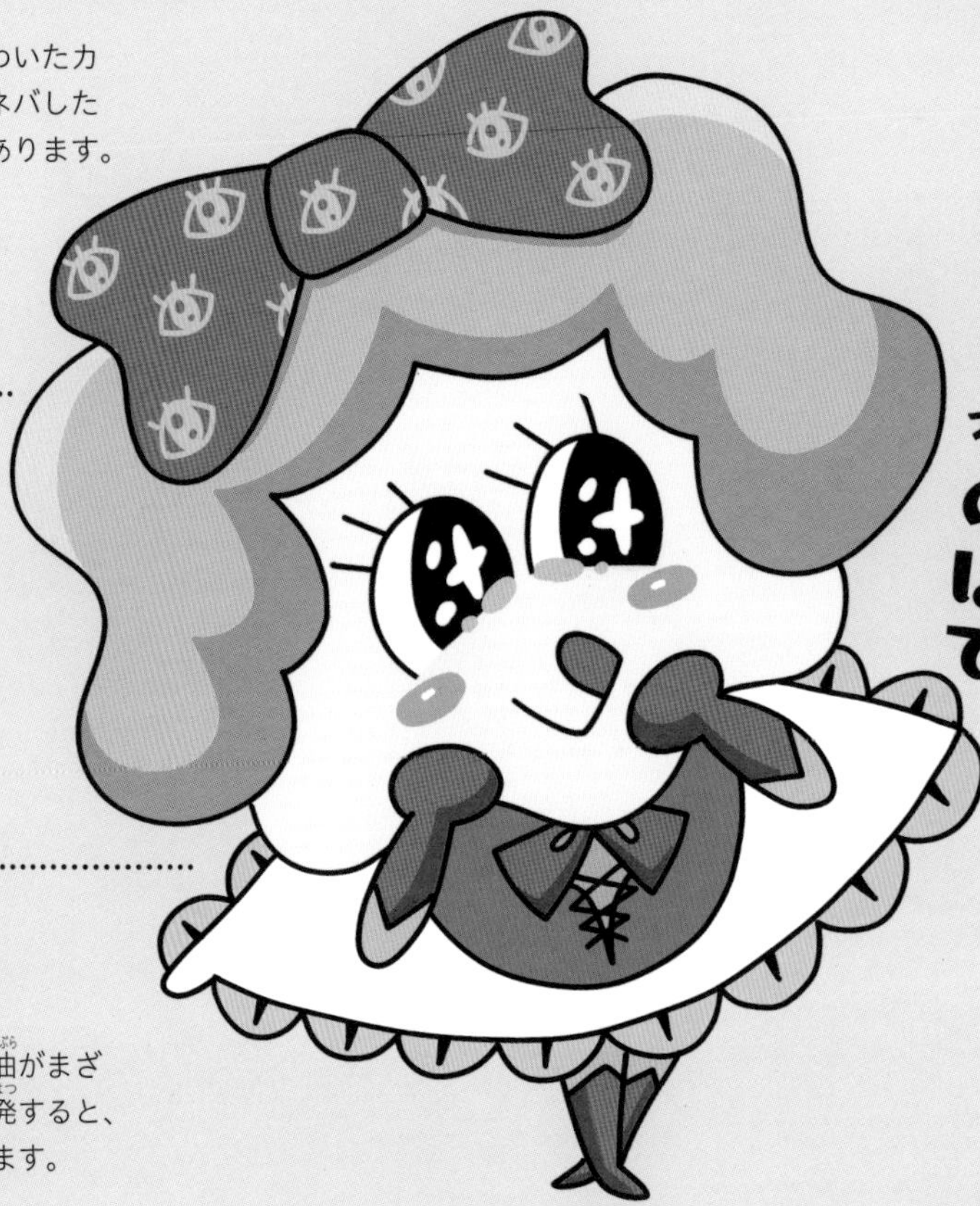

目《め》ヤニは、かわいたカタマリとネバネバしたものの２種類《しゅるい》あります。

なみだに汗《あせ》や油《あぶら》がまざり、水分《すいぶん》が蒸発《じょうはつ》すると、目《め》ヤニになります。

出《で》る場所《ばしょ》

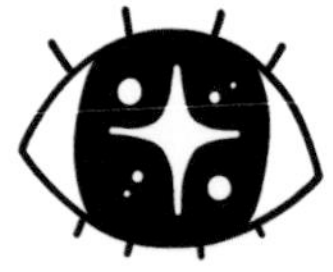

種類《しゅるい》	固体系《こたいけい》
出《で》るとき	睡眠中《すいみんちゅう》
おもな成分《せいぶん》	なみだ、汗《あせ》、油《あぶら》

重要度《じゅうようど》 ★★☆☆☆

キタナイ度《ど》 ★★★☆☆

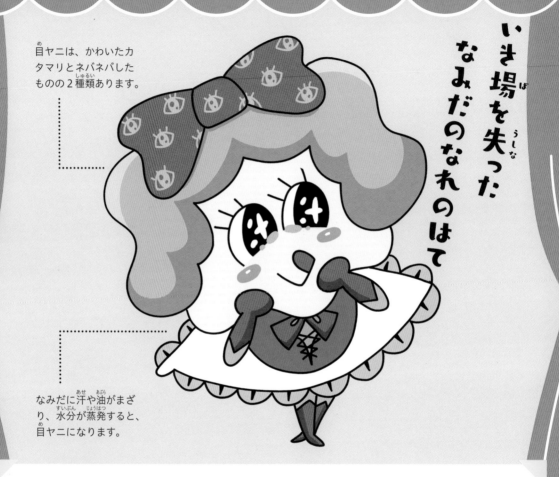

なぜ出《で》るの？

朝起《あさお》きると、目頭《めがしら》や目《め》じりにカサカサした「目《め》ヤニ」がついていることがあります。

起《お》きているときは、目《め》ヤニは出《で》ません。なぜ、睡眠中《すいみんちゅう》に出《で》るのでしょうか。

なみだはねむっているあいだも、涙腺《るいせん》から生《う》まれ、目頭《めがしら》にある涙点《るいてん》に吸収《きゅうしゅう》されますが（→39ページ）、目《め》をとじていると、まばたきをしないため、涙点《るいてん》にながれていきません。なみだはいき場《ば》を失《うしな》い、目頭《めがしら》や目《め》じりにたまります。このなみだに、目頭《めがしら》にある「涙丘《るいきゅう》」というふくらみから出《で》た汗《あせ》や油《あぶら》などがまざり、水分《すいぶん》が蒸発《じょうはつ》してカタマリになると、目《め》ヤニの完成《かんせい》というわけです。

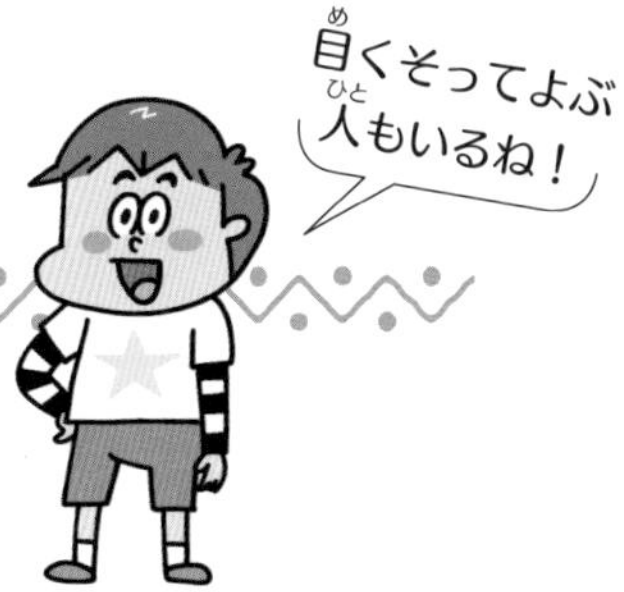
目《め》くそってよぶ人《ひと》もいるね！

どんな種類《しゅるい》があるの？

目《め》ヤニは、かわいたカタマリであることが多《おお》く、指《ゆび》で軽《かる》く払《はら》うと、スッと取《と》れます。

でも、ネバネバした目《め》ヤニが出《で》るときがあります。これは、なみだの成分《せいぶん》のひとつである「ムチン」とよばれるたんぱく質《しつ》をふくんでいるせいです。

この目《め》ヤニをよく出《だ》すのが、赤《あか》ちゃんです。まだ、なみだを吸収《きゅうしゅう》する涙点《るいてん》につづく「鼻涙管《びるいかん》」が細《ほそ》く、なみだが目《め》の中《なか》にとどまりがちだからです。赤《あか》ちゃんは自分《じぶん》で目《め》ヤニを取《と》ることができないので、みんながてつだってあげないといけません。

もっと教《おし》えて！

目《め》ヤニは病気《びょうき》のサインかもしれないの？

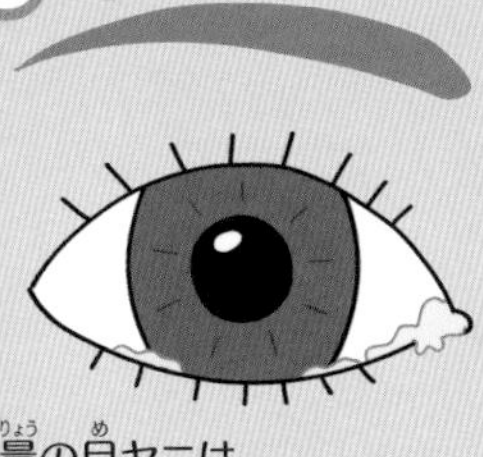

大量《たいりょう》の目《め》ヤニは病気《びょうき》のサインかもしれない。

健康《けんこう》な人《ひと》の目《め》ヤニは少《すく》なめです。大量《たいりょう》の目《め》ヤニが出《で》た場合《ばあい》は、注意《ちゅうい》がひつようです。ネバネバの目《め》ヤニが大量《たいりょう》に出《で》たり、目《め》ヤニが黄色《きいろ》だったり、目《め》の充血《じゅうけつ》をともなった目《め》ヤニが出《で》た場合《ばあい》は、結膜炎《けつまくえん》などの病気《びょうき》の可能性《かのうせい》もあります。お医者《いしゃ》さんに診《み》てもらうようにしましょう。

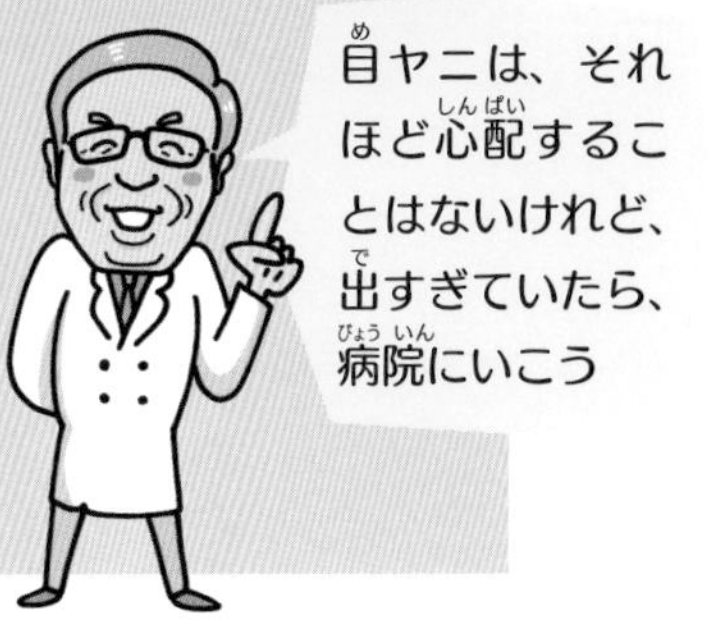
目《め》ヤニは、それほど心配《しんぱい》することはないけれど、出《で》すぎていたら、病院《びょういん》にいこう

まつ毛《げ》ストッパー

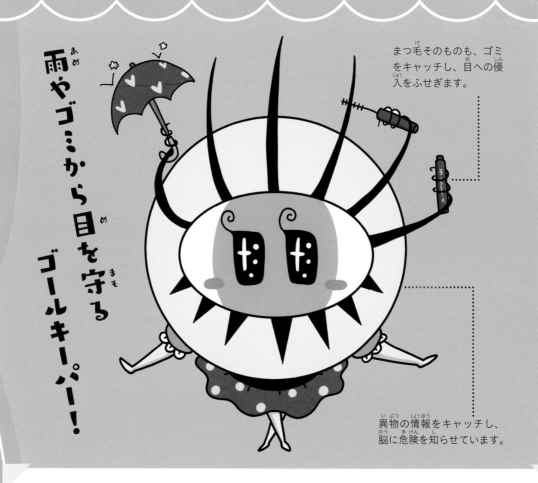

雨《あめ》やゴミから目《め》を守《まも》るゴールキーパー！

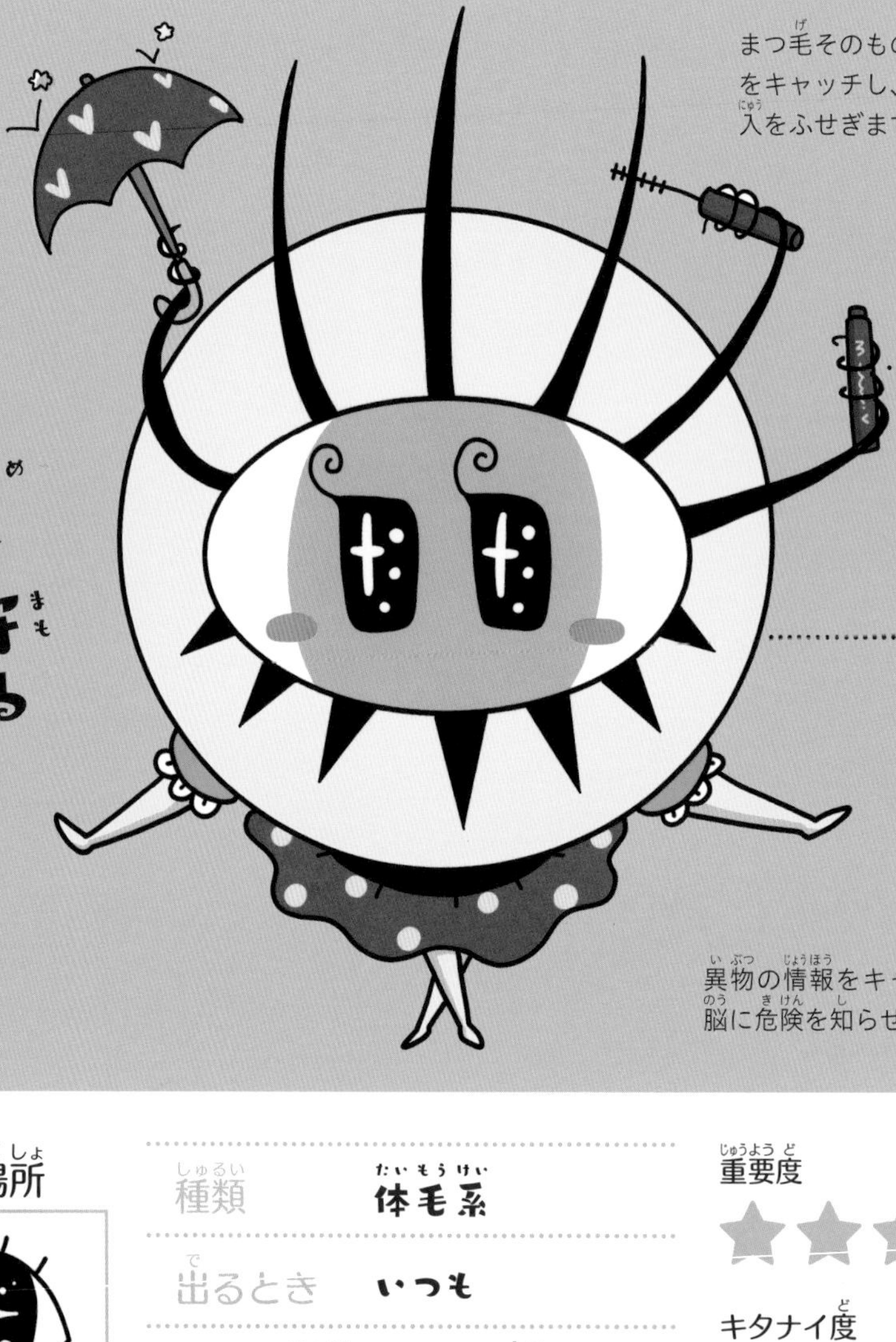

まつ毛《げ》そのものも、ゴミをキャッチし、目《め》への侵《しん》入《にゅう》をふせぎます。

異物《いぶつ》の情報《じょうほう》をキャッチし、脳《のう》に危険《きけん》を知《し》らせています。

出《で》る場所《ばしょ》

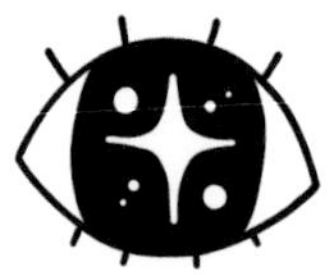

種類《しゅるい》	体毛系《たいもうけい》
出《で》るとき	いつも
おもな成分《せいぶん》	たんぱく質《しつ》

重要度《じゅうようど》 ★★★★★

キタナイ度《ど》 ☆☆☆☆☆

なぜ出《で》るの?

まつ毛《げ》のすばらしさは、指先《ゆびさき》で少《すこ》しふれてみれば、すぐにわかります。さわった感触《かんしょく》が、まつ毛《げ》に敏感《びんかん》につたわりませんか？

まつ毛《げ》は、砂《すな》やほこりなどが目《め》に入《はい》ろうとする直前《ちょくぜん》に、毛《け》を通《とお》して、異物《いぶつ》の情報《じょうほう》をキャッチし、目《め》をとじる命令《めいれい》を出《だ》しているのです。

また、まつ毛《げ》そのものも、目《め》にゴミが入《はい》るのをふせいでいます。サッカーのゴールキーパーのような存在《そんざい》なのです。まつ毛《げ》がないと、すぐに目《め》にゴミが入《はい》ってしまうため、外《そと》を出あるくこともむずかしくなります。

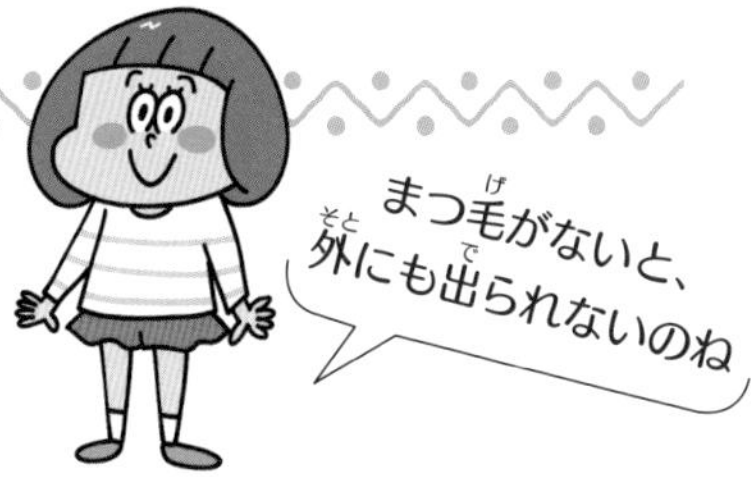
まつ毛《げ》がないと、外《そと》にも出《で》られないのね

まゆ毛《げ》のやくわりってなに?

まつ毛《げ》のそばにあるまゆ毛《げ》。上《うえ》の部分《ぶぶん》の毛《け》は「上向《うえむ》き」、中《なか》ほどの毛《け》は「外《そと》がわ」、下《した》の部分《ぶぶん》の毛《け》は「ななめ下向《したむ》き」に生《は》えています。なぜかといえば、目《め》に雨《あめ》などの水滴《すいてき》、ゴミなどが入《はい》らないようにするためです。

日《ひ》よけのやくわりもあります。まぶしいときに顔《かお》をしかめると、まゆ毛《げ》が少《すこ》し前《まえ》に飛《と》び出《だ》して、日《ひ》ざしをさえぎってくれるのです。

まつ毛《げ》やまゆ毛《げ》ののびるスピードは、1日《にち》約《やく》0.18ミリメートルほどで、かみの毛《け》の約《やく》半分《はんぶん》です。寿命《じゅみょう》も短《みじか》く3～4か月《げつ》ほどで成長《せいちょう》はストップし、からだから抜《ぬ》けていきます。

もっと教《おし》えて！

なんで、大人《おとな》の女性《じょせい》はまゆ毛《げ》をかくの？

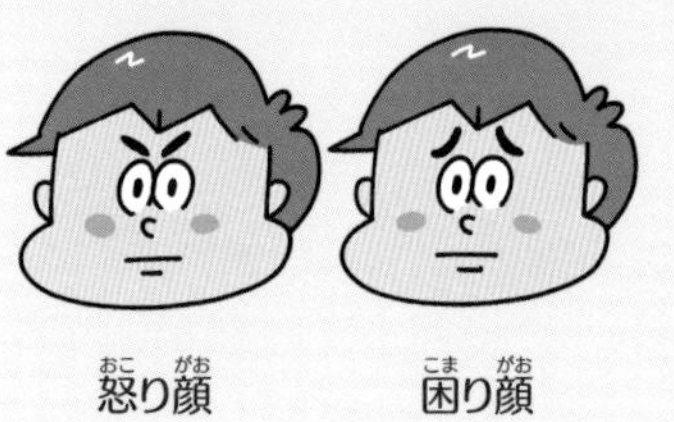
怒《おこ》り顔《がお》　困《こま》り顔《がお》

まゆ毛《げ》が“V《ブイ》の字《じ》”だと怒《おこ》っているように見《み》えます。“ハの字《じ》”は、困《こま》った表情《ひょうじょう》です。まゆ毛《げ》は、顔《かお》の表情《ひょうじょう》をつくる重要《じゅうよう》な存在《そんざい》であることがわかります。大人《おとな》の女性《じょせい》が、お化粧《けしょう》のときにまゆ毛《げ》をかくのは、美《うつく》しい顔《かお》の表情《ひょうじょう》にするためなのです。

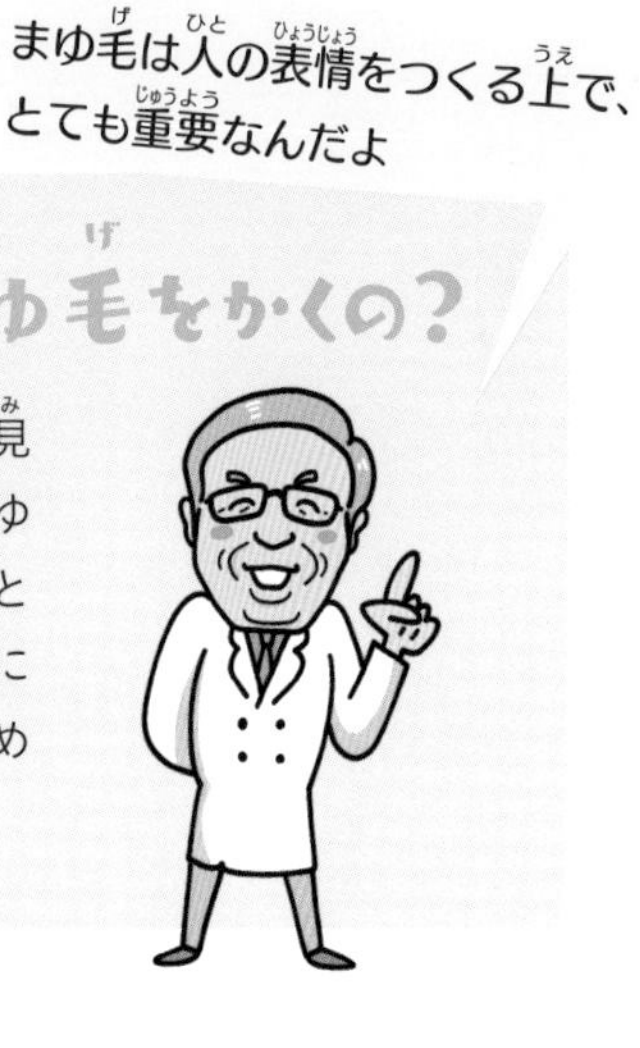
まゆ毛《げ》は人《ひと》の表情《ひょうじょう》をつくる上《うえ》で、とても重要《じゅうよう》なんだよ

目《め》のくまドョーン

からだがつかれていると
目《め》の下《した》にあらわれるヤツ！

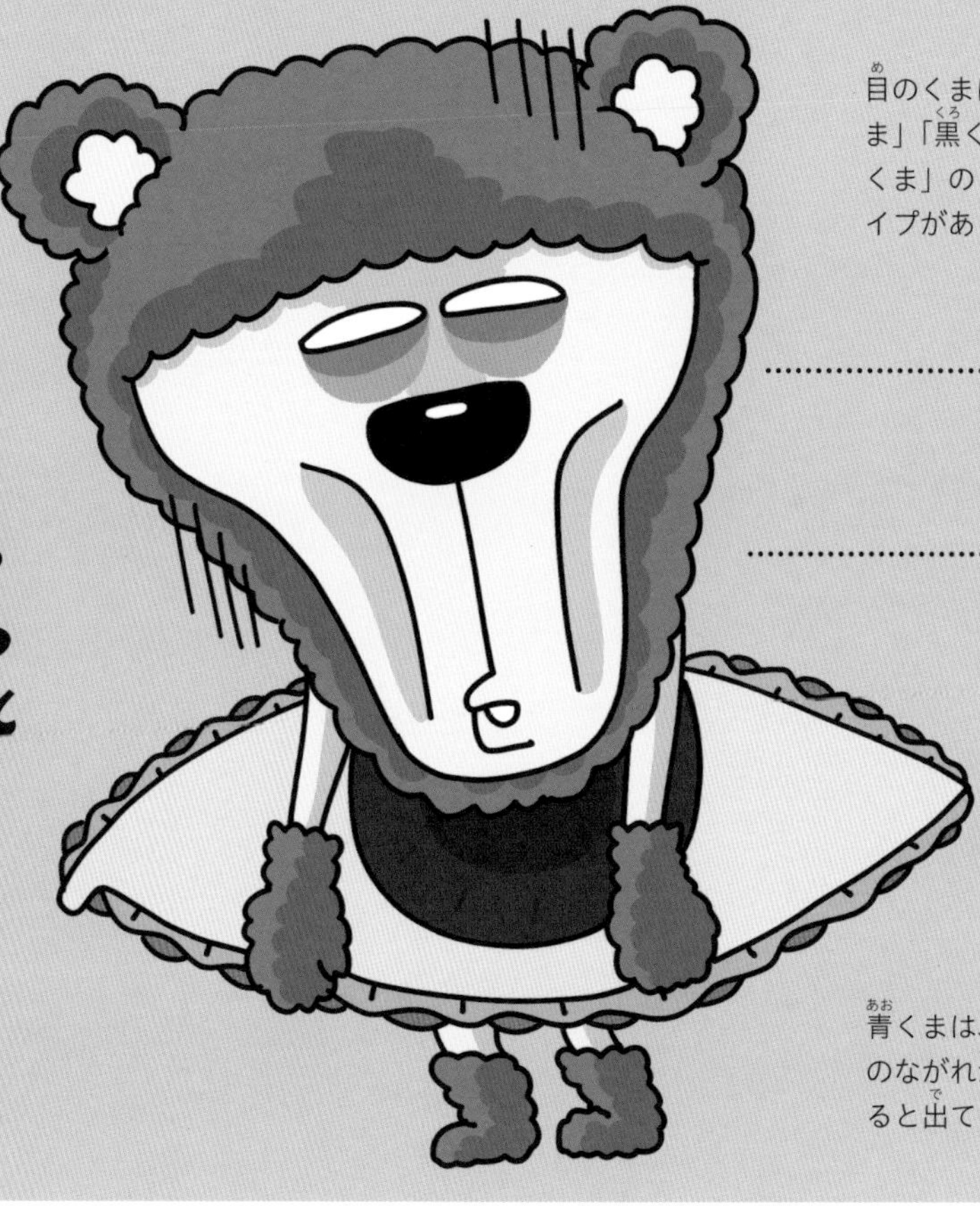

目《め》のくまは「青《あお》くま」「黒《くろ》くま」「茶《ちゃ》くま」の３つのタイプがあります。

青《あお》くまは、目元《めもと》の血《ち》のながれがわるくなると出《で》てきます。

出《で》る場所《ばしょ》

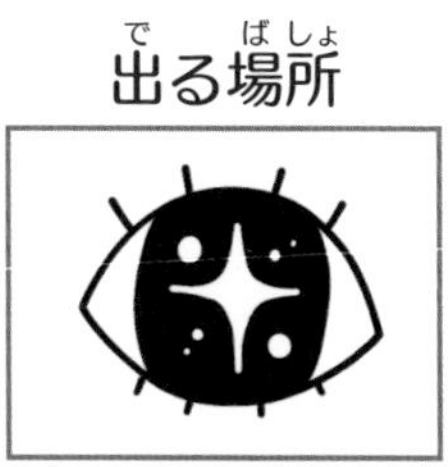

種類《しゅるい》	血液系《けつえきけい》
出《で》るとき	疲労時《ひろうじ》など
おもな成分《せいぶん》	血液《けつえき》、メラニン色素《しきそ》

重要度《じゅうようど》 ★☆☆☆☆

キタナイ度《ど》 ★☆☆☆☆

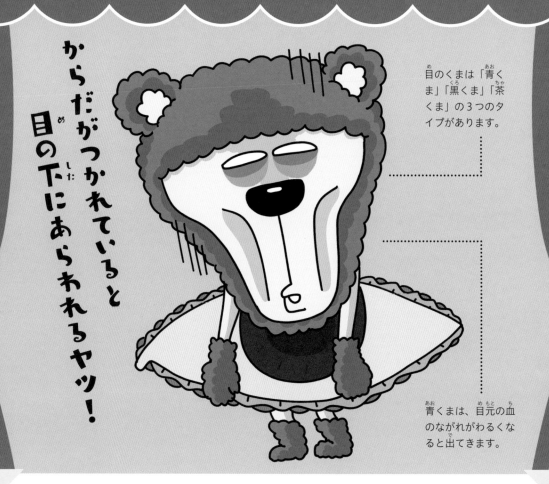

なぜ出《で》るの?

つかれていると、目《め》の下《した》に、かげのようなものが出《で》ることがあります。これを「くま」といいます。その色《いろ》ごとに「青《あお》くま」「黒《くろ》くま」「茶《ちゃ》くま」の3つのタイプがあります。

つかれがたまると、目元《めもと》の血《ち》のながれがわるくなります。目元《めもと》の皮《ひ》ふは、かなりうすいため、血《ち》のながれがとまっているじょうたいが、皮《ひ》ふの上《うえ》からも見《み》えるのです。これが青《あお》くまです。

黒《くろ》くまは、年《とし》を取《と》った人《ひと》に多《おお》く出《で》ます。長《なが》く生《い》きると、目《め》の下《した》のまぶたがたるんだり、シワができます。これらがかげをつくることで、黒《くろ》いくまになります。

茶《ちゃ》くまは、目元《めもと》の皮《ひ》ふにとどまったメラニン色素《しきそ》が透《す》けて見《み》えています。紫外線《しがいせん》とたたかうメラニン色素《しきそ》ですが、紫外線《しがいせん》の力《ちから》が強《つよ》いと残《のこ》ってしまうのです。

●いろいろな目《め》のくま

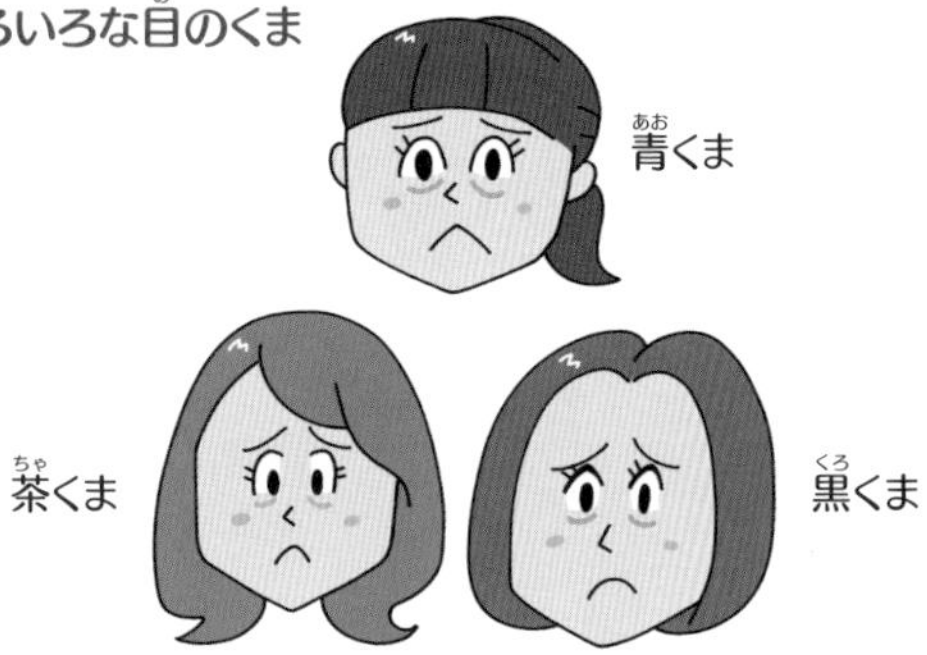
青《あお》くま
茶《ちゃ》くま
黒《くろ》くま

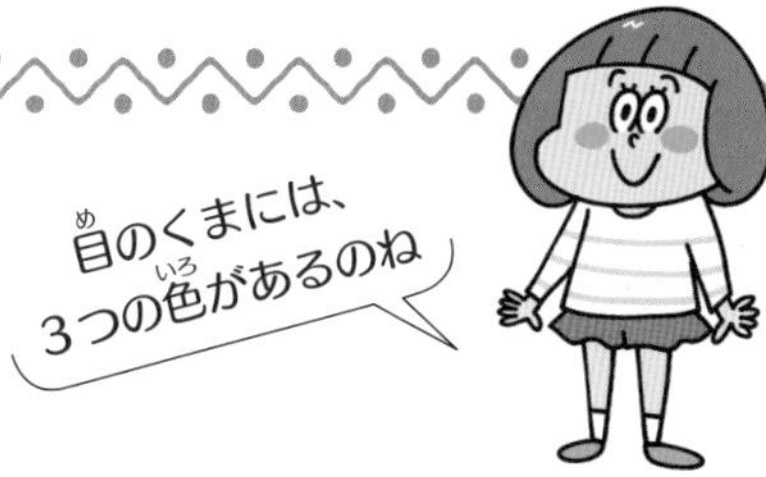
目《め》のくまには、3つの色《いろ》があるのね

青《あお》くまは、赤《あか》色《いろ》じゃないの?

目元《めもと》の血《ち》のながれがわるくなると、それが皮《ひ》ふの上《うえ》から青《あお》く見《み》える「青《あお》くま」。でも、なぜ血液《けつえき》なのに、青《あお》く見《み》えるのでしょうか。

その秘密《ひみつ》は、皮《ひ》ふの中《なか》にあるメラニン色素《しきそ》にかくされています。紫外線《しがいせん》からからだを守《まも》るメラニン色素《しきそ》は、黒《くろ》っぽい色《いろ》をしています。そのため、肌《はだ》の上《うえ》から血管《けっかん》を見《み》ると、赤黒《あかぐろ》い血液《けつえき》の色《いろ》に、黒《くろ》っぽい色《いろ》がまざり、青色《あおいろ》に見《み》えるのです。手首《てくび》の血管《けっかん》を見《み》てください。青《あお》いですよね。これもメラニン色素《しきそ》の影響《えいきょう》です。

おかあさんやおとうさんに「くま」が出《で》ていたら、それはつかれているのサイン。おてつだいをして、休《やす》ませてあげましょう。

肌《はだ》の上《うえ》から見《み》える血管《けっかん》の多《おお》くは「静脈《じょうみゃく》」とよばれる、二酸化炭素《にさんかたんそ》を多《おお》くふくんだものなんだ

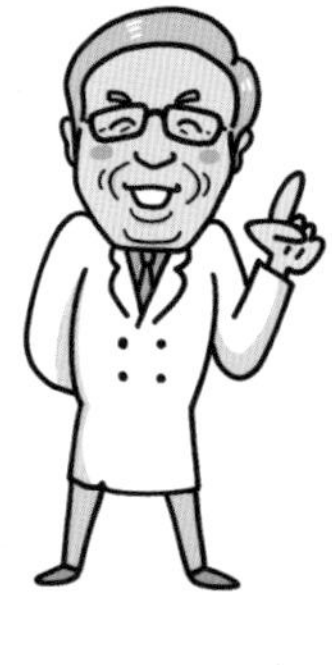

鼻《はな》くそほじりん

からだから出《で》るモノで、ほじくりたいモノの代《だい》表《ひょう》選《せん》手《しゅ》

鼻《はな》くそは、すい込《こ》んだ空気《くうき》の中《なか》にあるゴミやホコリがたまったもの。

鼻水《はなみず》でゴミをつかまえ、空気《くうき》でカラカラにかわき、鼻《はな》くそになります。

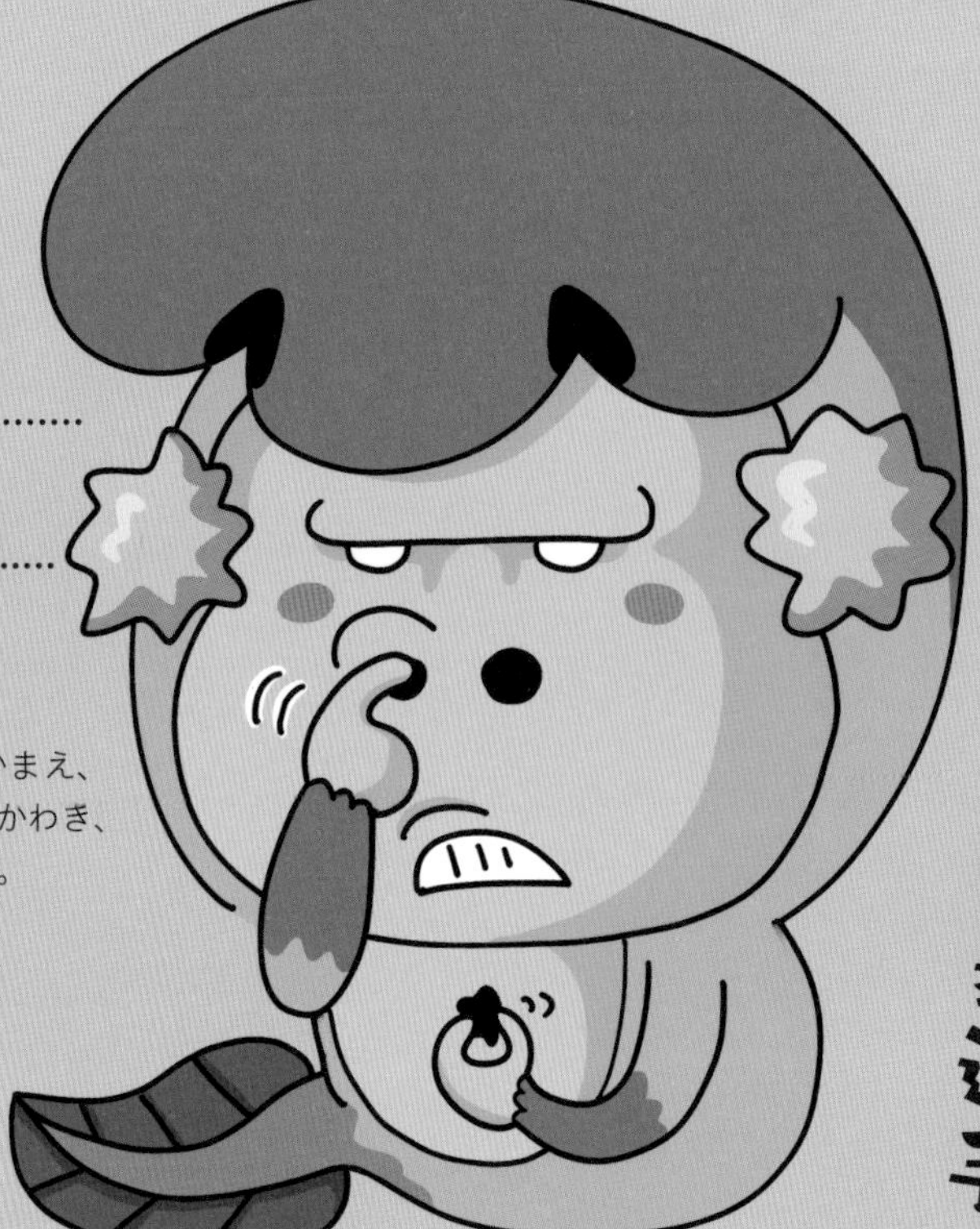

出《で》る場所《ばしょ》

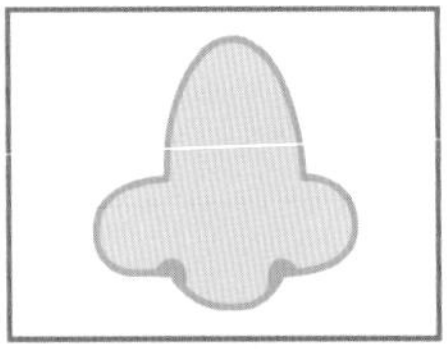

種類《しゅるい》	固体系《こたいけい》
出《で》るとき	つねに
おもな成分《せいぶん》	鼻水《はなみず》、空気中《くうきちゅう》のゴミ

重要度《じゅうようど》 ★★★☆☆

キタナイ度《ど》 ★★★★★

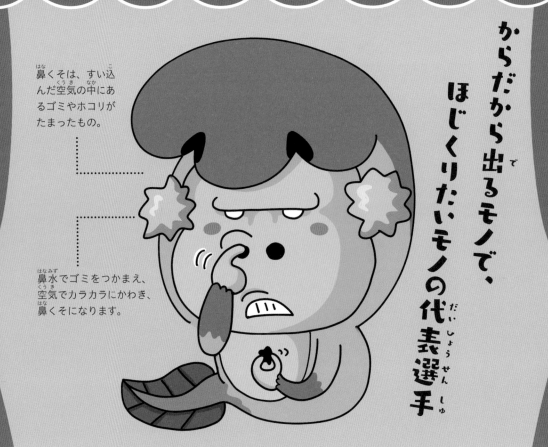

なぜ出《で》るの?

鼻《はな》から息《いき》をはくと、鼻《はな》の奥《おく》でヒラヒラはためくもの。あるいは、鼻《はな》に指《ゆび》をつっ込《こ》んで、つめと肉《にく》のあいだにはさみ込《こ》んで取《と》り出《だ》すもの。それが「鼻《はな》くそ」です。

「そんなことしません！」といった人《ひと》は、正直《しょうじき》になったほうがいいです。「鼻《はな》くそをほじるの大好《だいす》きです」と宣言《せんげん》しちゃいましょう。

なぜ、鼻《はな》くそは出《で》るのでしょうか。

いつも色《いろ》やかたちのちがう鼻《はな》くそは、鼻《はな》からすい込《こ》んだ空気《くうき》をきれいにした証拠《しょうこ》となる存在《そんざい》なのです。空気《くうき》には、ゴミやホコリなどが多《おお》くまざっていて、そのままからだの中《なか》にすい込《こ》んでしまうと、病気《びょうき》になってしまいます。鼻《はな》くそは、すい込《こ》んだ空気《くうき》の中《なか》にあるゴミやホコリがたまったものなのです。

鼻《はな》くそをほじっても、口《くち》に入《い》れないように！

●鼻《はな》くそのできかた

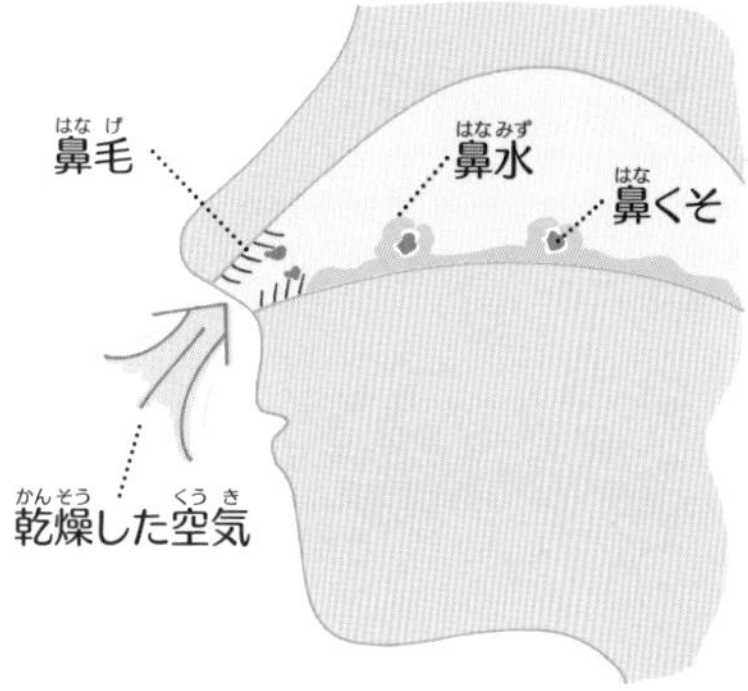
鼻毛《はなげ》
鼻水《はなみず》
鼻《はな》くそ
乾燥《かんそう》した空気《くうき》

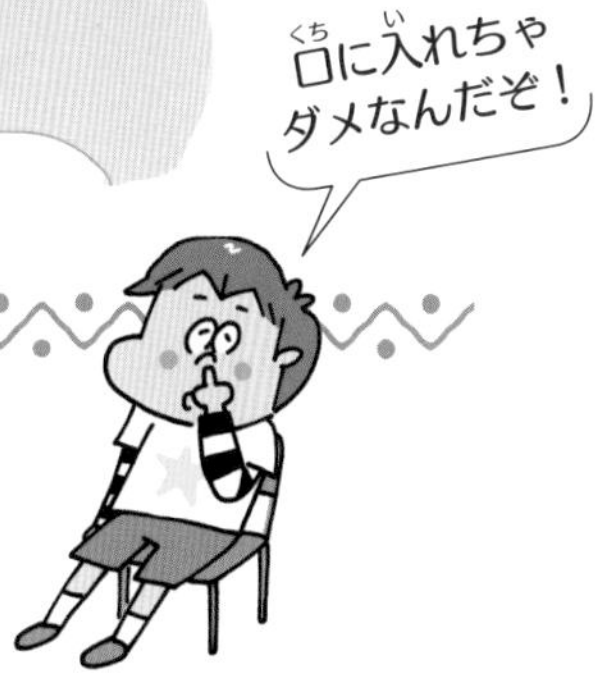
口《くち》に入《い》れちゃダメなんだぞ！

どうやってできるの?

鼻《はな》の中《なか》には、多《おお》くの毛《け》が生《は》えています。そう「鼻毛《はなげ》」です。鼻毛《はなげ》は、鼻《はな》の中《なか》に入《はい》ったゴミやホコリが奥《おく》にいかないようにするはたらきをします。鼻毛《はなげ》は鼻水《はなみず》でつねにしめっているので、ゴミなどをつかまえやすいのです。

それでも鼻毛《はなげ》をかわして、体内《たいない》に入《はい》ろうとするものもいます。それを食《く》いとめるのが、鼻水《はなみず》です（→50ページ）。鼻水《はなみず》はネバネバしているため、ゴミをくっつけてはなしません。

こうしてつかまえたゴミやホコリは、最初《さいしょ》はネバネバしていますが、かわいた空気《くうき》をすいつづけることでカラカラにかわいていき、鼻《はな》くそになるのです。

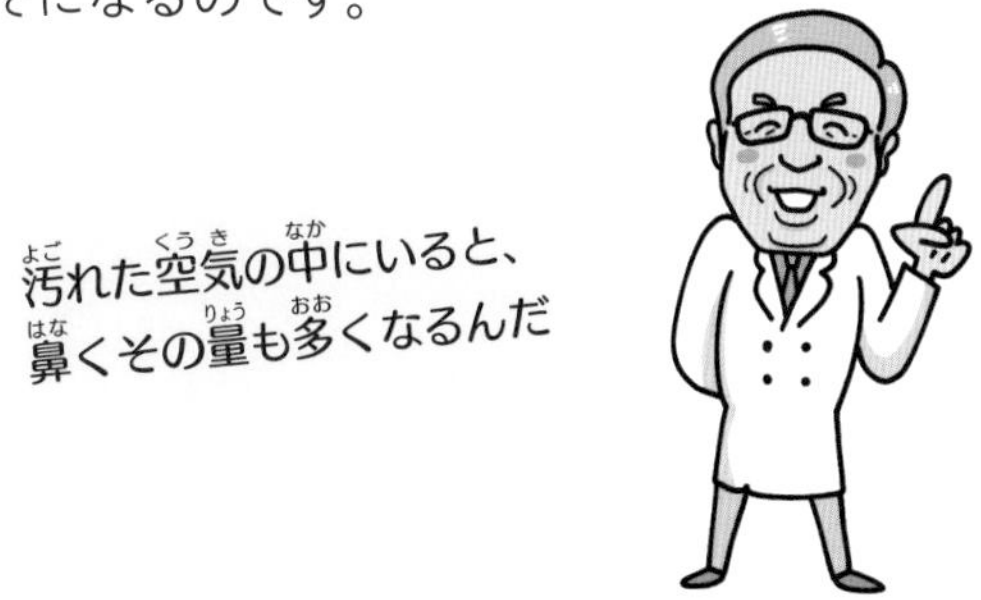
汚《よご》れた空気《くうき》の中《なか》にいると、
鼻《はな》くその量《りょう》も多《おお》くなるんだ

鼻《はな》水《みず》きょうだい

鼻《はな》から入《はい》った空気《くうき》をきれいにする！

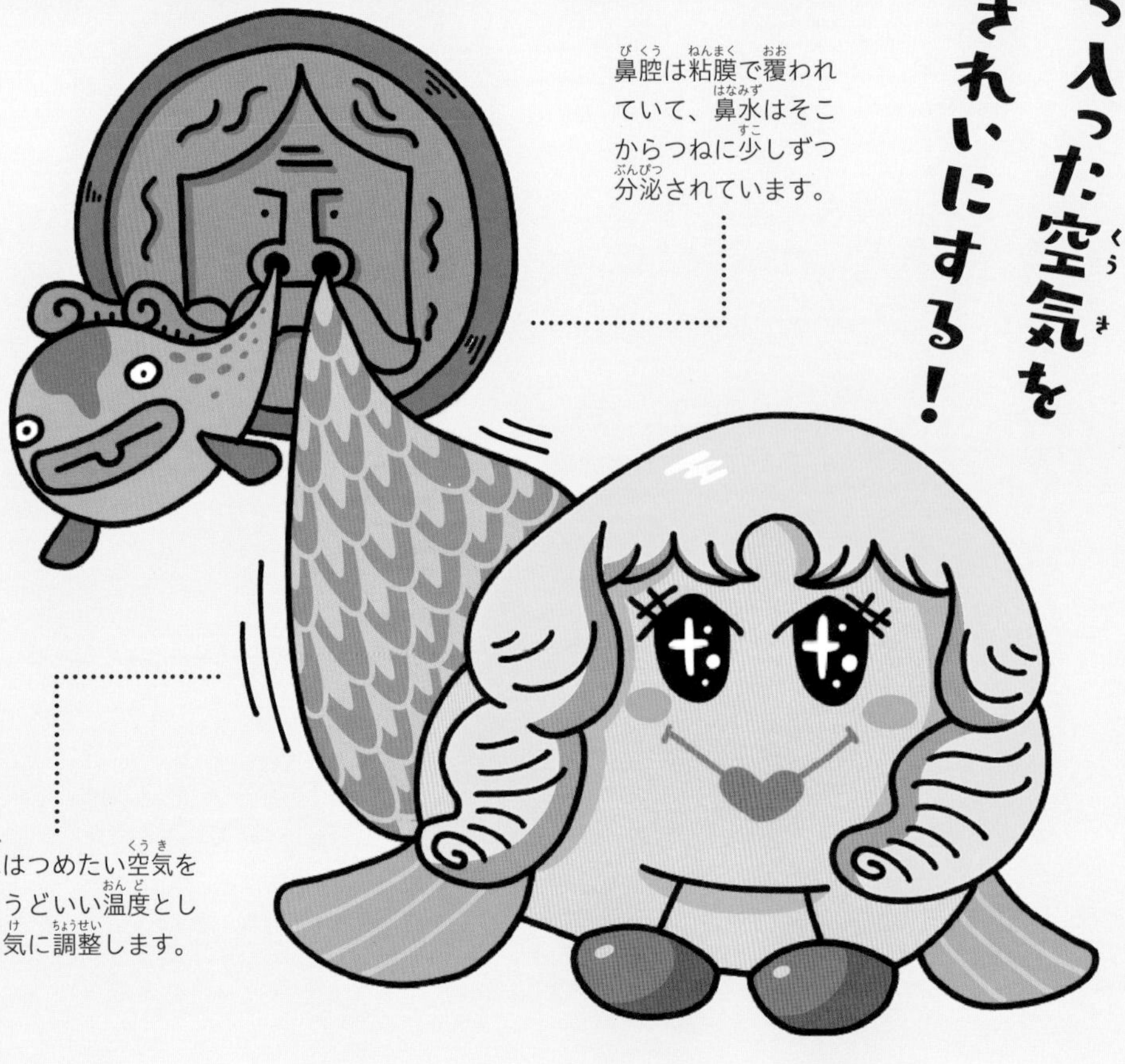

鼻腔《びくう》は粘膜《ねんまく》で覆《おお》われていて、鼻水《はなみず》はそこからつねに少《すこ》しずつ分泌《ぶんぴつ》されています。

鼻水《はなみず》はつめたい空気《くうき》をちょうどいい温度《おんど》としめり気《け》に調整《ちょうせい》します。

出《で》る場所《ばしょ》

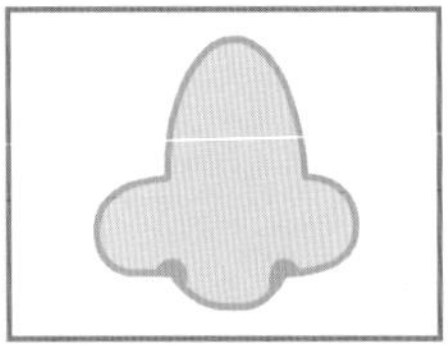

種類《しゅるい》	**液体系《えきたいけい》**
出《で》るとき	**さむいときなど**
おもな成分《せいぶん》	**ほぼ水《みず》**

重要度《じゅうようど》 ★★★★★

キタナイ度《ど》 ★★★★☆

なぜ出《で》るの?

人《ひと》は、鼻《はな》や口《くち》からすい込《こ》んだ空気《くうき》を、肺《はい》におくりつづけています。このとき、つめたく乾燥《かんそう》した空気《くうき》が直接《ちょくせつ》肺《はい》に入《はい》らないように、鼻《はな》は空気《くうき》をからだにちょうどいい温度《おんど》としめり気《け》に調整《ちょうせい》しています。そのしめり気《け》をあたえているものこそが「鼻水《はなみず》」です。

鼻水《はなみず》は、空気中《くうきちゅう》のゴミや細菌《さいきん》が肺《はい》にとどかぬように取《と》りのぞくやくわりもあります。

鼻水《はなみず》の量《りょう》は、なんと1日約《にちやく》1リットル。それなのに、どうして鼻《はな》のあなからどんどん出《で》てこないのでしょうか。

鼻《はな》の奥《おく》には「鼻腔《びくう》」という広《ひろ》がった場所《ばしょ》があり、ここには「せん毛《もう》」という細《こま》かい毛《け》がびっしり生《は》えています。1秒間《びょうかん》に10回《かい》の速《はや》さでうごいていて、鼻水《はなみず》を鼻《はな》の奥《おく》へとおくっているのです。だから出《で》てこないのです。

●鼻水《はなみず》が鼻《はな》から出《で》ない理由《りゆう》

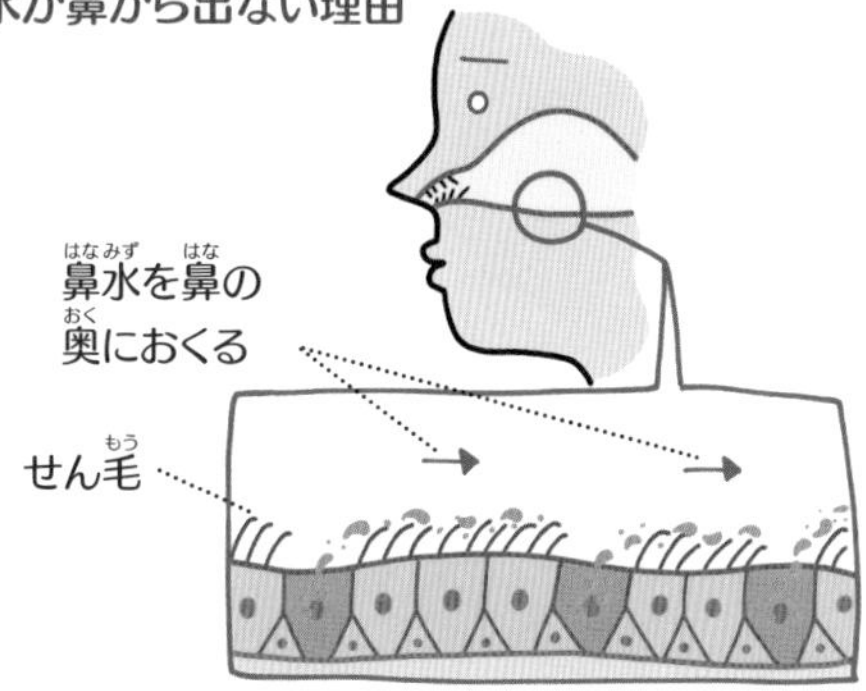
鼻水《はなみず》を鼻《はな》の奥《おく》におくる
せん毛《もう》

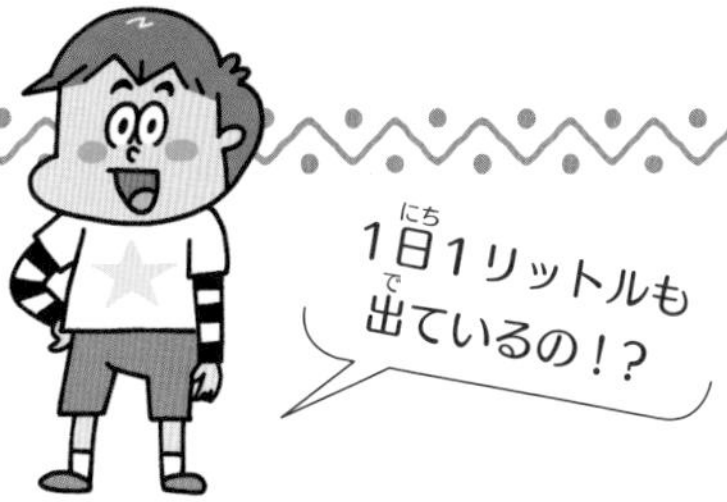
1日《にち》1リットルも出《で》ているの!?

どうやってできるの?

からだにやさしい空気《くうき》をおくるために活躍《かつやく》する鼻水《はなみず》は、鼻腔《びくう》でできています。鼻腔《びくう》は粘膜《ねんまく》で覆《おお》われていて、鼻水《はなみず》はそこからつねに少《すこ》しずつ分泌《ぶんぴつ》されているのです。

いつもは鼻水《はなみず》は鼻《はな》のあなから出《で》てきませんが、さむいところでは、ズルズル出《で》てきます。鼻腔《びくう》にあるせん毛《もう》のうごきがおそくなり、鼻水《はなみず》を鼻《はな》の奥《おく》におくれなくなるからです。

かぜのときも、鼻水《はなみず》はとまりません。かぜの細菌《さいきん》によって鼻腔《びくう》の粘膜《ねんまく》がはれあがるため、その細菌《さいきん》をやっつけようと、いつもより多《おお》い鼻水《はなみず》が出《で》てくるのです。せん毛《もう》のうごきでは、鼻水《はなみず》を鼻《はな》の奥《おく》にはこびきれないわけです。

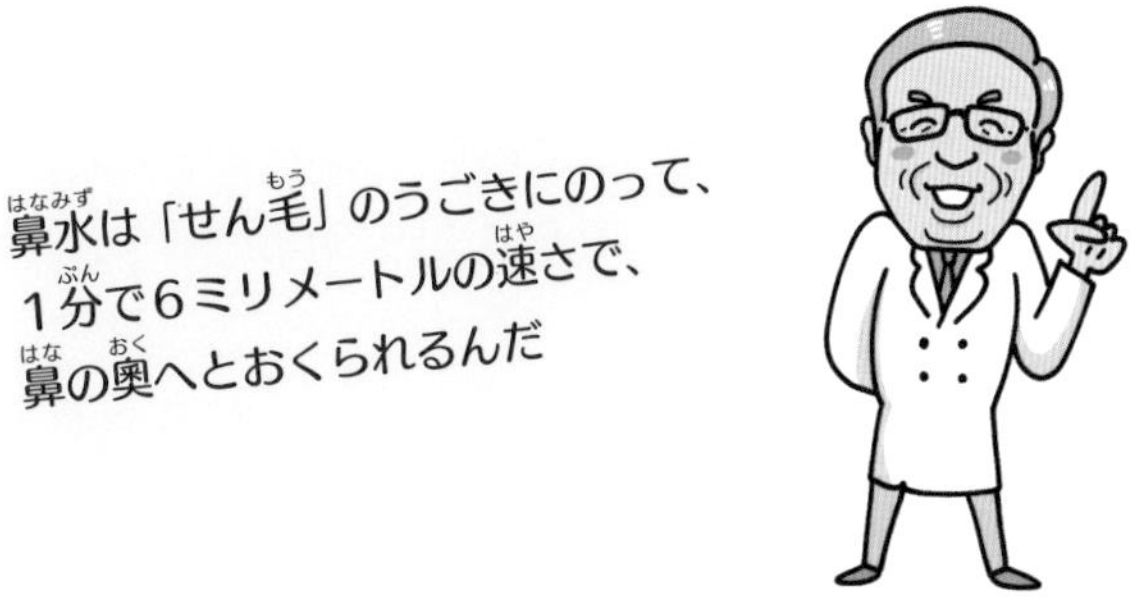
鼻水《はなみず》は「せん毛《もう》」のうごきにのって、1分《ぷん》で6ミリメートルの速《はや》さで、鼻《はな》の奥《おく》へとおくられるんだ

コラム

鼻《はな》水《みず》のなかま

鼻水《はなみず》には、なかまがたくさんいます。
みんなは、どの鼻水《はなみず》となかよくしたいかな？

あおっぱな鼻《はな》水《みず》

あおっぱなの正体《しょうたい》は、鼻《はな》のうみ！

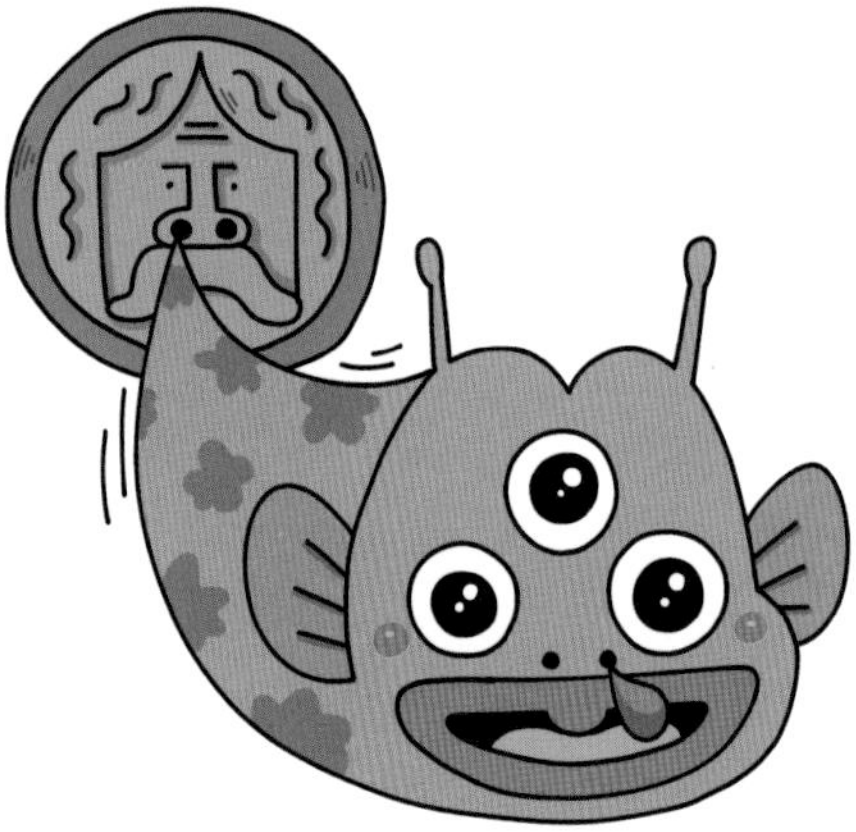

むかしの子《こ》どもの多くが鼻《はな》から出《だ》していたあおっぱな。蓄《ちく》のう症《しょう》という病気《びょうき》になると出《で》ます。食《た》べるものがよくなった現代《げんだい》は、この病気《びょうき》は大《おお》きくへっています。

さむさ鼻《はな》水《みず》

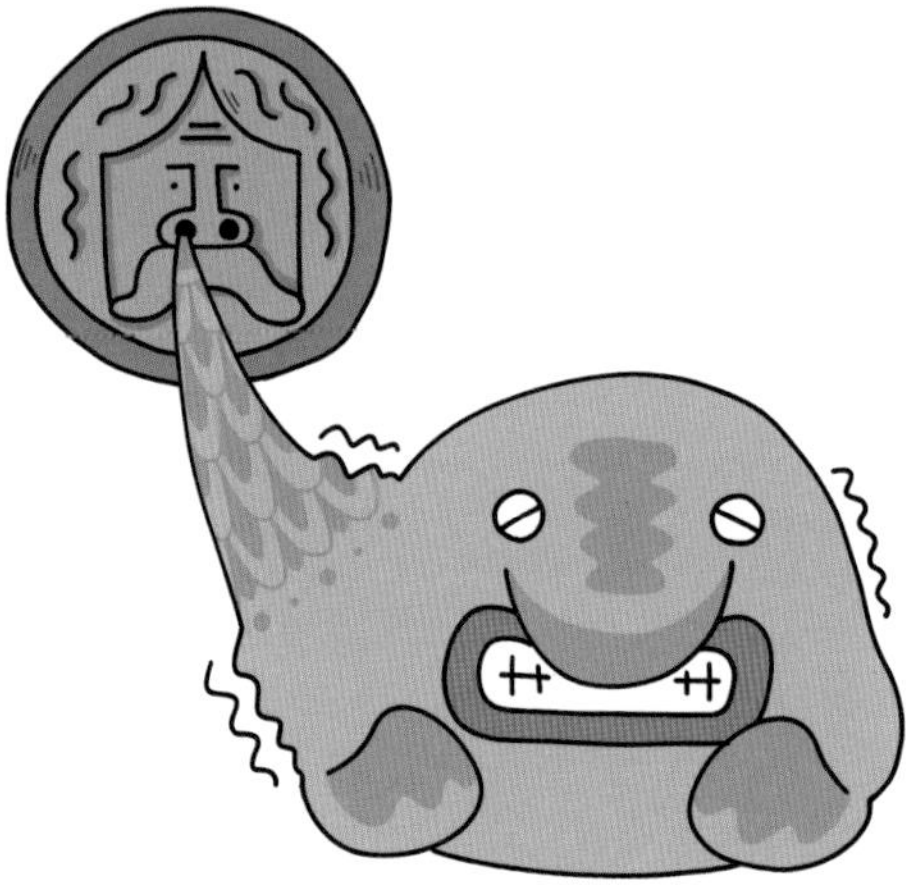

鼻水《はなみず》が、からだにちょうどいい空気《くうき》にする！

つめたい空気《くうき》が鼻《はな》に入《はい》ると、どんどん出《で》てくる鼻水《はなみず》。かぜをひいたわけではないのです。

花《か》ふん症《しょう》鼻《はな》水《みず》

花《か》ふんをすい込《こ》むと出《で》てくる！

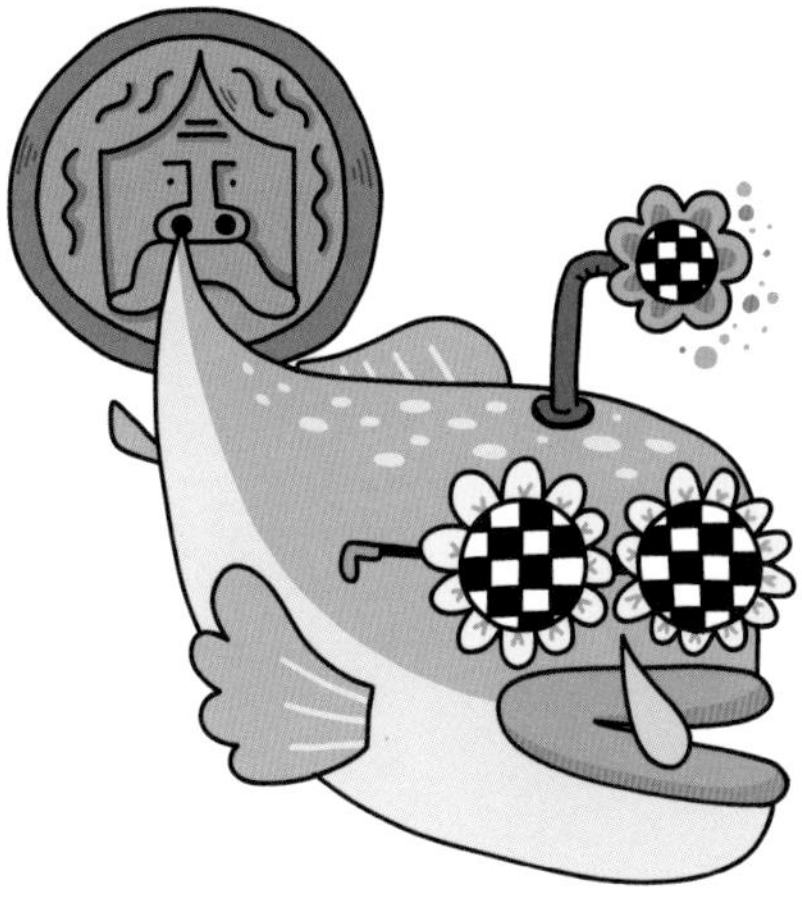

花《か》ふん症《しょう》は、スギなどの花《か》ふんがげんいんとなって起《お》こるアレルギーのひとつです。透明《とうめい》の鼻水《はなみず》が出《で》ます。

かぜ鼻《はな》水《みず》

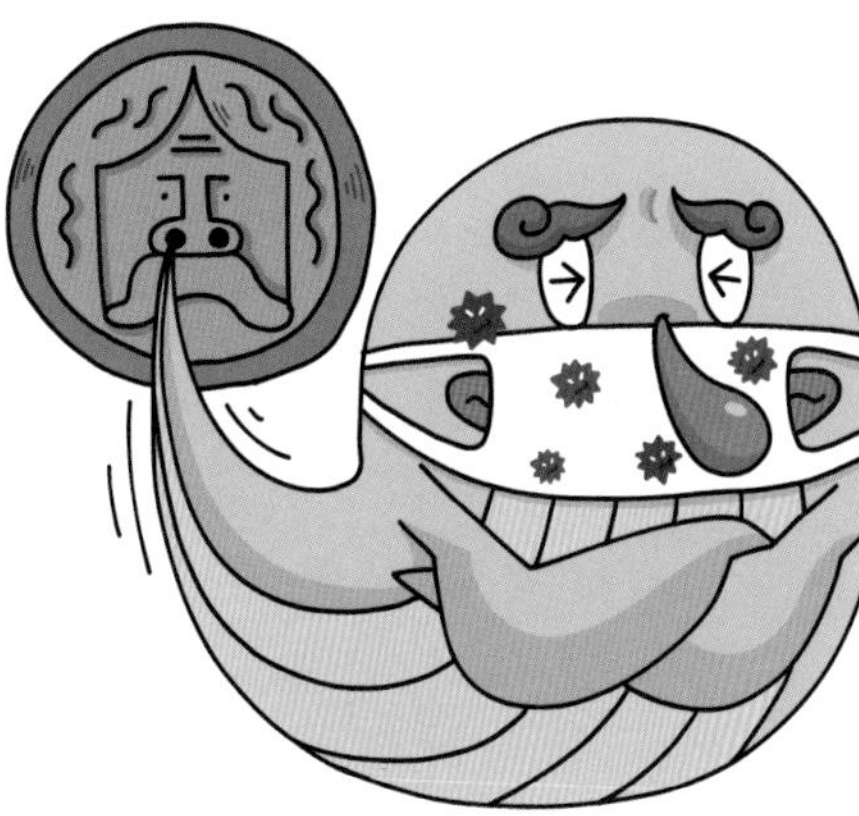

かぜの細菌《さいきん》をやっつけるために出《で》る！

かぜをひくと、とまらない鼻水《はなみず》。ティッシュペーパーが手放《てばな》せなくなってしまいますよね。

はなぢぶー

粘《ねん》膜《まく》がうすい鼻《はな》は血《ち》が出《で》やすい！

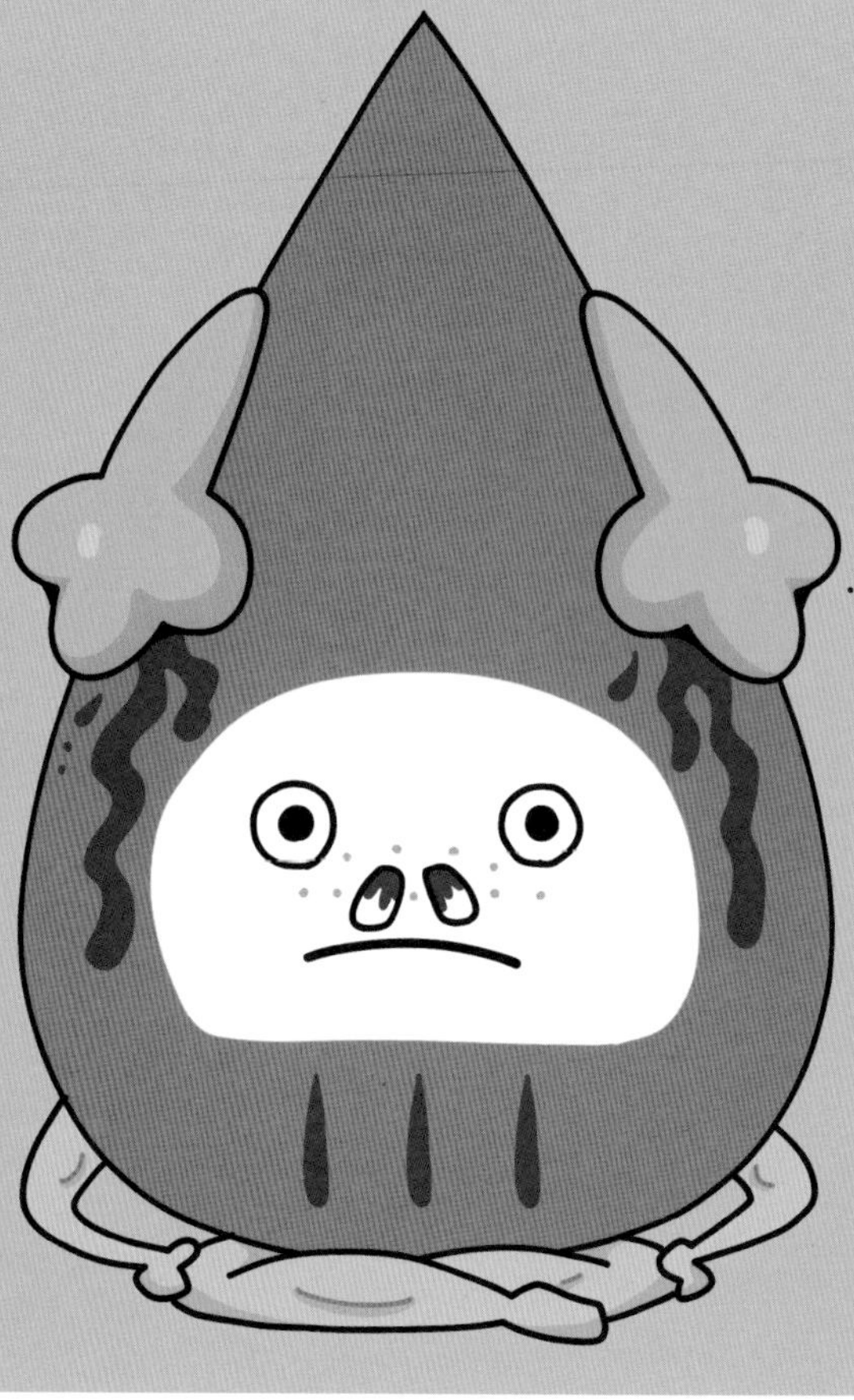

鼻《はな》の中《なか》は、粘膜《ねんまく》といううすい皮《かわ》で覆《おお》われており、かなりうすいじょうたいです。

鼻《はな》の中《なか》の入《はい》ってすぐの場所《ばしょ》は、とくに粘《ねん》膜《まく》がうすく、鼻血《はなぢ》が出《で》やすいのです。

出《で》る場所《ばしょ》

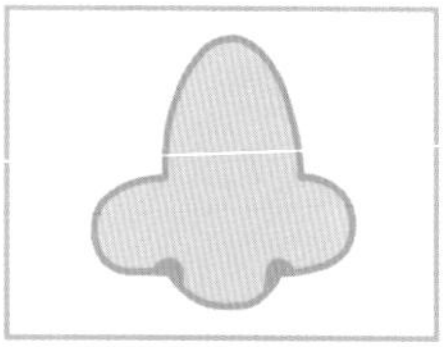

種類《しゅるい》	液体系《えきたいけい》
出《で》るとき	鼻をケガしたときなど
おもな成分《せいぶん》	血液《けつえき》

重要度《じゅうようど》 ★★★☆☆

キタナイ度《ど》 ★★★☆☆

なぜ出《で》るの？

人《ひと》の皮《ひ》ふは、外《そと》がわから表皮《ひょうひ》、真皮《しんぴ》、皮下《ひか》組織《そしき》の３層《そう》からなっています（→23ページ）。血管《けっかん》は皮下組織《ひかそしき》にあります。ケガをして血《ち》が出《で》るのは、きずが皮下組織《ひかそしき》まで到達《とうたつ》し、血管《けっかん》がやぶれてしまうからです。

鼻血《はなぢ》が出《で》るのも、血管《けっかん》がやぶれてしまうから。でも、ほかの場所《ばしょ》よりも血《ち》が出《で》やすくなっています。鼻《はな》の中《なか》は、表皮《ひょうひ》や真皮《しんぴ》などからなる皮《ひ》ふとちがい、粘膜《ねんまく》といううすい皮《かわ》で覆《おお》われており、かなりうすいじょうたいだからです。

この鼻《はな》の中《なか》の入《はい》ってすぐの場所《ばしょ》は、とくに粘膜《ねんまく》がうすくなっています。そして、この部《ぶ》分《ぶん》は「キーゼルバッハ部位《ぶい》」といって、多《おお》くの細《ほそ》い血管《けっかん》が集《あつ》まっています。この場所《ばしょ》は、ちょっとしたことで粘膜《ねんまく》にきずがつき、血管《けっかん》がやぶられ、鼻血《はなぢ》が出《で》てしまいます。

●鼻血《はなぢ》のしくみ

キーゼルバッハ部位《ぶい》
粘膜《ねんまく》という
うすい皮《ひ》ふのため、
きずつきやすい
鼻血《はなぢ》

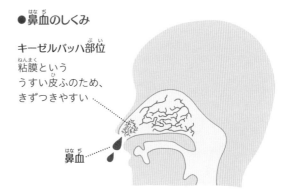

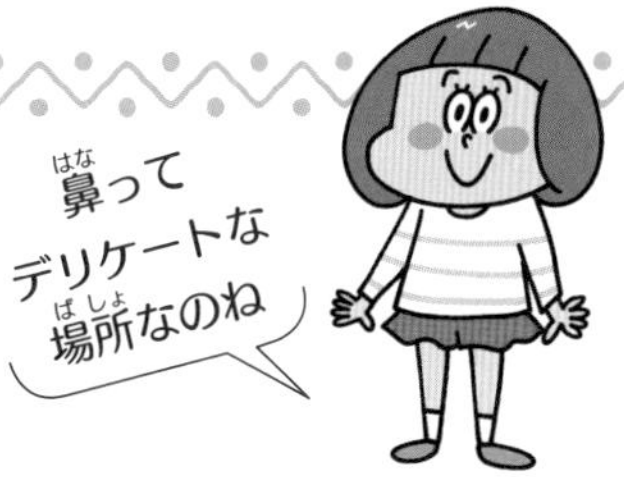
鼻《はな》って
デリケートな
場所《ばしょ》なのね

あついと、なぜ鼻血《はなぢ》が出《で》るの？

おふろでのぼせると、鼻血《はなぢ》が出《で》ることがあります。体温《たいおん》や気温《きおん》が上《あ》がると、鼻《はな》にある細《ほそ》い血管《けっかん》に、一度《いちど》にたくさんの血《ち》がながれようとします。そうすると、細《ほそ》い血管《けっかん》はふくらみます。ふうせんをふくらませすぎると、やぶれてしまいますよね。それとおなじように、細《ほそ》い血管《けっかん》がふくらみすぎると、やぶれてしまうのです。

ところで、みんなは親《おや》から「チョコレートを食《た》べすぎると鼻血《はなぢ》が出《で》るわよ！」といわれたことはありませんか？　じつはこれ、医学《いがく》的《てき》な根拠《こんきょ》はないのです。子《こ》どもが食《た》べすぎないようにという親《おや》の気《き》もちから出《で》たことばなのでしょう。

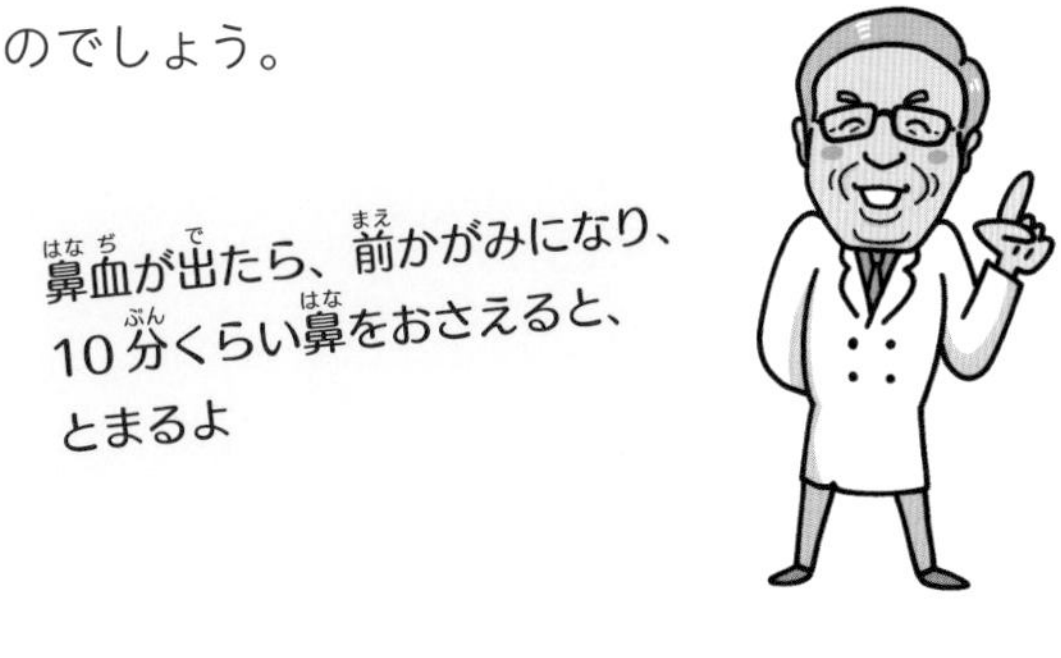
鼻血《はなぢ》が出《で》たら、前《まえ》かがみになり、
10分《ぶん》くらい鼻《はな》をおさえると、
とまるよ

おたふくかぜキン

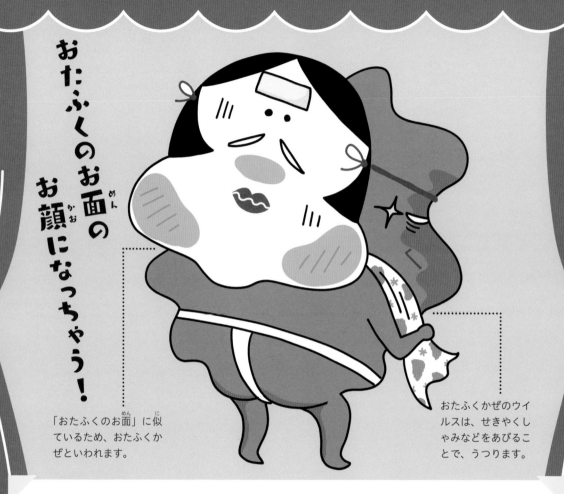

おたふくのお面《めん》のお顔《かお》になっちゃう！

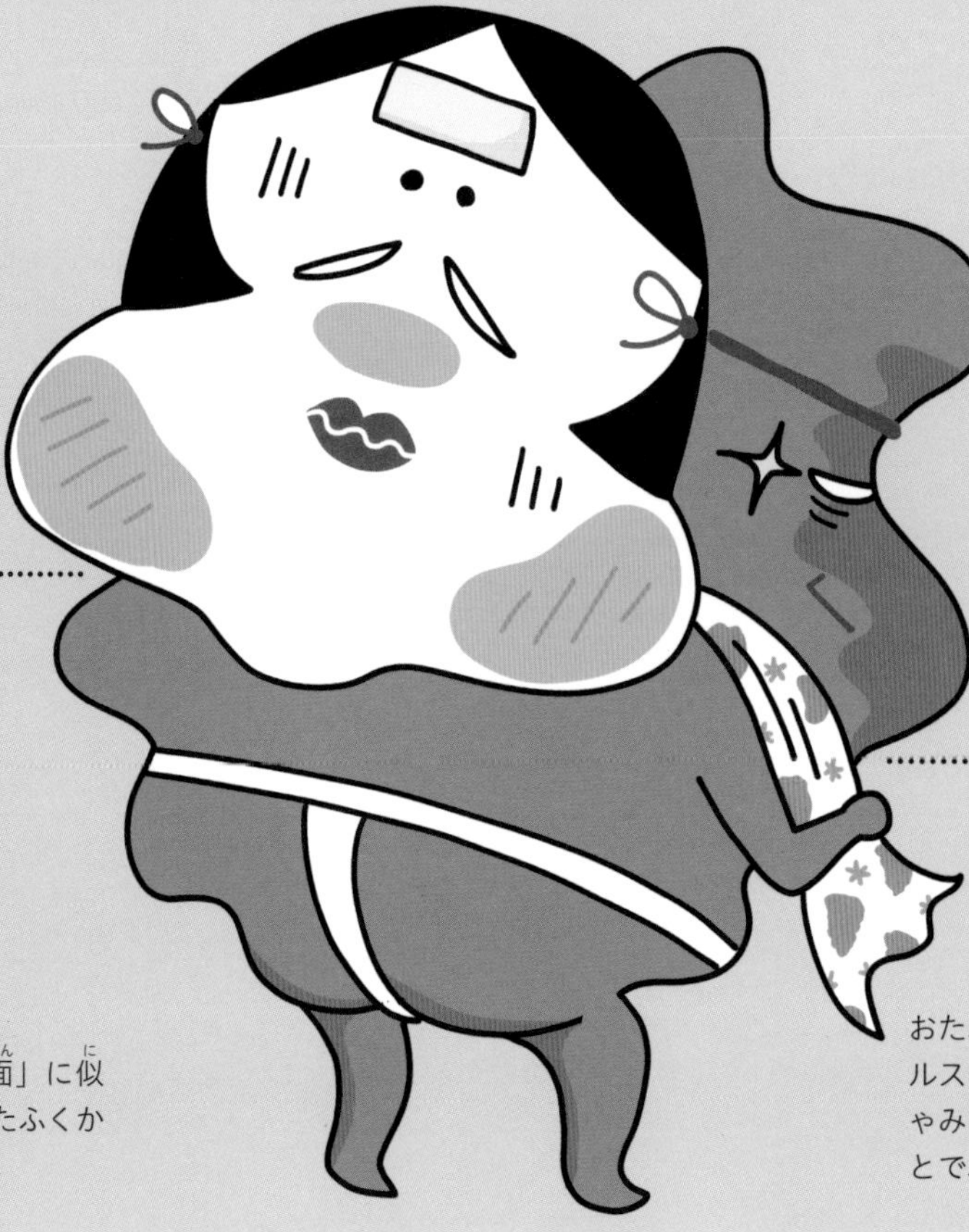

「おたふくのお面《めん》」に似《に》ているため、おたふくかぜといわれます。

おたふくかぜのウイルスは、せきやくしゃみなどをあびることで、うつります。

出《で》る場所《ばしょ》

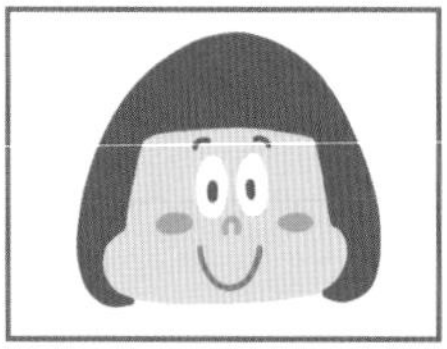

種類《しゅるい》	皮《ひ》ふ系《けい》
出《で》るとき	病気《びょうき》
おもな成分《せいぶん》	ウイルス

重要度《じゅうようど》 ★★☆☆☆

キタナイ度《ど》 ★★★★☆

なぜ出《で》るの?

ほっぺたが赤《あか》くふくらんで、お祭《まつ》りなどで見《み》かける「おたふくのお面《めん》」のようになることがあります。いっしょに熱《ねつ》や頭痛《ずつう》がともなうこともあります。この症状《しょうじょう》を「おたくふかぜ」といいます。

耳《みみ》の下《した》には、つばをつくるだ液腺《えきせん》（耳下《じか》せんといいます）があり、ここに「ムンプスウイルス」というウイルスが入《はい》り込《こ》むことで、おたふくかぜになります。耳下《じか》せんでは、ムンプスウイルスをやっつけようと、両者《りょうしゃ》のたたかいがはじまります。そのため、ほっぺたがふくらんだり、赤《あか》くなったりするのです。

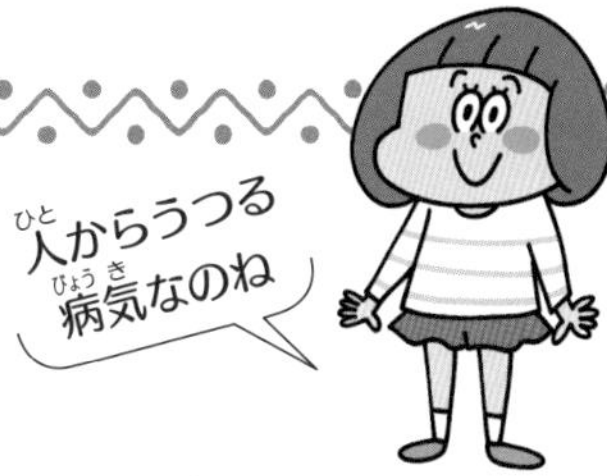
人《ひと》からうつる
病気《びょうき》なのね

どうしてできるの?

おたふくかぜのげんいんであるムンプスウイルスは、感染《かんせん》している人《ひと》のせきやくしゃみなどをあびることで、うつります。ウイルスがついたドアなどにふれた手《て》で、口《くち》や鼻《はな》をさわっても、からだに入《はい》ってきます。

おたふくかぜは、症状《しょうじょう》が出《で》るまで２～３週《しゅう》間《かん》かかるので、知《し》らないうちに人《ひと》にうつしてしまうことの多《おお》い病気《びょうき》です。

このかぜは、１度《ど》かかればほとんどの人《ひと》は２度《ど》とかかりません。人《ひと》は病気《びょうき》とたたかうと、その病気《びょうき》に勝《か》つ能力《のうりょく》を身《み》につけます。これを免疫《めんえき》といいます。そのため、２度《ど》とかからないのです。ただし、まれに数回《すうかい》かかるケースもあります。

もっと教《おし》えて!

予防注射《よぼうちゅうしゃ》はなぜするの?

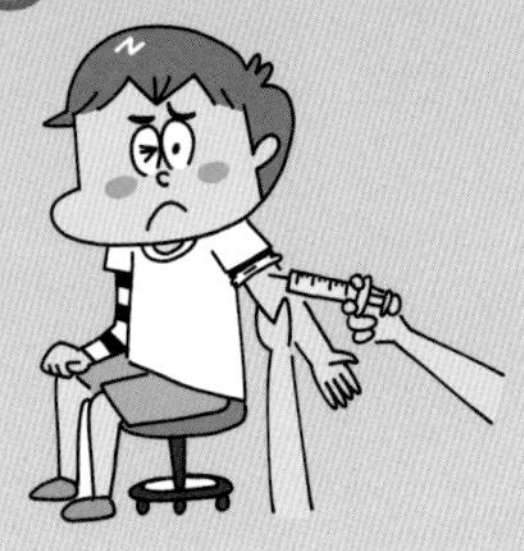

おたふくかぜやインフルエンザなどが流行《りゅうこう》すると、予防注射《よぼうちゅうしゃ》を受《う》けることがあります。予防《よぼう》注射《ちゅうしゃ》の中《なか》には、いろいろな病気《びょうき》のウイルスや細《さい》菌《きん》をかなり弱《よわ》めたものが入《はい》っていて、かれらをからだの中《なか》の免疫《めんえき》がやっつけます。そのけっか、その病気《びょうき》を退治《たいじ》する能力《のうりょく》を身《み》につけるわけです。

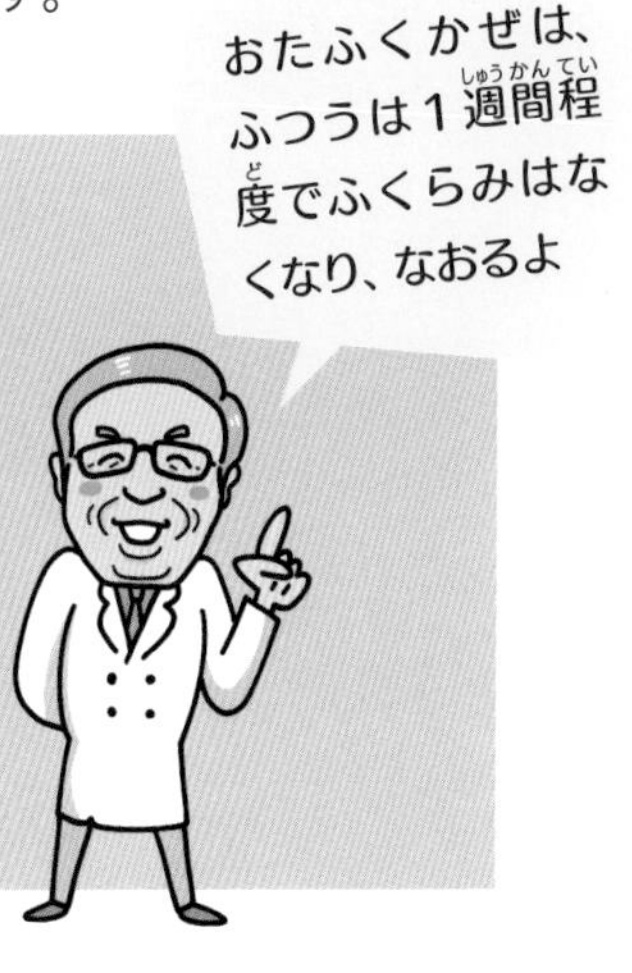
おたふくかぜは、
ふつうは１週間程《しゅうかんてい》
度《ど》でふくらみはな
くなり、なおるよ

魔女《まじょ》っこつば

からだに栄養《えいよう》をあたえる
人《ひと》に欠《か》かせない存在《そんざい》

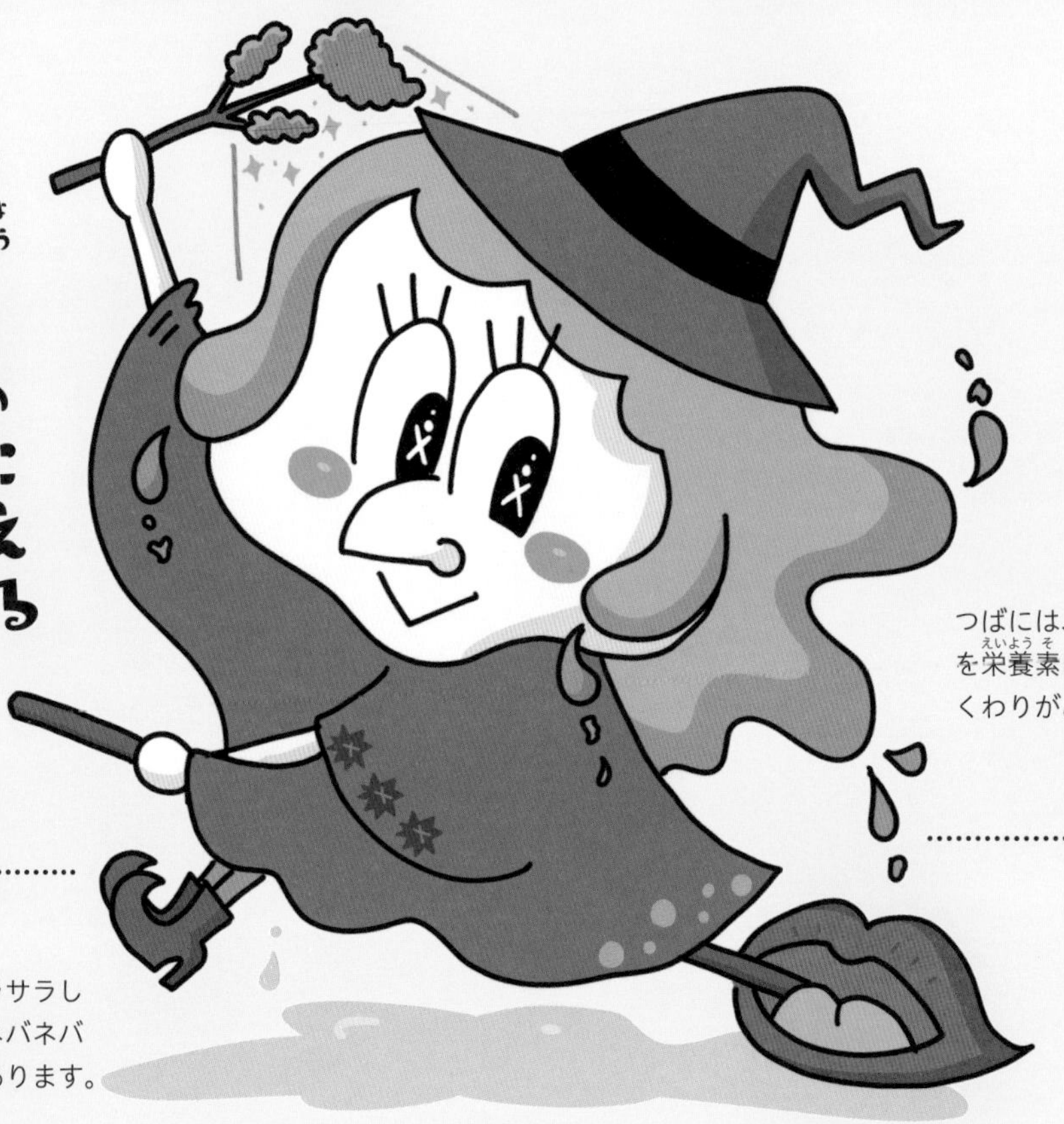

つばには、食《た》べものを栄養素《えいようそ》に変《か》えるやくわりがあります。

つばは、サラサラしたものと、ネバネバしたものがあります。

出《で》る場所《ばしょ》

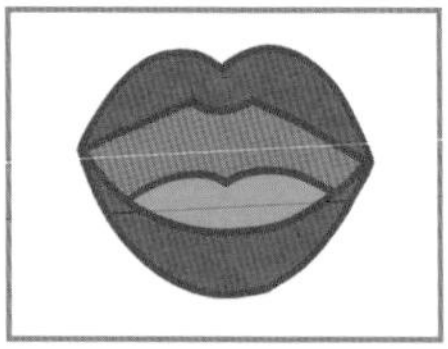

種類《しゅるい》	液体系《えきたいけい》
出《で》るとき	つねに
おもな成分《せいぶん》	殺菌物質《さっきんぶっしつ》

重要度《じゅうようど》 ★★★★★

キタナイ度《ど》 ★★★★☆

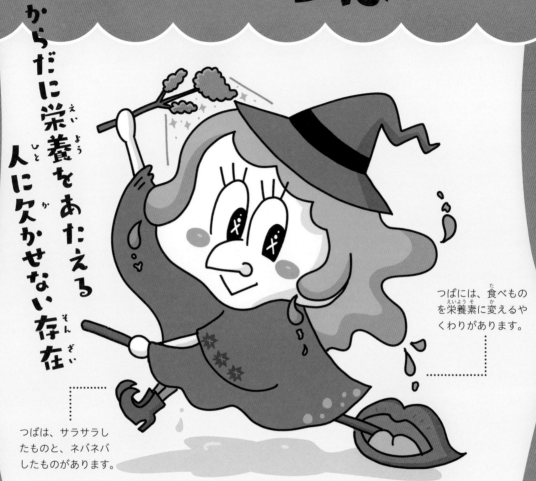

なぜ出《で》るの？

口《くち》の中《なか》にいつも出《で》ているもの、それが「つば」です。「だ液腺《えきせん》」という場所《ばしょ》でつくられ、その量《りょう》は、1日《にち》で1～1.5リットルほどです。だ液腺《えきせん》は、耳《みみ》の下《した》・あごの下《した》・舌《した》の裏《うら》に、左《さ》右《ゆう》ひとつずつあります。そのほか、口《くち》の中《なか》に数百個《すうひゃっこ》の「小《しょう》だ液腺《えきせん》」というものもあり、ここでもつばがつくられています。

つばにはたくさんのやくわりがあります。まず食《た》べものを口《くち》に入《い》れると、つばはそれをしめらせ、飲《の》み込《こ》みやすくします。さらに、つばには、でんぷんを糖《とう》に変《か》える力《ちから》がそなわっています。でんぷんのままでは吸収《きゅうしゅう》できないからだも、糖《とう》に変《か》われば、栄養素《えいようそ》として吸収《きゅうしゅう》できるのです。親《おや》に「ごはんはよくかみなさい！」といわれるのは、多《おお》くの栄養素《えいようそ》をとり入《い》れるための知恵《ちえ》なのです。

●つばのできる場所《ばしょ》

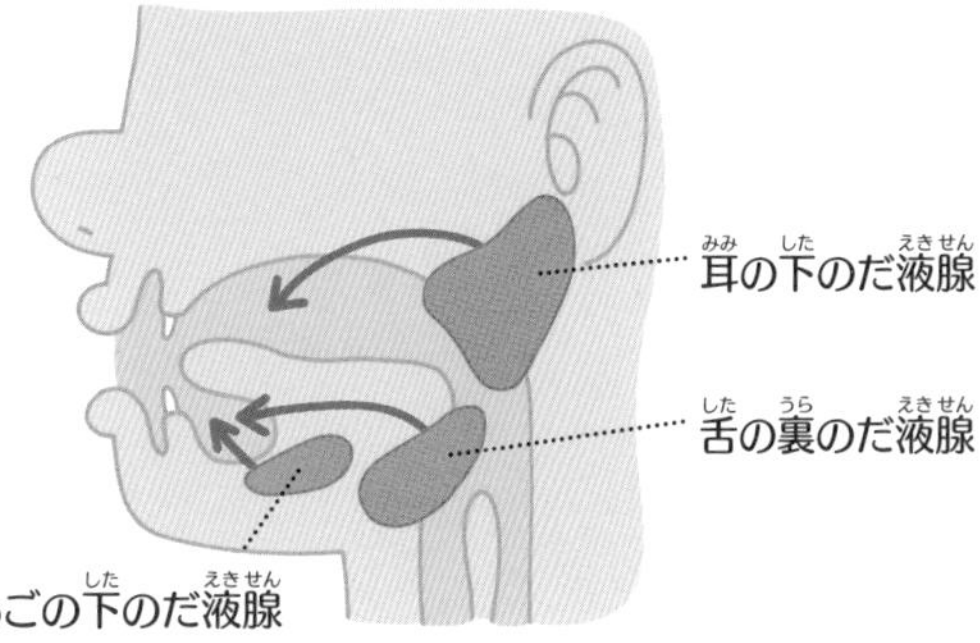
耳《みみ》の下《した》のだ液腺《えきせん》
舌《した》の裏《うら》のだ液腺《えきせん》
あごの下《した》のだ液腺《えきせん》

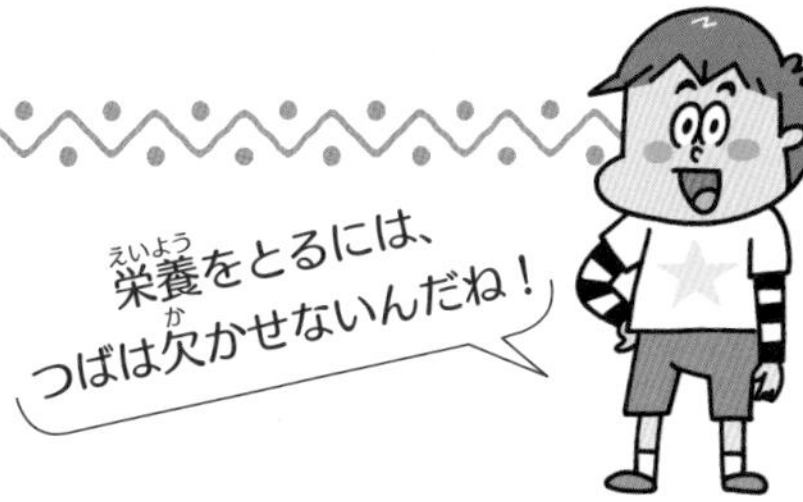
栄養《えいよう》をとるには、つばは欠《か》かせないんだね！

ネバネバするのは、なぜ？

つばは、出《で》る場所《ばしょ》によって、少《すこ》し性質《せいしつ》がちがいます。耳《みみ》の下《した》から出《で》るつばは、サラサラですが、それ以外《いがい》のつばは、ネバネバしています。このネバネバの成分《せいぶん》は、「ムチン」とよばれるたんぱく質《しつ》です。食《た》べもので口《くち》の中《なか》がきずつかないように保護《ほご》しています。

つばは、緊張《きんちょう》すると出《で》にくくなり、ネバネバします。これは緊張《きんちょう》すると、サラサラしている耳《みみ》の下《した》からのつばの量《りょう》がへり、ほかの部《ぶ》分《ぶん》からのつばがわずかに分泌《ぶんぴつ》されるからです。

つばは、食《た》べるだけではなく、うめぼしなどを見《み》ただけでも出《で》ます。脳《のう》が「すっぱいもの」と記憶《きおく》しているため、自然《しぜん》に出《で》るのです。

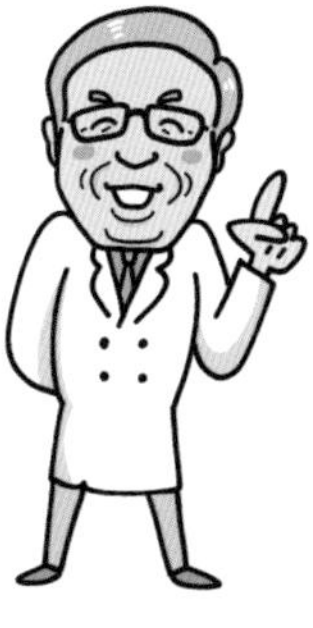
つばには消毒《しょうどく》のやくわりもある。
血《ち》が出《で》た指《ゆび》をペロリとなめるのも、
正《ただ》しい行為《こうい》なんだ

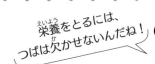

スーパーたん

肺《はい》に病気《びょうき》が入《はい》るのをとめるスーパーヒーロー！

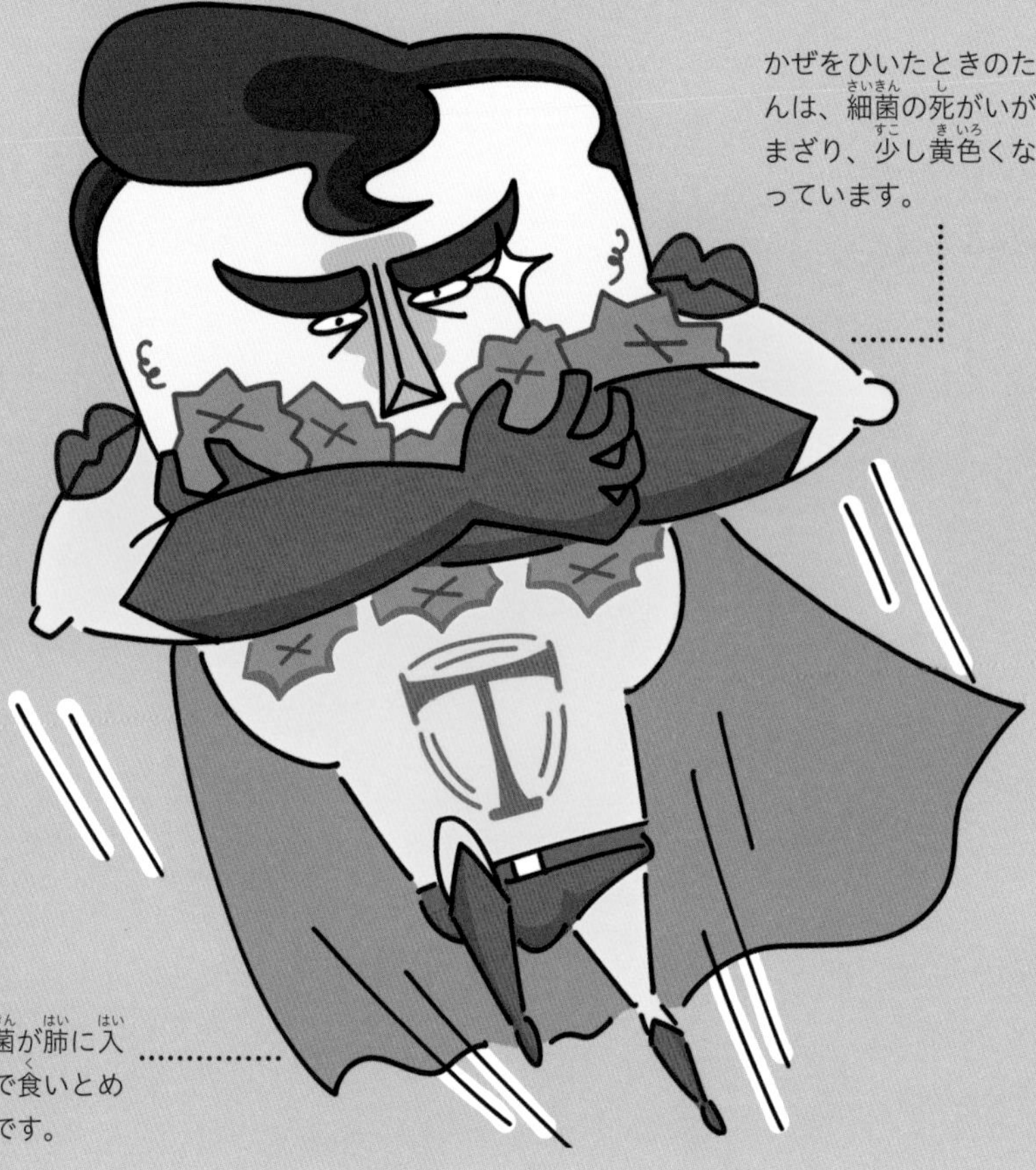

かぜをひいたときのたんは、細菌《さいきん》の死《し》がいがまざり、少《すこ》し黄色《きいろ》くなっています。

ウイルスや細菌《さいきん》が肺《はい》に入《はい》るのを、気道《きどう》で食《く》いとめるのが、たんです。

出《で》る場所《ばしょ》

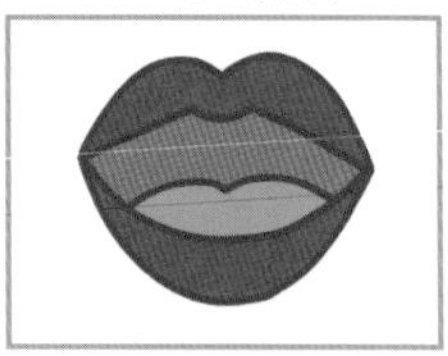

種類《しゅるい》	液体系《えきたいけい》
出《で》るとき	かぜのとき
おもな成分《せいぶん》	たんぱく質《しつ》

重要度《じゅうようど》 ★★★★★

キタナイ度《ど》 ★★★★☆

なぜ出《で》るの?

私《わたし》たちは空気中《くうきちゅう》の酸素《さんそ》をからだに取《と》り入《い》れて生《い》きています。鼻《はな》などで空気《くうき》をすい込《こ》むと、鼻毛《はなげ》や鼻水《はなみず》などで、空気中《くうきちゅう》のゴミや細菌《さいきん》をブロックし（→49ページ）、その後《ご》、気道《きどう》（気《き》管《かん》や気管支《きかんし》）を通《とお》って、空気中《くうきちゅう》にある酸素《さんそ》を肺《はい》におくりとどけます。

酸素《さんそ》が肺《はい》に到着《とうちゃく》するときは、100パーセントキレイであるひつようがあります。しかしながら、かぜなどをひき、ウイルスや細菌《さいきん》などが多《おお》く入《はい》り込《こ》むと、鼻毛《はなげ》や鼻水《はなみず》だけではブロックしきれないこともあります。

そんなとき活躍《かつやく》するのが「たん」です。たんは気道《きどう》の分泌物《ぶんぴつぶつ》で、気道《きどう》に入《はい》り込《こ》もうとするウイルスなどをからめ取《と》ってくれるのです。

そして、せきなどを通《つう》じて、からだの外《そと》に「出《で》ていけ！」と追《お》いやります。たんはキタナイモノと思《おも》いがちですが、じつはからだを守《まも》るスーパーヒーローなんです。

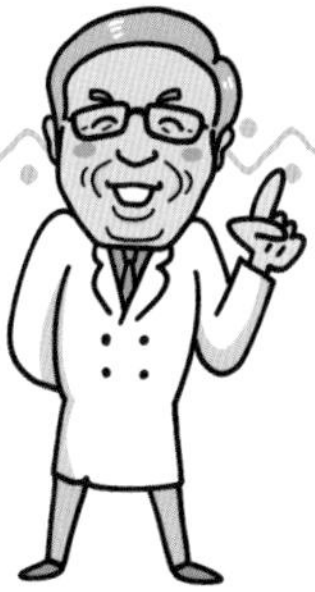
たんは、肺《はい》にばい菌《きん》が入《はい》り込《こ》む、
肺炎《はいえん》などの病気《びょうき》から
守《まも》ってくれているんだよ

たんは、どんな色《いろ》なの?

かぜをひいたときのたんは、少《すこ》し黄色《きいろ》くなっています。細菌《さいきん》の死《し》がいがまざっているからです。ほかにも、緑色《みどりいろ》、赤色《あかいろ》など、たんにはさまざまな色《いろ》があります。

緑色《みどりいろ》のたんは、細菌《さいきん》の死《し》がいがまざった色《いろ》であることも多《おお》いのですが、ちく膿症《のうしょう》といった病気《びょうき》であることもあります。赤色《あかいろ》のたんは、せきのしすぎで喉《のど》の奥《おく》がやぶれてしまい、血《けつ》液《えき》がまざってしまっている可能性《かのうせい》も！

なお、たばこをすう大人《おとな》は、たんが出《で》やすくなります。たばこの有害《ゆうがい》な物質《ぶっしつ》を、たんがからめ取《と》るからです。しかし全部《ぜんぶ》をからめとるのはむずかしく、どうしても肺《はい》に到達《とうたつ》してしまいます。たばこはこわい存在《そんざい》なのです。

●たんの種類《しゅるい》

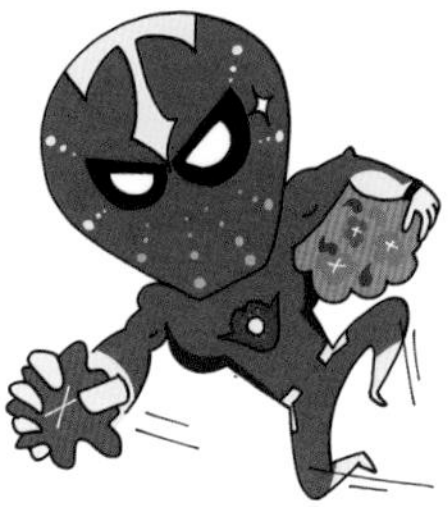
赤色《あかいろ》のたん

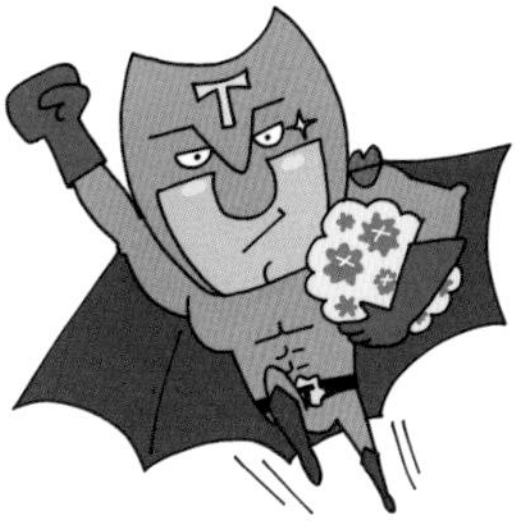
緑色《みどりいろ》のたん

デビル歯《は》アカ

からだのアカの中《なか》で、
かなりのワルモノ！

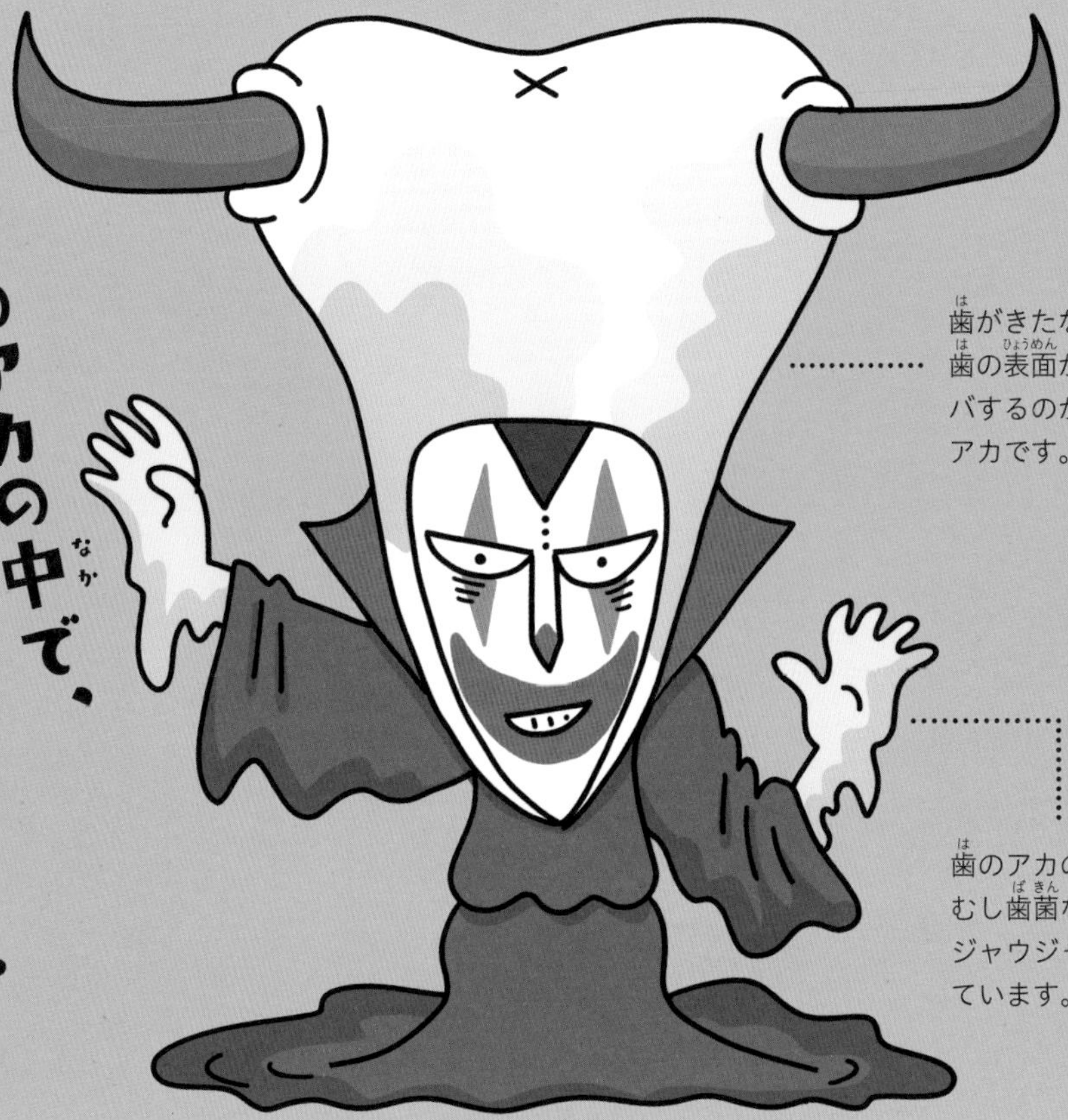

歯《は》がきたないとき、歯《は》の表面《ひょうめん》がネバネバするのが、歯《は》のアカです。

歯《は》のアカの中《なか》には、むし歯菌《ばきん》などがウジャウジャたまっています。

出《で》る場所《ばしょ》

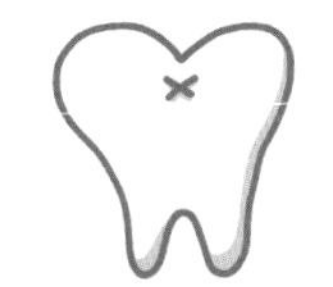

種類《しゅるい》	固体系《こたいけい》
出《で》るとき	歯磨《はみが》きをしないと
おもな成分《せいぶん》	食《た》べカス、細菌《さいきん》

重要度《じゅうようど》 ★★☆☆☆

キタナイ度《ど》 ★★★★★

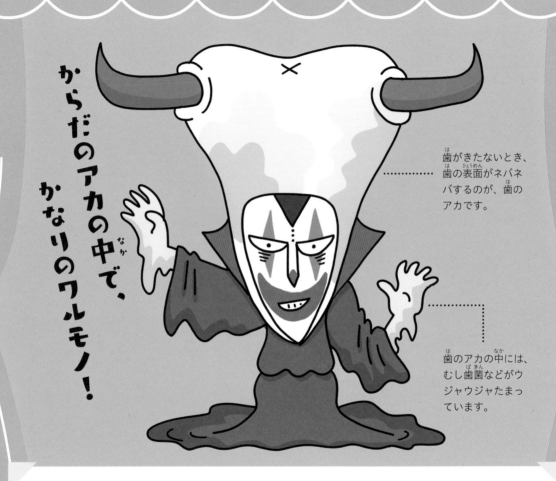

なぜ出《で》るの?

歯《は》みがきをサボると、歯《は》に出《で》てくるのが、歯《は》のアカです。アカですから、皮《ひ》ふのアカや頭《あたま》のフケの仲間《なかま》のように思《おも》うかもしれませんが、からだにわるさをするという点《てん》では、歯《は》のアカがグンを抜《ぬ》いています。

歯《は》のアカは、正式《せいしき》には「歯垢《しこう》」といいます。歯《は》みがきをせずに、歯《は》がきたないと、歯《は》の表《ひょう》面《めん》がネバネバしてきます。これが歯垢《しこう》の正体《しょうたい》で、この中《なか》には、むし歯菌《ばきん》などがウジャウジャたまっています。

口《くち》の中《なか》には、つねにつば（→59ページ）がいて、むし歯菌《ばきん》をやっつけていますが、歯垢《しこう》のネバネバは、つばの侵入《しんにゅう》をブロックします。

無敵《むてき》じょうたいとなったむし歯菌《ばきん》は、口《くち》に残《のこ》った食《た》べかすを食《た》べて「酸《さん》」という物質《ぶっしつ》をどんどんつくっていきます。この酸《さん》が歯《は》をとかしていき、みんなの大《だい》きらいなむし歯《ば》に変《か》えていくのです。

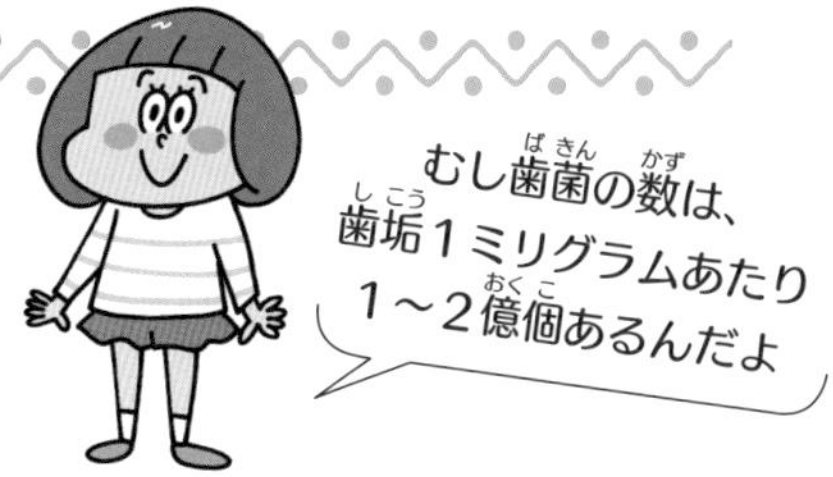
むし歯菌《ばきん》の数《かず》は、
歯垢《しこう》1ミリグラムあたり
1～2億個《おくこ》あるんだよ

むし歯《ば》になると、なぜしみるの?

歯《は》は、外《そと》がわからエナメル質《しつ》、象牙質《ぞうげしつ》、歯《し》髄《ずい》という3つの層《そう》からできています。エナメル質《しつ》は、からだの中《なか》でいちばん固《かた》く、この部《ぶ》分《ぶん》で固《かた》いものをかんだりくだいたりします。

象牙質《ぞうげしつ》は黄色《きいろ》い物質《ぶっしつ》で、歯《は》の中心的《ちゅうしんてき》なやくわりをになっています。細《こま》かい管《くだ》が無数《むすう》にはしっていて、エナメル質《しつ》とのさかいまでつづいています。

歯《は》の心臓部《しんぞうぶ》といえるのが歯髄《しずい》です。やわらかく、血管《けっかん》や神経《しんけい》がたくさん通《とお》っています。

歯垢《しこう》ができると、むし歯菌《ばきん》がエナメル質《しつ》をとかしていき、象牙質《ぞうげしつ》まで入《はい》り込《こ》みます。そうすると、細《こま》かい管《くだ》を刺激《しげき》し、歯《は》がしみるようになります。さらにむし歯菌《ばきん》が歯髄《しずい》まで侵《しん》入《にゅう》すると、神経《しんけい》が直接刺激《ちょくせつしげき》されるため、はげしい痛《いた》みを感《かん》じるのです。

●歯《は》の構造《こうぞう》

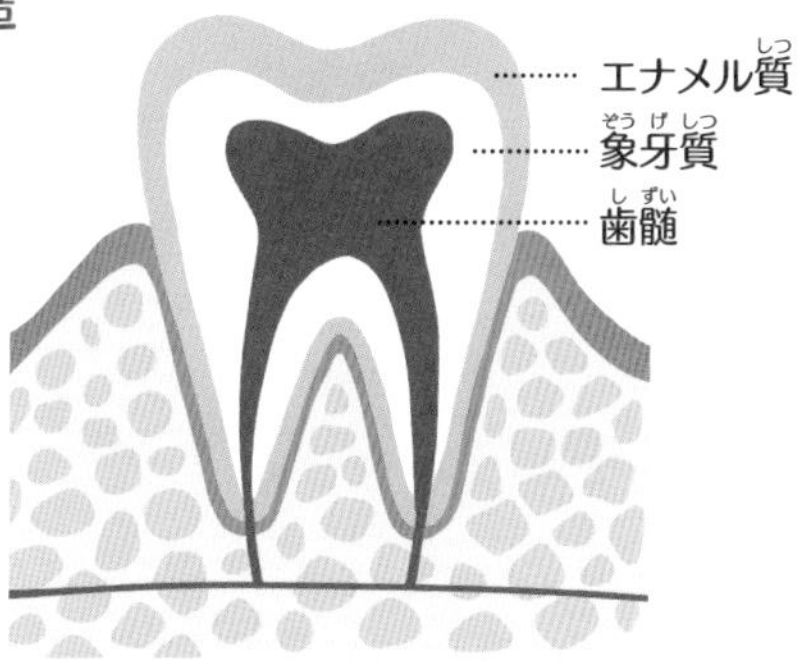
エナメル質《しつ》
象牙質《ぞうげしつ》
歯髄《しずい》

唇《くちびる》のささくれババ

唇《くちびる》は、口《くち》の中《なか》の粘《ねん》膜《まく》が一部《いちぶ》外《そと》に出《で》てきて、できたものです。

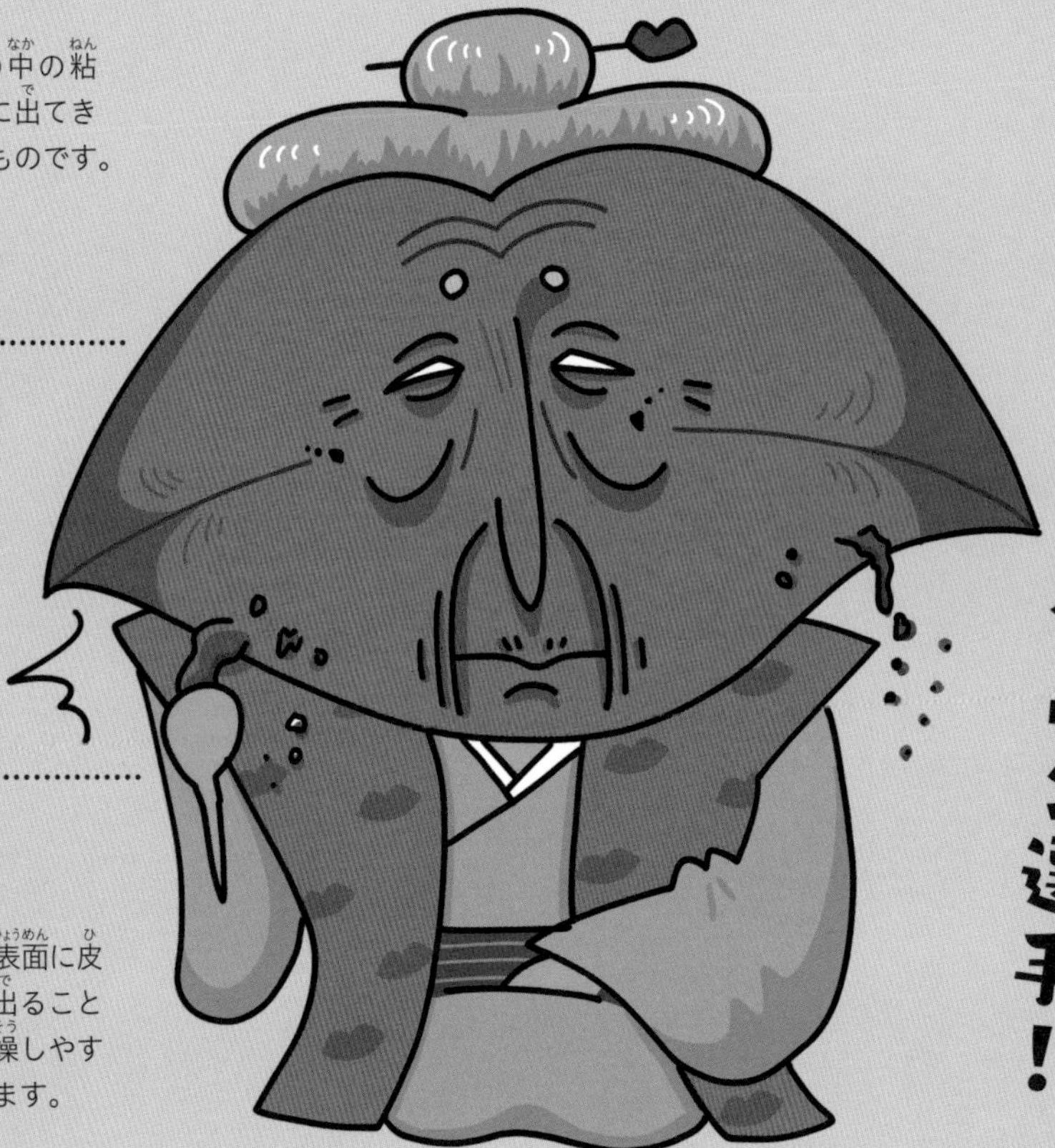

「むいてしまいたい！」のナンバーワン選《せん》手《しゅ》！

唇《くちびる》は、皮《ひ》ふ表面《ひょうめん》に皮《ひ》脂《し》がにじみ出《で》ることもなく、乾燥《かんそう》しやすくなっています。

出《で》る場所《ばしょ》

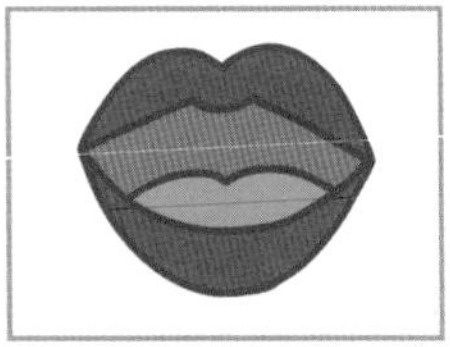

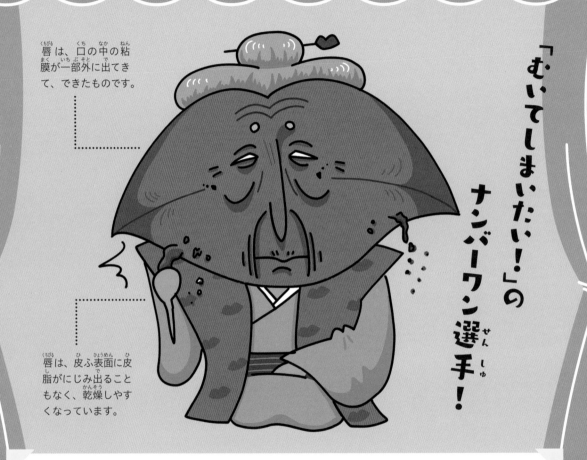

種類《しゅるい》	固《こ》体《たい》系《けい》
出《で》るとき	さむい日《ひ》など
おもな成分《せいぶん》	角《かく》質《しつ》などの残《ざん》がい

重要度《じゅうようど》 ★☆☆☆☆

キタナイ度《ど》 ★☆☆☆☆

なぜ出《で》るの?

唇《くちびる》は、どうして、カサカサしているのでしょうか。じつは唇《くちびる》は、口《くち》の中《なか》の粘膜《ねんまく》が、人間《にんげん》の進化《しんか》の過程《かてい》で一部《いちぶ》外《そと》に出《で》てきて、できたものです。口《くち》をひらいて、鏡《かがみ》でほおなどの内《うち》がわを見《み》ると、赤色《あかいろ》であるのがわかります。唇《くちびる》は、その部分《ぶぶん》といっしょなんです。

人《ひと》の皮《ひ》ふの表面《ひょうめん》（表皮《ひょうひ》）は、角質層《かくしつそう》、顆粒層《かりゅうそう》、有棘層《ゆうきょくそう》、基底層《きていそう》の４つの層《そう》（→23ページ）からなりますが、唇《くちびる》は、角質層《かくしつそう》が皮《ひ》ふよりもかなりうすいじょうたいで、毛《け》も生《は》えておらず、皮《ひ》ふ表面《ひょうめん》に皮脂《ひし》がにじみ出《で》ることもありません。そのため、乾燥《かんそう》しやすいのです。

唇《くちびる》のささくれが出《で》るのも、唇《くちびる》が乾燥《かんそう》しているからです。とくにさむい冬《ふゆ》の日《ひ》は、乾燥《かんそう》した皮《かわ》で表面《ひょうめん》はパリパリとなります。もっとひどいと、ひびわれて血《ち》がにじむこともあります。

●唇《くちびる》のしくみ

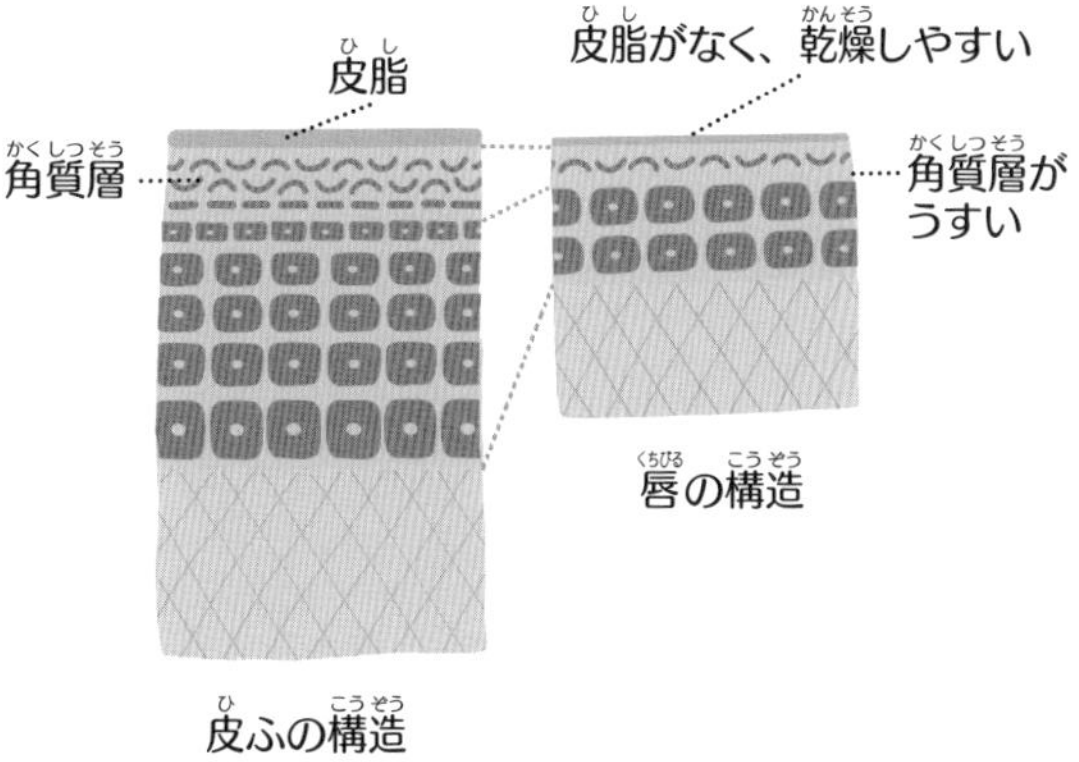
皮脂《ひし》
角質層《かくしつそう》
皮《ひ》ふの構造《こうぞう》
皮脂《ひし》がなく、乾燥《かんそう》しやすい
角質層《かくしつそう》がうすい
唇《くちびる》の構造《こうぞう》

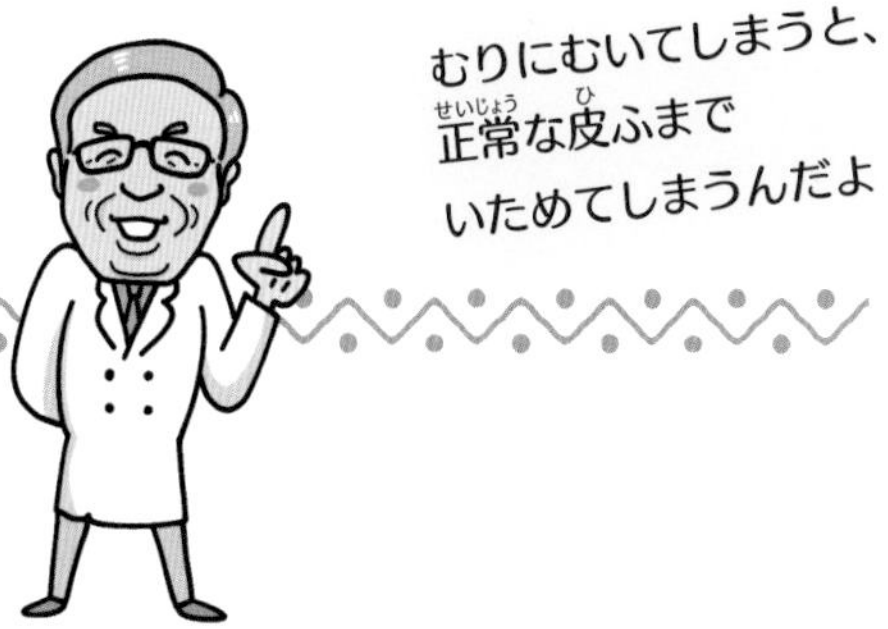
むりにむいてしまうと、正常《せいじょう》な皮《ひ》ふまでいためてしまうんだよ

むいてはいけないの?

唇《くちびる》にささくれが出《で》ると、ついその部分《ぶぶん》をつまんでひっぱろうとしがちです。でも、ぜったいに、むいてはいけません。乾燥《かんそう》した部分《ぶぶん》だけではなく、そのまわりの正常《せいじょう》な皮《ひ》ふまでむけてしまい、血《ち》が出《で》てしまうからです。

つめと皮《ひ》ふのあいだにはりついて、細菌《さいきん》が入《はい》らないように守《まも》ってくれている、つめの生《は》え際《ぎわ》にある、固《かた》い皮《ひ》ふの「つめの甘皮《あまかわ》」もいじってはダメです。

このつめの甘皮《あまかわ》は、冬《ふゆ》になると、乾燥《かんそう》してひびわれたり、ささくれが出《で》たりします。このささくれ、ひっぱろうとすると、広《ひろ》い範囲《はんい》にわたってむけてしまい、最後《さいご》は「痛《いた》い！」と後悔《こうかい》することになります。

フケ一《いち》郎《ろう》

小《ちい》さな小《ちい》さな雲《くも》のようにひらひら舞《ま》う！

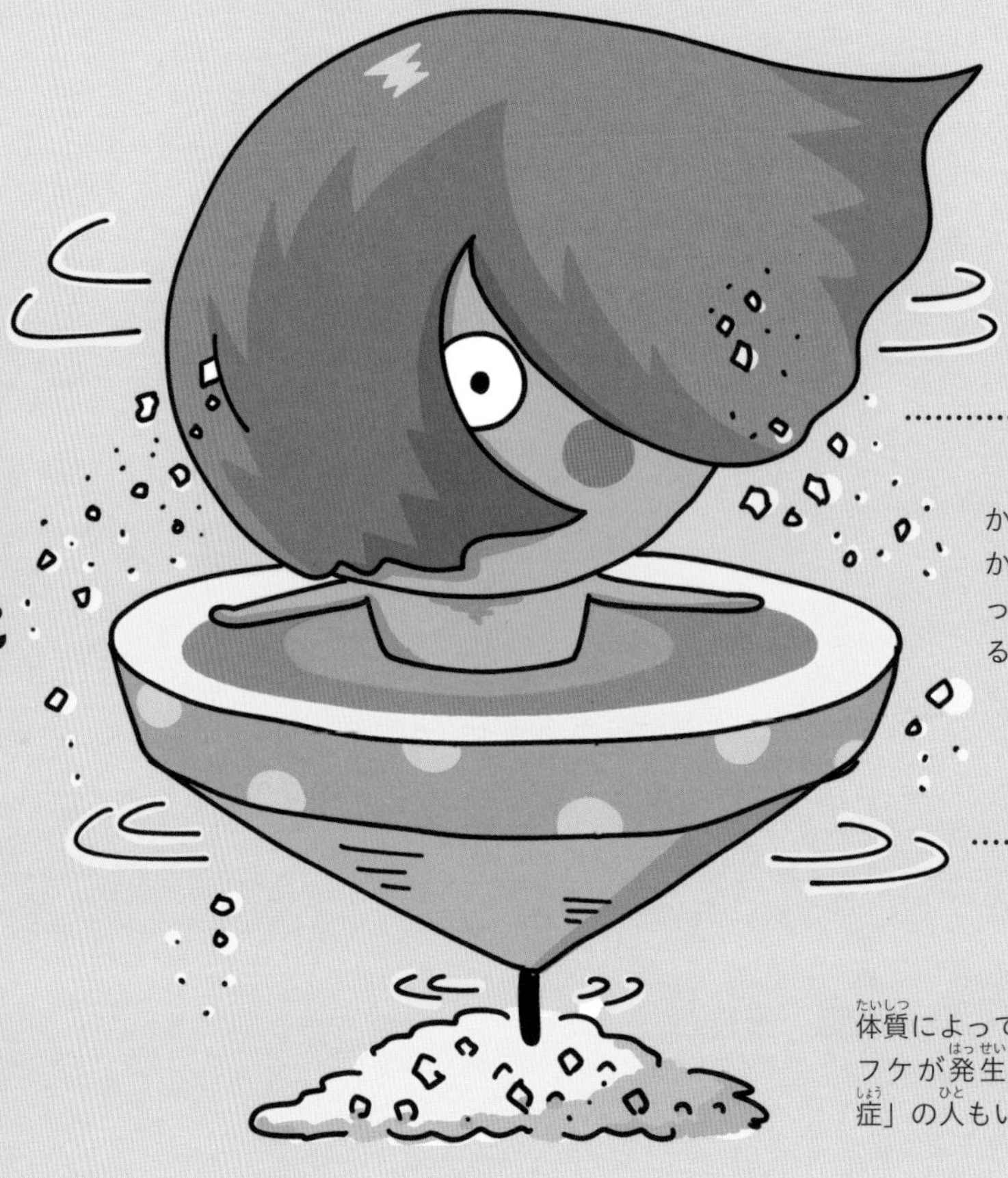

からだ全体《ぜんたい》の皮《ひ》ふから出《で》るアカといっしょ。頭《あたま》から出《で》るアカがフケです。

体質《たいしつ》によっては、大量《たいりょう》のフケが発生《はっせい》する「フケ症《しょう》」の人《ひと》もいます。

出《で》る場所《ばしょ》

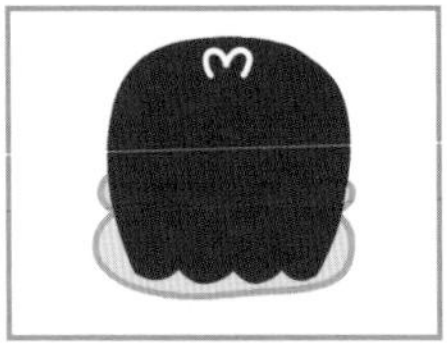

種類《しゅるい》	固体系《こたいけい》
出《で》るとき	つねに
おもな成分《せいぶん》	皮《ひ》ふの角質《かくしつ》

重要度《じゅうようど》

★☆☆☆☆

キタナイ度《ど》

★★★★☆

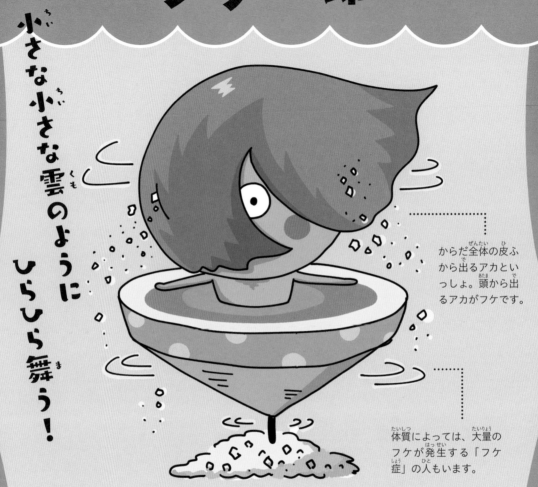

なぜ出《で》るの?

皮《ひ》ふの表皮《ひょうひ》は、上《うえ》から角質層《かくしつそう》、顆粒層《かりゅうそう》、有《ゆう》棘層《きょくそう》、基底層《きていそう》の4層《そう》でできています。

基底層《きていそう》でたえず新《あたら》しい皮《ひ》ふが生《う》まれ、およそ28日間《にちかん》かけて、少《すこ》しずつ上《うえ》の層《そう》に向《む》かい、最後《さいご》はアカとなって、そのやくわりをおえます(→23ページ)。

アカはからだ全体《ぜんたい》の皮《ひ》ふから出《で》ますが、頭《あたま》からも、アカは出《で》ます。これが「フケ」というわけです。

フケは漢字《かんじ》で「雲脂《ふけ》」とも書《か》きます。なるほど、半透明《はんとうめい》のフケは、たしかに小《ちい》さな小《ちい》さな雲《くも》のようです。頭《あたま》の皮《ひ》ふの表面《ひょうめん》には、びっしりとかみの毛《け》が生《は》えているため、とにかく小《ちい》さくなるのです。

頭《あたま》の皮《ひ》ふが健康《けんこう》なじょうたいであれば、フケは目立《めだ》つことはなく、シャンプーすることで自然《しぜん》に取《と》りのぞかれていきます。

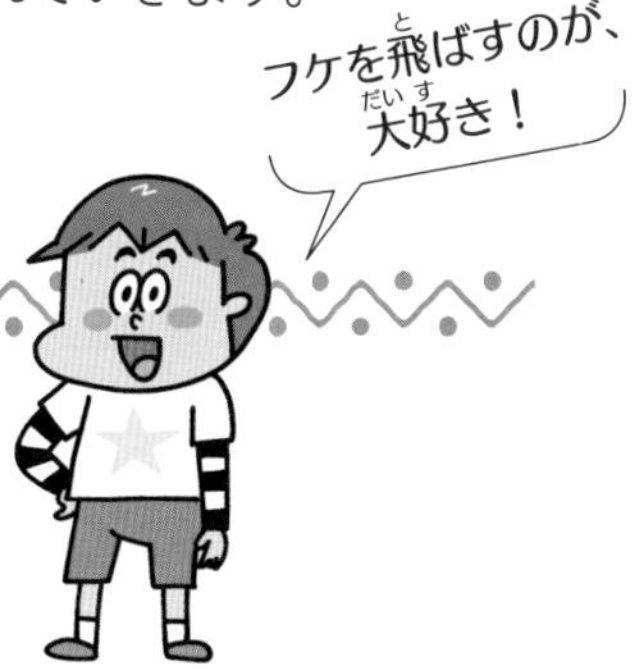

「フケ症《しょう》」ってなに?

週《しゅう》に数回《すうかい》、かみをあらえば、自然《しぜん》に取《と》れていくフケですが、体質《たいしつ》によっては、大量《たいりょう》のフケが発生《はっせい》する人《ひと》もいます。これが「フケ症《しょう》」です。

頭《あたま》の皮《ひ》ふには、その健康《けんこう》を守《まも》るマラセチア菌《きん》という細菌《さいきん》がすみ着《つ》いています。この菌《きん》は、皮脂《ひし》や汗《あせ》を食《た》べて生《い》きているのですが、かみをあらわないでいると、異常《いじょう》にふえて、皮《ひ》ふの表面《ひょうめん》で暴《あば》れまわるようになります。そのけっか、ベトベトした大量《たいりょう》のフケが発生《はっせい》するのです。

かみをあらいすぎても、大量《たいりょう》のフケが発生《はっせい》します。皮脂《ひし》を落《お》としすぎたため、皮《ひ》ふの表《ひょう》面《めん》が乾燥《かんそう》してしまい、それがフケとなってしまうのです。肩《かた》に白《しろ》いフケが大量《たいりょう》に落《お》ちているのは、シャンプーのしすぎかもしれないのです。

●フケ症《しょう》の人《ひと》の頭《あたま》

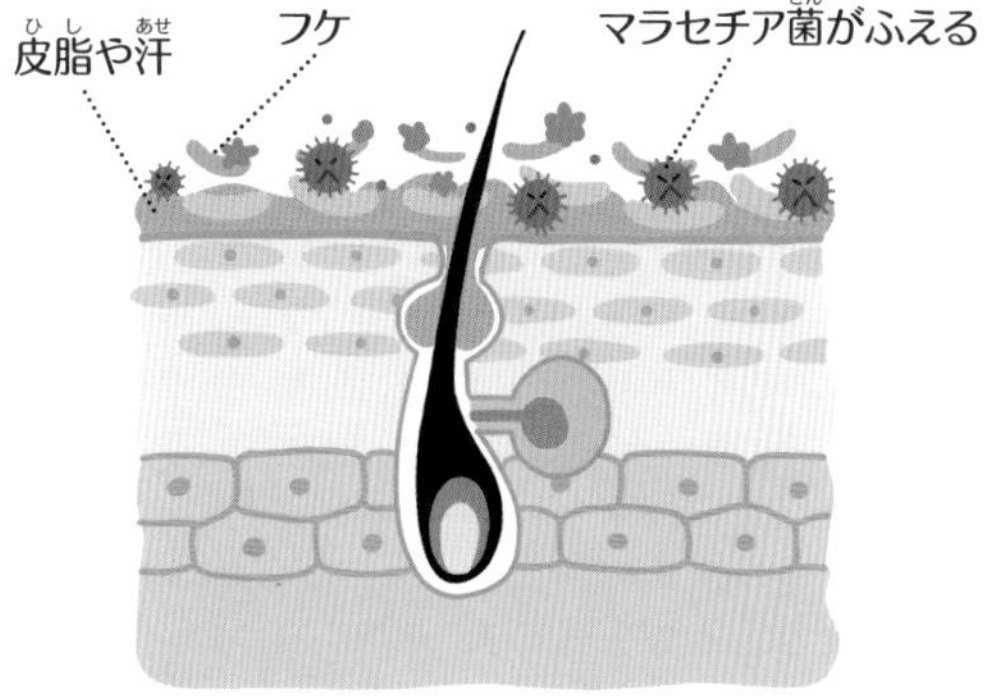

けけけの毛《け》

毛《け》の中《なか》の王者《おうじゃ》・かみの毛《け》
その量《りょう》、なんと10万《まん》本《ぼん》!

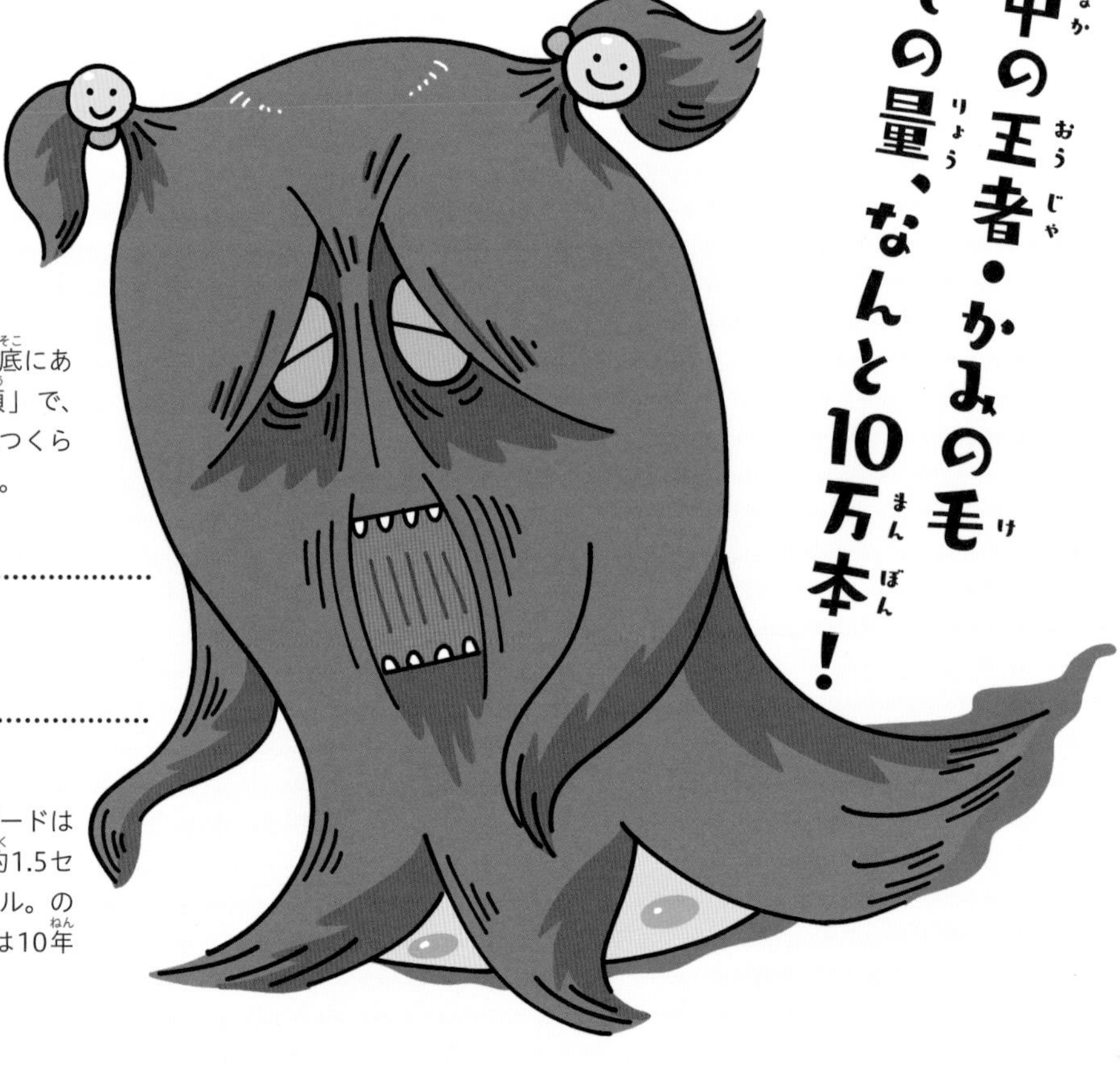

毛《け》あなの奥底《おくそこ》にある「毛乳頭《もうにゅうとう》」で、かみの毛《け》はつくられています。

のびるスピードは1か月《げつ》で約《やく》1.5センチメートル。のびる限界《げんかい》は10年《ねん》です。

出《で》る場所《ばしょ》

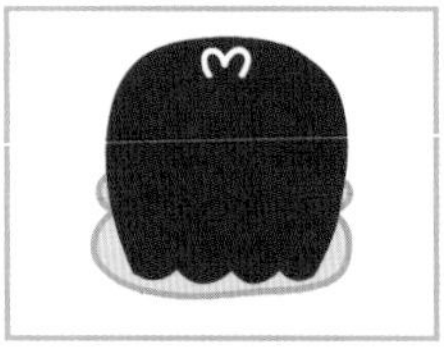

種類《しゅるい》	体毛系《たいもうけい》
出《で》るとき	つねに
おもな成分《せいぶん》	たんぱく質《しつ》

重要度《じゅうようど》 ★★★★★

キタナイ度《ど》 ★☆☆☆☆

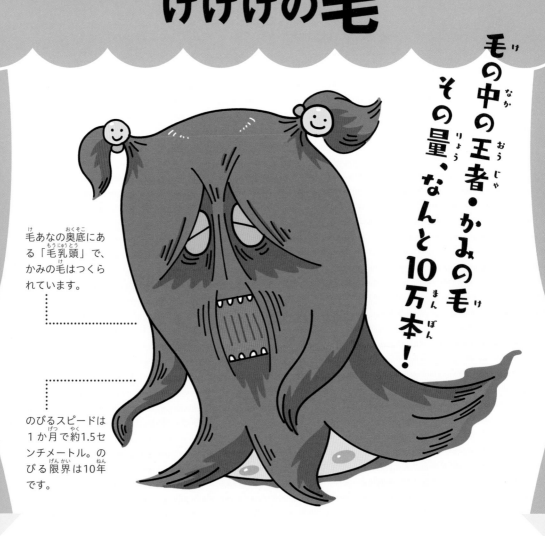

なぜ出《で》るの？

人《ひと》には、さまざまな毛《け》が生《は》えています。その中《なか》で、王様《おうさま》ともいえる存在《そんざい》が、かみの毛《け》です。

かみの毛《け》は、のびる限界《げんかい》もスピードも、ほかの毛《け》を圧倒《あっとう》しています。のびる限界《げんかい》は、ほぼ10年《ねん》です。のびるスピードは１か月《げつ》で約《やく》1.5センチメートルと、まゆ毛《げ》の倍《ばい》。10年《ねん》で、180センチメートルまではのばせるわけです。さらにすごいのが、その量《りょう》です。およそ10万本《まんぼん》！

なぜ、かみの毛《け》は、ほかの毛《け》とちがって、ふさふさで、長《なが》いのでしょうか。

その理由《りゆう》のひとつは、あつさから頭《あたま》を守《まも》るためです。頭《あたま》の中《なか》には脳《のう》がおさめられています。直射日光《ちょくしゃにっこう》をあびると、脳《のう》はぼーっとしてしまいますが、それをかみの毛《け》によって、やわらげているのです。

また、頭《あたま》がケガをするのをふせぐやくわりもあります。かみの毛《け》がクッションになり、頭《あたま》を守《まも》っているのです。

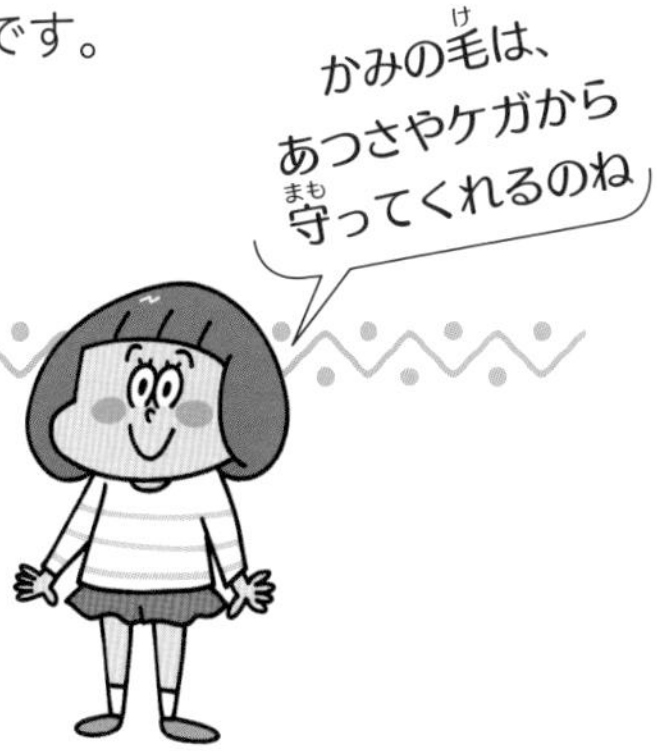
かみの毛《け》は、
あつさやケガから
守《まも》ってくれるのね

どうやってできるの？

かみの毛《け》は、「毛幹《もうかん》」と「毛根《もうこん》」に分《わ》けられます。毛《け》あなから出《で》ていて、かみの毛《け》とよばれる部分《ぶぶん》が、毛幹《もうかん》です。

毛根《もうこん》は、毛《け》あなの奥《おく》にあり、見《み》ることができない部分《ぶぶん》です。いちばん底《そこ》には「毛乳頭《もうにゅうとう》」があり、ここでかみの毛《け》はつくられます。

毛乳頭《もうにゅうとう》の周囲《しゅうい》には「毛母《もうぼ》」とよばれる細胞《さいぼう》が無数《むすう》に集《あつ》まっており、まわりの血管《けっかん》から栄養《えいよう》を吸収《きゅうしゅう》し、それをエネルギーにして、分裂《ぶんれつ》をくりかえしふえていきます。

新《あたら》しくつくられた細胞《さいぼう》が、前《まえ》につくられた細胞《さいぼう》を上《うえ》におし上《あ》げることで、いつしか毛《け》のあなから出《で》てくるのです。これがかみの毛《け》です。そうして10年《ねん》ほどのびつづけるのです。

●かみの毛《け》のしくみ

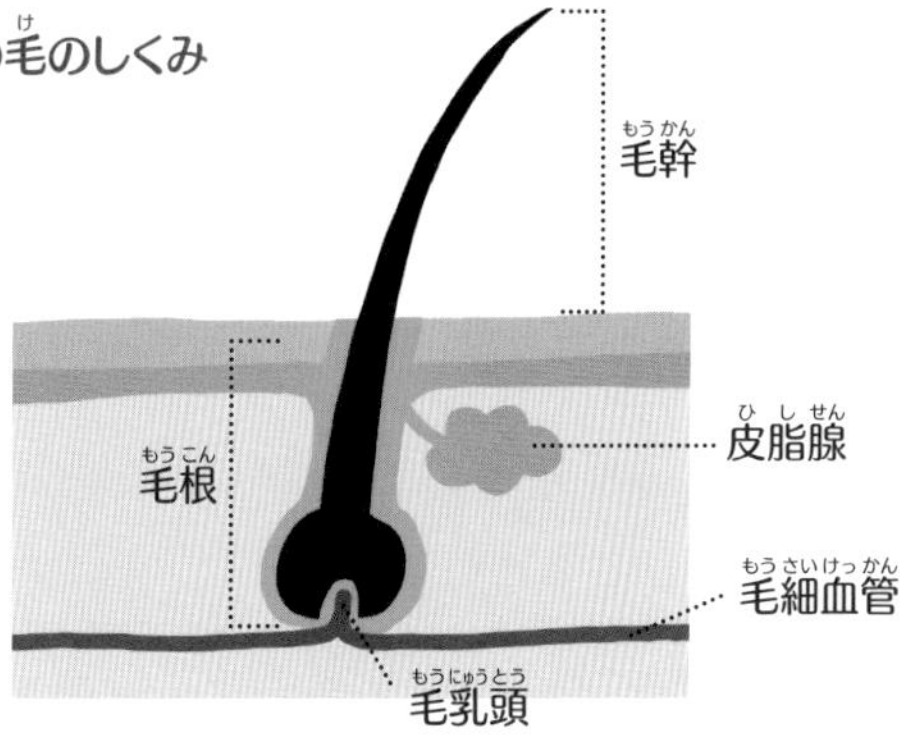
毛幹《もうかん》
皮脂腺《ひしせん》
毛根《もうこん》
毛細血管《もうさいけっかん》
毛乳頭《もうにゅうとう》

コラム

かみの毛《け》のなかま

かみの毛《け》の色《いろ》やかみがたは、人《ひと》によってぜんぜんちがいます。
だいひょう的《てき》なものを紹介《しょうかい》します！

しらが

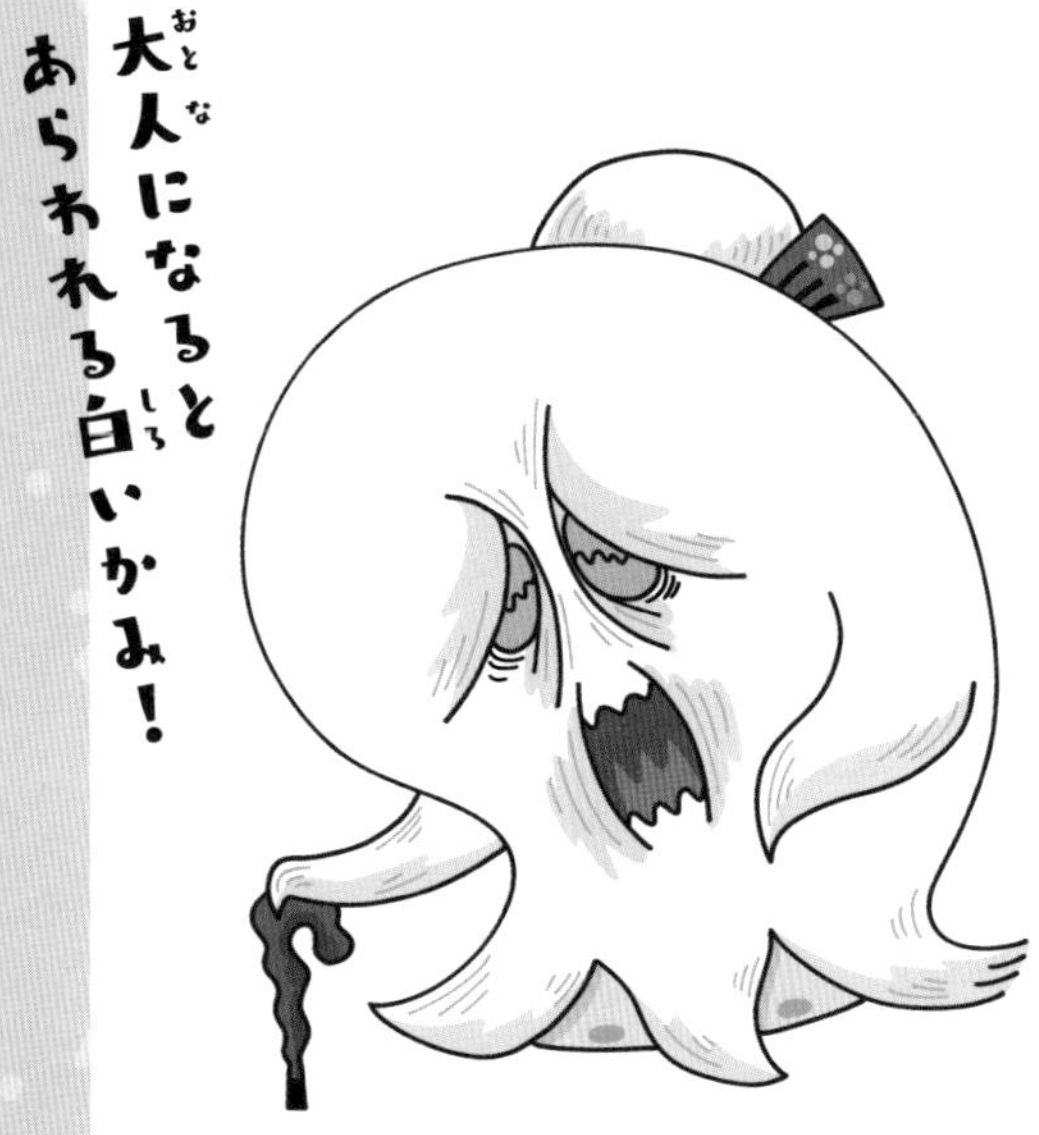
大人《おとな》になると
あらわれる白《しろ》いかみ！

みんなのおとうさんの頭《あたま》をチェックしてみましょう。もしかしたら白《しろ》いかみの毛《け》が生《は》えているかもしれませんよ。

ハゲ

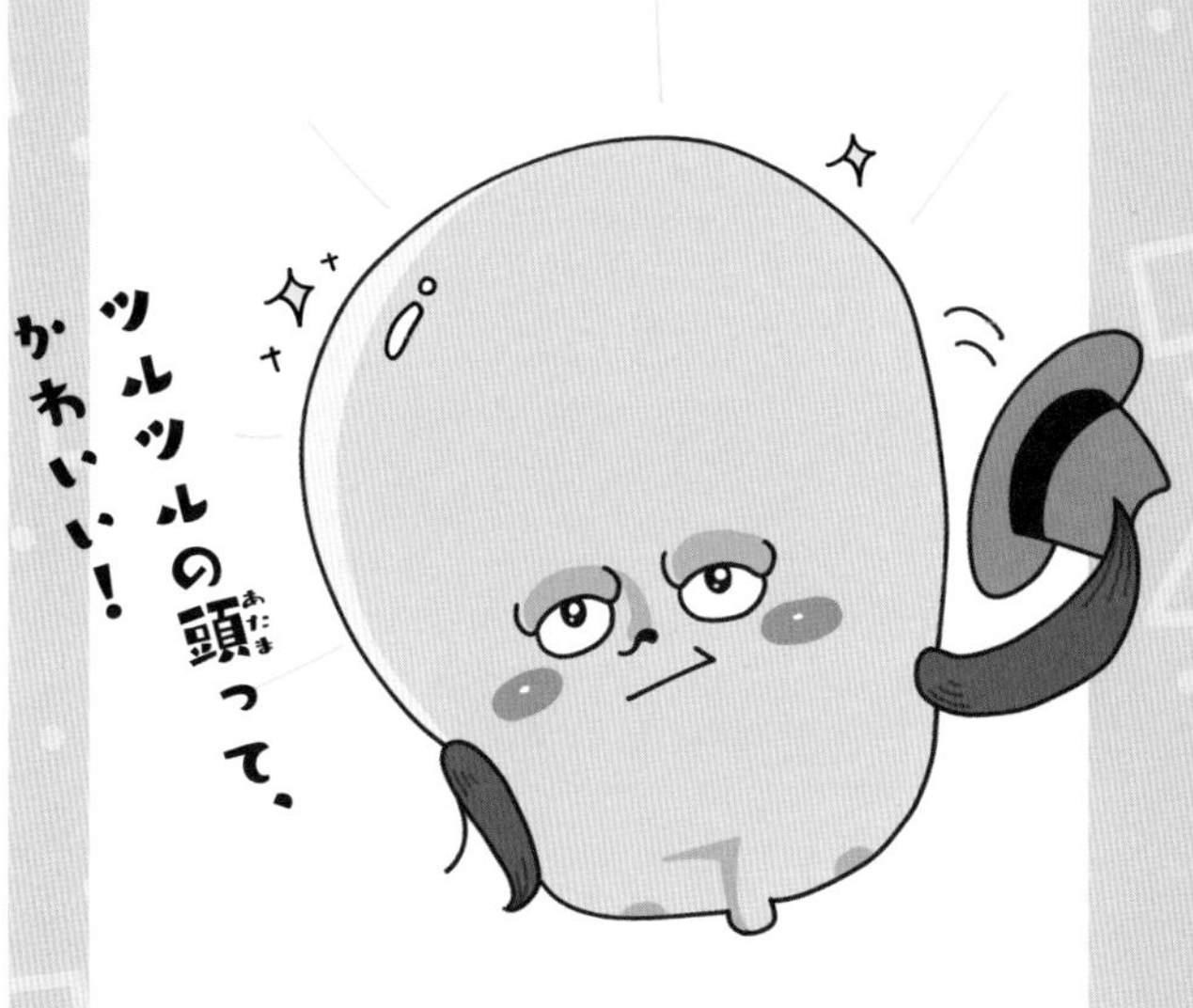
ツルツルの頭《あたま》って、
かわいい！

年《とし》を取《と》ると、かみの毛《け》がなくなって、ハゲになる場合《ばあい》があります。自分《じぶん》からツルツルにする人《ひと》もいます。

ちゃぱつ

かみの毛《け》を、茶色《ちゃいろ》にそめちゃう！

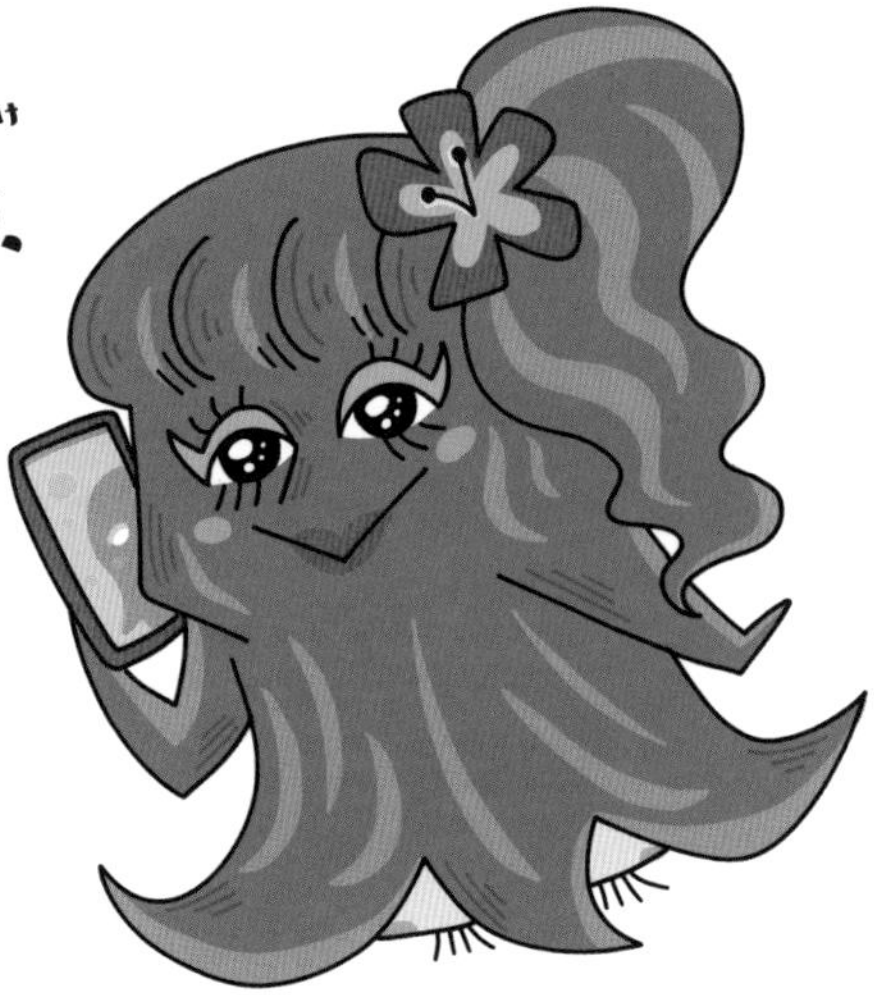

女子高生《じょしこうせい》などわかい人《ひと》は、自分《じぶん》でかみの毛《け》をそめることがあります。そのだいひょう的《てき》な色《いろ》が茶色《ちゃいろ》です！

ドレッドヘア

音楽《おんがく》を演奏《えんそう》する人《ひと》に多《おお》いかみの毛《け》

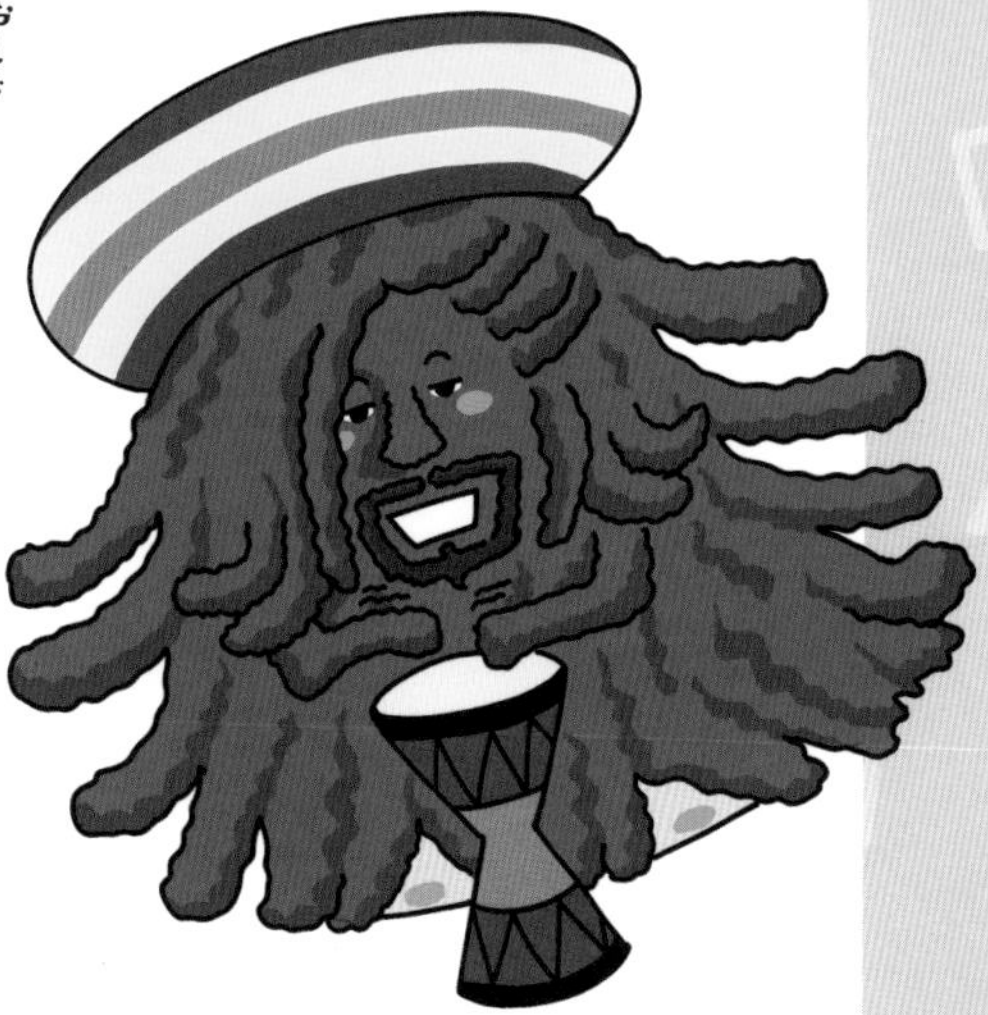

かみの毛《け》がからまり合《あ》ってロープのようなカタチになったものが、ドレッドヘアです。

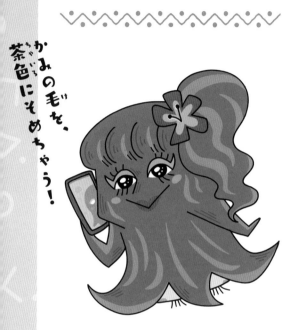

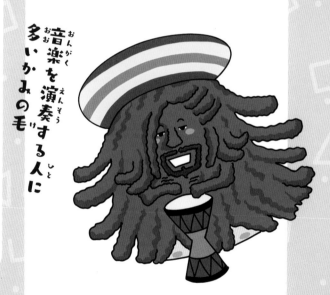

たんこぶー

頭《あたま》を「ゴッツン！」とぶつけると出《で》てくるまるい痛《いた》いやつ！

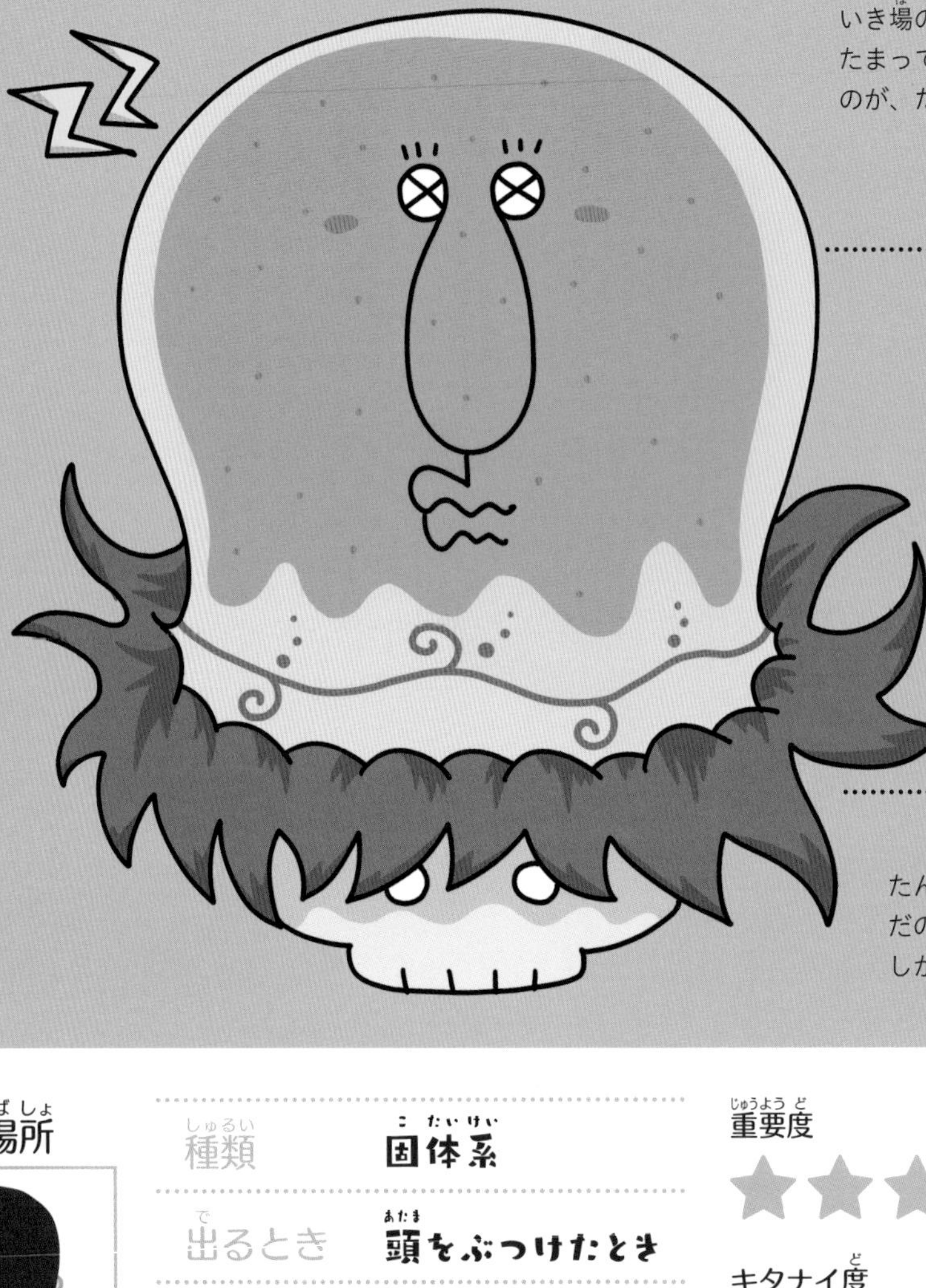

いき場《ば》のない血液《けつえき》がたまって、ふくらむのが、たんこぶです。

たんこぶは、からだの中《なか》では、頭《あたま》にしかできません。

出《で》る場所《ばしょ》

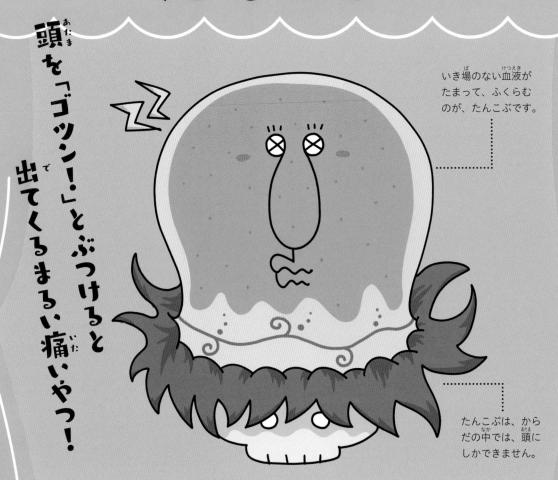

種類《しゅるい》	固体系《こたいけい》
出《で》るとき	頭《あたま》をぶつけたとき
おもな成分《せいぶん》	血液《けつえき》

重要度《じゅうようど》 ★★★☆☆

キタナイ度《ど》 ★☆☆☆☆

なぜ出《で》るの？

頭《あたま》をゴツンとぶつけると、その部分《ぶぶん》がふくらむことがあります。これが「たんこぶ」です。みんなも、できたことがありますよね。では、うでやおしりをぶつけたとき、たんこぶができたことはありますか？　ないですよね。

頭《あたま》やうで、おしりをふくめ、からだの表面《ひょうめん》を強《つよ》くぶつけると、皮《ひ》ふの下《した》にある血管《けっかん》が切《き》れ、血液《けつえき》が出《で》てしまうことがあります。

このとき、からだの表面《ひょうめん》がきずつくと、血《けつ》液《えき》が外《そと》に出《で》ますが、表面《ひょうめん》がふさがっている場《ば》合《あい》は、皮《ひ》ふと骨《ほね》のあいだにある肉《にく》の部分《ぶぶん》にたまります。その部分《ぶぶん》は青《あお》いアザになります。

ところが頭《あたま》は、青《あお》いアザにならずに、たんこぶになります。頭《あたま》の皮《ひ》ふと頭《ず》がい骨《こつ》のあいだにはすきまがないため、血液《けつえき》は外《そと》にふくらみます。これがたんこぶの正体《しょうたい》なのです。

●たんこぶのしくみ

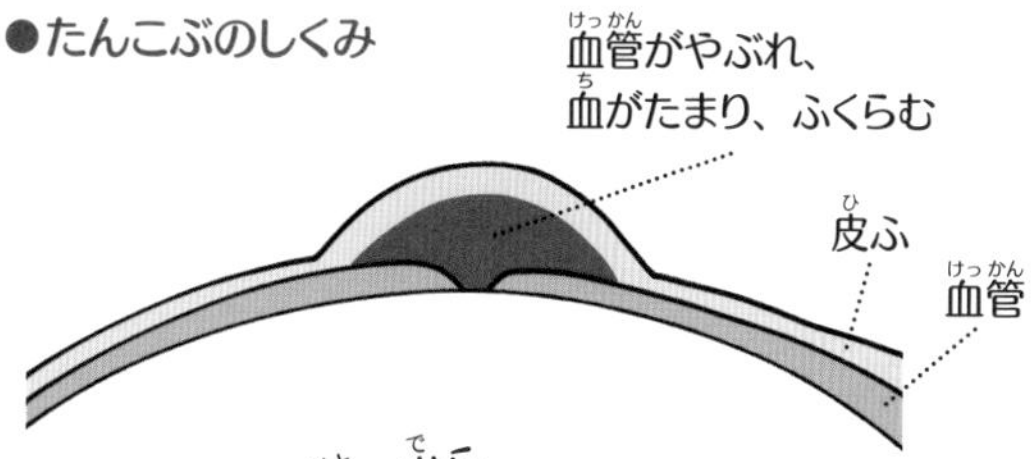

血管《けっかん》がやぶれ、
血《ち》がたまり、ふくらむ
皮《ひ》ふ
血管《けっかん》

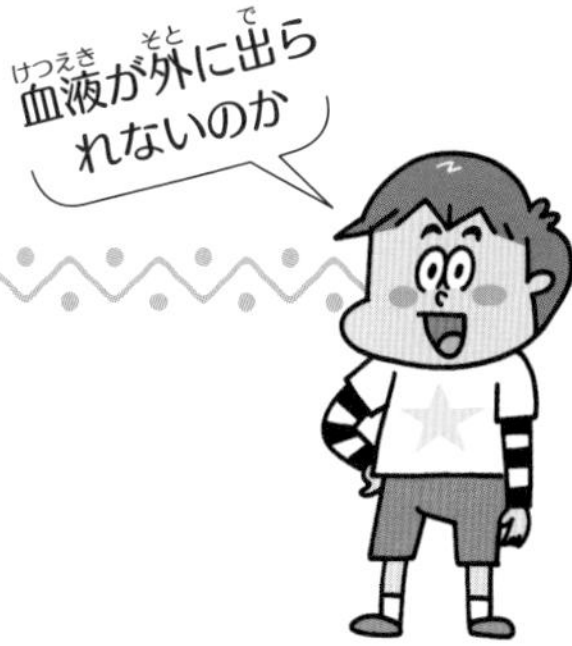

血液《けつえき》が外《そと》に出《で》られないのか

たんこぶはどこにいくの？

たんこぶができると、しばらくは痛《いた》いじょうたいがつづきますが、少《すこ》しずつ痛《いた》みはやわらぎ、たんこぶも小《ちい》さくなり、いつしかきえます。

では、たんこぶのもととなった血液《けつえき》は、どこにいったのでしょうか。血管《けっかん》には「血管《けっかん》の外《そと》に出《で》た血液《けつえき》は、血管《けっかん》でふたたび吸収《きゅうしゅう》する」という特性《とくせい》があり、たんこぶの血液《けつえき》は、血管《けっかん》にもどっていくのです。

たんこぶは、血液《けつえき》が固《かた》まったじょうたいであることが多《おお》く、さわると固《かた》いのですが、ときどき、やわらかいたんこぶもできます。これは血液《けつえき》が固《かた》まりきっていないじょうたいのたんこぶです。

どちらも時間《じかん》がたてばきえるので、それほど心配《しんぱい》することはありません。

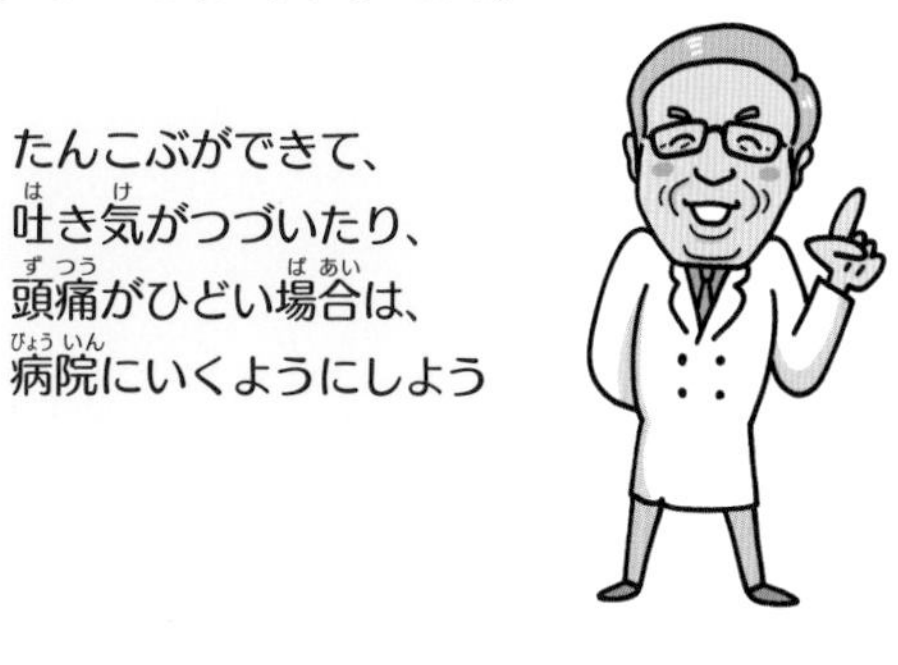

たんこぶができて、
吐《は》き気《け》がつづいたり、
頭痛《ずつう》がひどい場合《ばあい》は、
病院《びょういん》にいくようにしよう

耳《みみ》アカ地蔵《じぞう》

耳《みみ》から出《で》るきらわれモノは人《ひと》をしっかり守《まも》る！

耳《みみ》アカは、殺菌作《さっきんさ》用《よう》があるなど、人《ひと》のからだを守《まも》ってくれています。

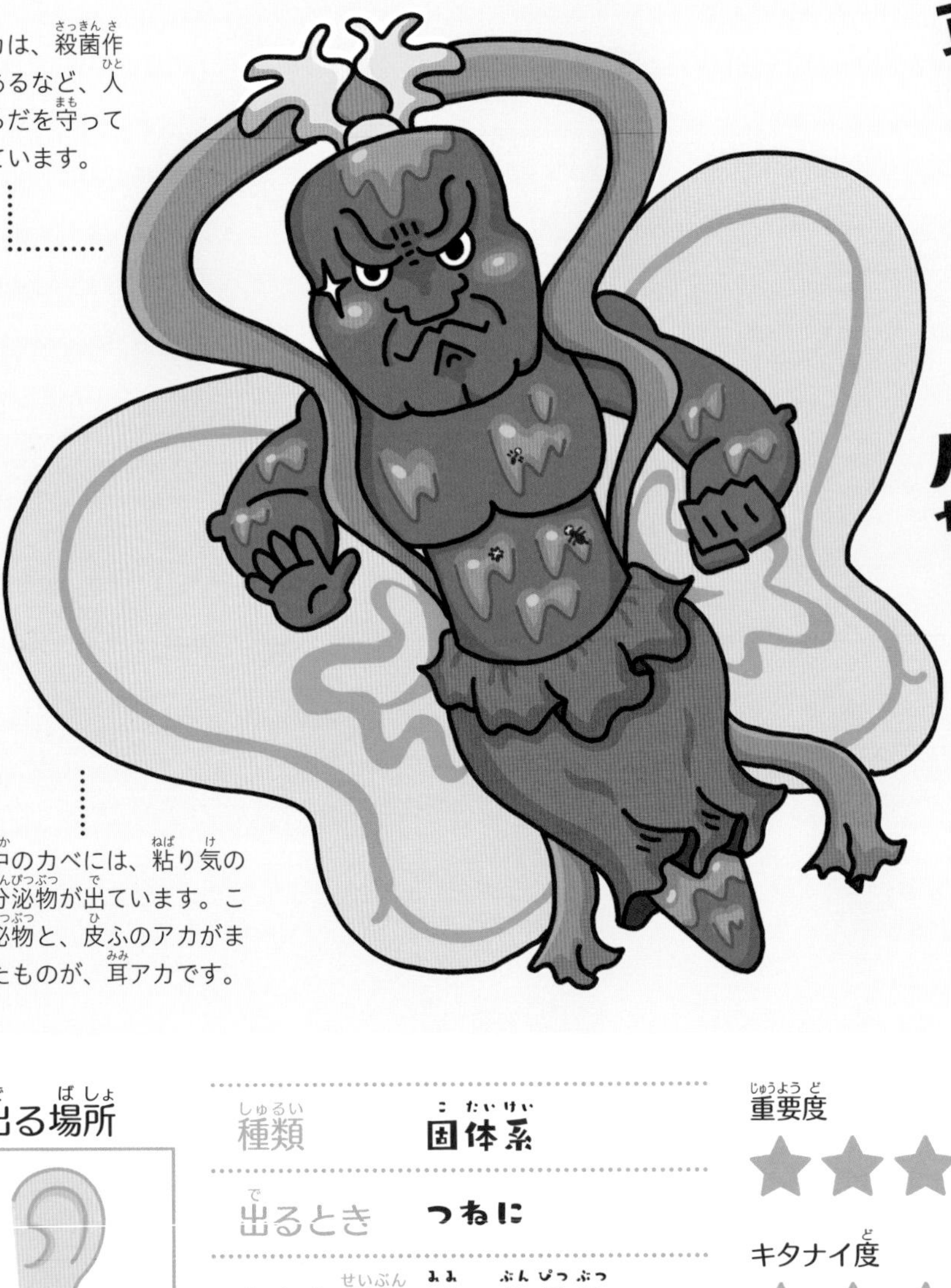

耳《みみ》の中《なか》のカベには、粘《ねば》り気《け》のある分泌物《ぶんぴつぶつ》が出《で》ています。この分泌物《ぶんぴつぶつ》と、皮《ひ》ふのアカがまざったものが、耳《みみ》アカです。

出《で》る場所《ばしょ》

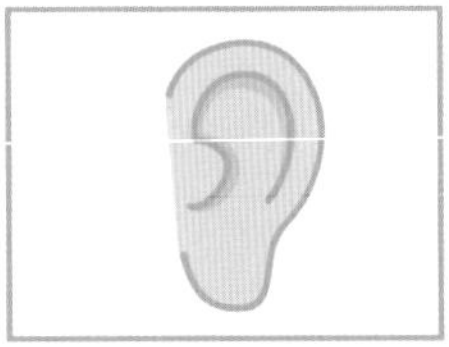

種類《しゅるい》	固体系《こたいけい》
出《で》るとき	つねに
おもな成分《せいぶん》	耳《みみ》の分泌物《ぶんぴつぶつ》

重要度《じゅうようど》 ★★★★★

キタナイ度《ど》 ★★★☆☆

なぜ出《で》るの?

耳《みみ》アカと聞《き》くと、皮《ひ》ふのアカと頭《あたま》のフケとおなじように、皮《ひ》ふの生《う》まれ変《か》わりによって、出《で》ると思《おも》いがちですが、ちょっとちがいます。

耳《みみ》のあなから鼓膜《こまく》まではトンネル状《じょう》になっていて、このカベには、粘《ねば》り気《け》のある分泌物《ぶんぴつぶつ》が出《で》ています。この分泌物《ぶんぴつぶつ》と、皮《ひ》ふのアカがまざったものが、耳《みみ》アカなのです。

耳《みみ》アカは「いらないもの」ではありません。耳《みみ》アカのネバネバは、耳《みみ》のあなの皮《ひ》ふを守《まも》ってくれています。また、殺菌作用《さっきんさよう》もあるのです。

それだけではありません。みんなは、こっそりと耳《みみ》アカを口に入《い》れたことはありませんか？　ある人《ひと》は「苦《にが》かった！」と口《くち》をそろえるはずです。じつは、この苦《にが》みは、虫《むし》などが耳《みみ》の中《なか》に飛《と》び込《こ》んでくるのをふせぐやくわりをはたしているのです。

耳《みみ》アカは、耳《みみ》を守《まも》る大切《たいせつ》な存在《そんざい》なのです。

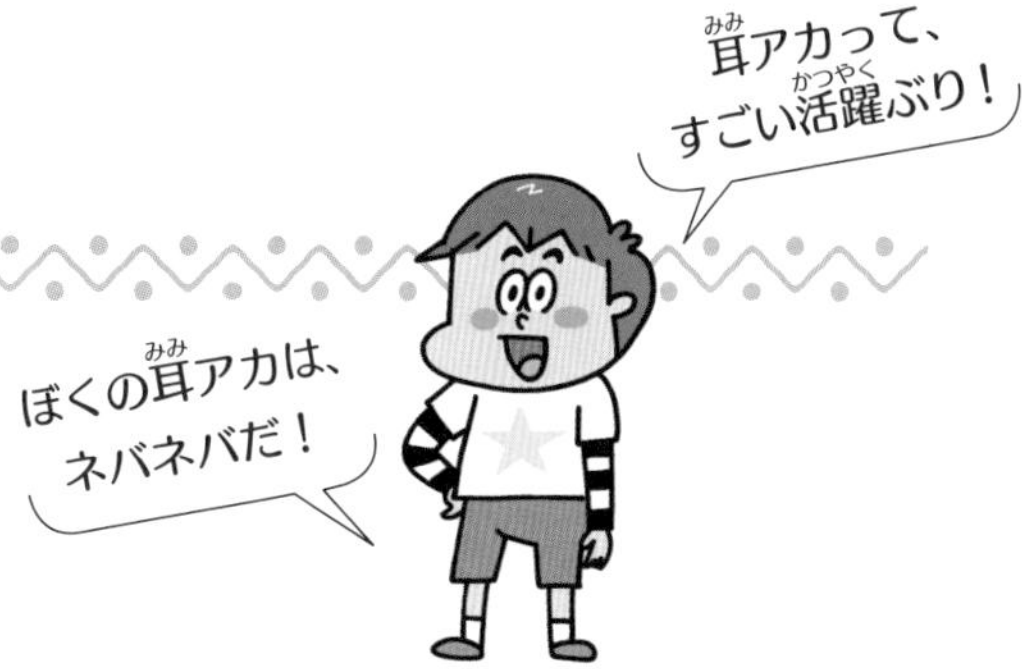
耳《みみ》アカって、すごい活躍《かつやく》ぶり！
ぼくの耳《みみ》アカは、ネバネバだ！

耳《みみ》そうじは、ひつようなの?

耳《みみ》のあなから鼓膜《こまく》までを「外耳道《がいじどう》」といいます。この部分《ぶぶん》は、会話《かいわ》や食事《しょくじ》などのあごをうごかす動作《どうさ》で、ほんの少《すこ》しずつ、外《そと》に向《む》かってうごいています。耳《みみ》アカは、このベルトコンベアにのって、からだの外《そと》へと追《お》い出《だ》されていきます。つまり、耳《みみ》そうじは不要《ふよう》なのです。

しかしながら、ネバネバタイプの耳《みみ》アカの人《ひと》は、耳《みみ》の中《なか》にとどまる可能性《かのうせい》もあるので、そうじをしたほうがよいでしょう。

耳《みみ》アカは、粘《ねば》りのある「ネバ耳《みみ》」の人《ひと》と、コナ状《じょう》の「コナ耳《みみ》」の人《ひと》に分《わ》かれます。これは遺伝《いでん》によって決《き》まるため、ネバ耳《みみ》ならば、一生《いっしょう》そのままです。日本人《にほんじん》の8割以上《わりいじょう》は「コナ耳《みみ》」です。みんなは、どっちでしょうか？

●耳《みみ》アカが外《そと》に出《で》るしくみ

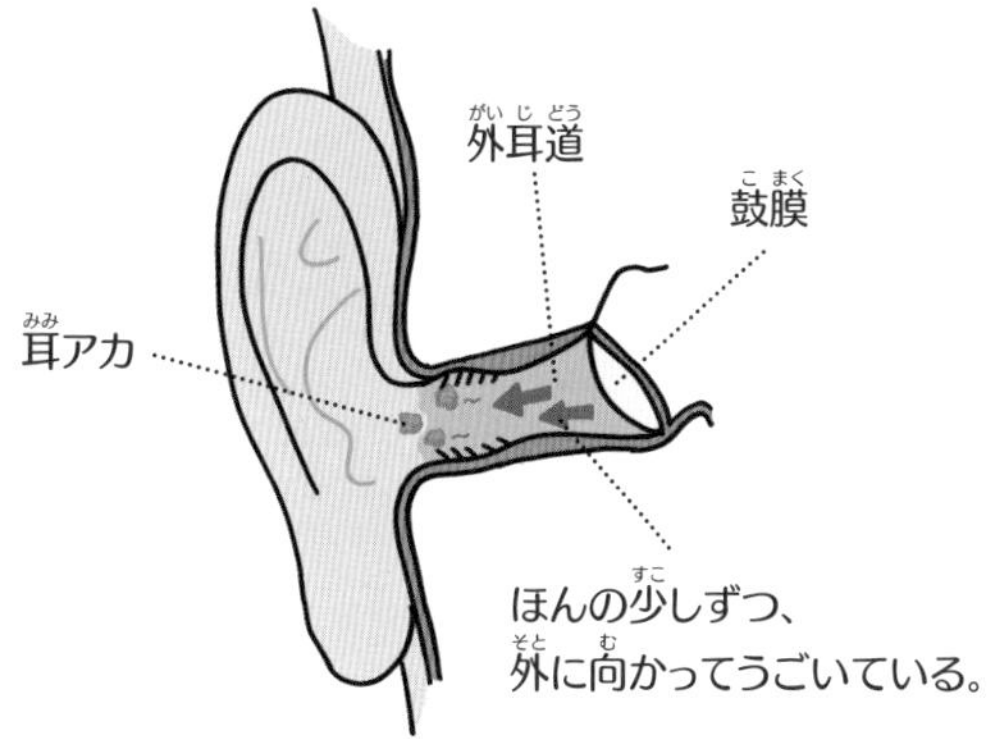
外耳道《がいじどう》
鼓膜《こまく》
耳《みみ》アカ
ほんの少《すこ》しずつ、
外《そと》に向《む》かってうごいている。

にきびチアガール

青春《せいしゅん》のシンボル。だけどメイワクなヤツ！

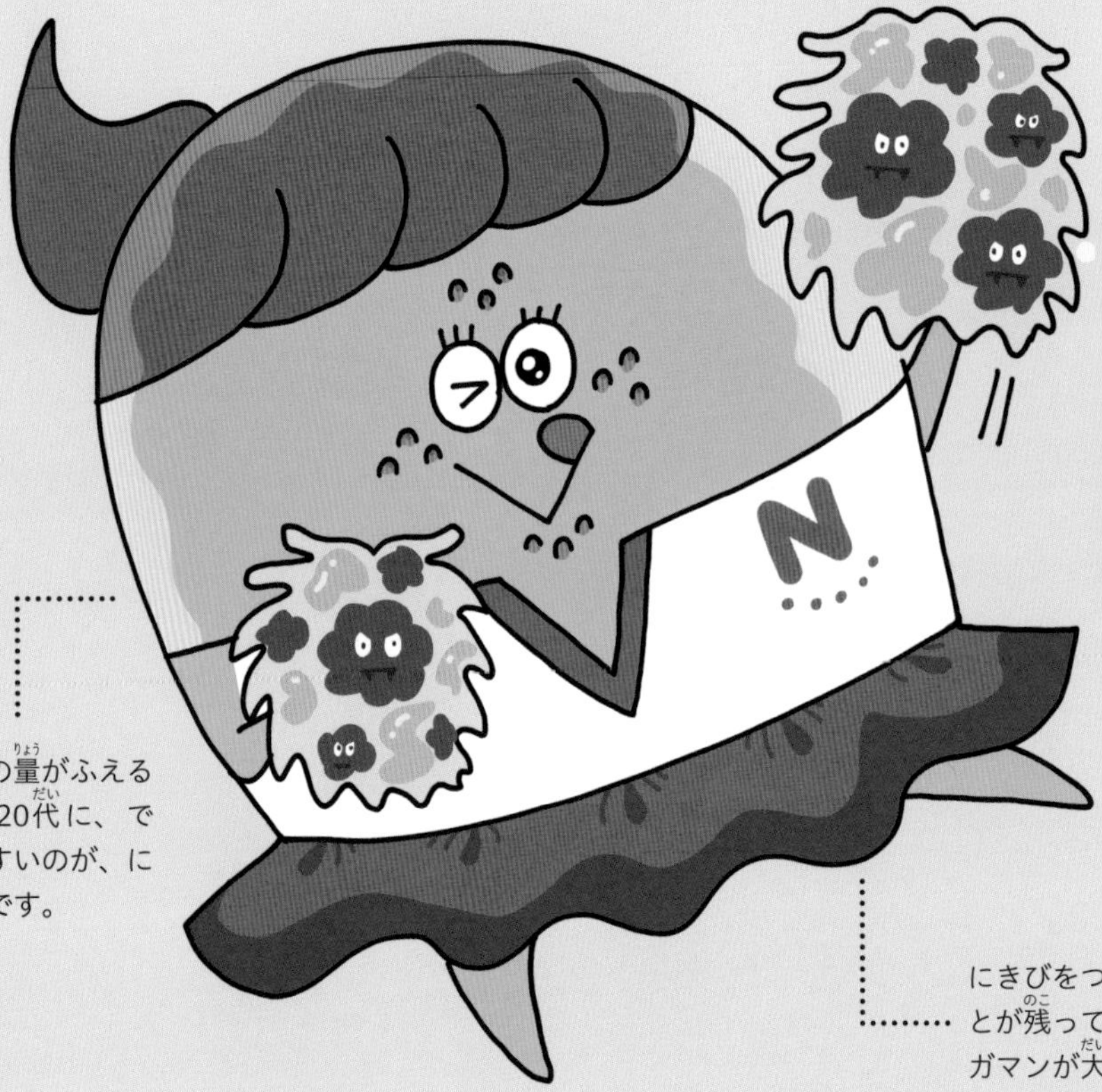

皮脂《ひし》の量《りょう》がふえる10～20代《だい》に、できやすいのが、にきびです。

にきびをつぶすと、あとが残《のこ》ってしまうので、ガマンが大事《だいじ》です。

出《で》る場所《ばしょ》

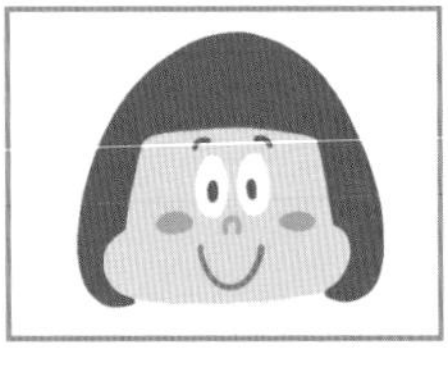

種類《しゅるい》	液体系《えきたいけい》
出《で》るとき	つねに
おもな成分《せいぶん》	皮脂《ひし》、アクネ菌《きん》

重要度《じゅうようど》 ★★☆☆☆

キタナイ度《ど》 ★★★☆☆

なぜ出《で》るの?

人《ひと》の毛《け》あなから出《で》るのは「毛《け》」だけではありません。毛《け》あなの近《ちか》くには「皮脂腺《ひしせん》」があり、「皮脂《ひし》」とよばれる油《あぶら》がつくられ、皮《ひ》ふの表面《ひょうめん》ににじみ出《で》て、毛《け》の表面《ひょうめん》を乾燥《かんそう》から守《まも》っています。

また、皮《ひ》ふには「アクネ菌《きん》」という無害《むがい》な細菌《さいきん》がいて、皮脂《ひし》を食《た》べながら、皮《ひ》ふ病《びょう》のもととなる菌《きん》などをやっつけています。

このように皮脂《ひし》やアクネ菌《きん》などで、皮《ひ》ふの健康《けんこう》は保《たも》たれていますが、皮脂《ひし》の量《りょう》がふえすぎると、肌《はだ》のトラブルを生《う》むようになります。

皮脂《ひし》の量《りょう》は10～20代《だい》がもっとも多《おお》くなります。皮脂《ひし》の量《りょう》がふえすぎると、皮脂《ひし》は毛《け》あなにまで入《はい》り込《こ》み、皮《ひ》ふやアクネ菌《きん》とまざり、毛《け》あなはつまり、ふさがります。その中《なか》では、アクネ菌《きん》が過剰《かじょう》にふえて、白《しろ》い盛《も》り上《あ》がりを見《み》せるようになります。これが「にきび」です。

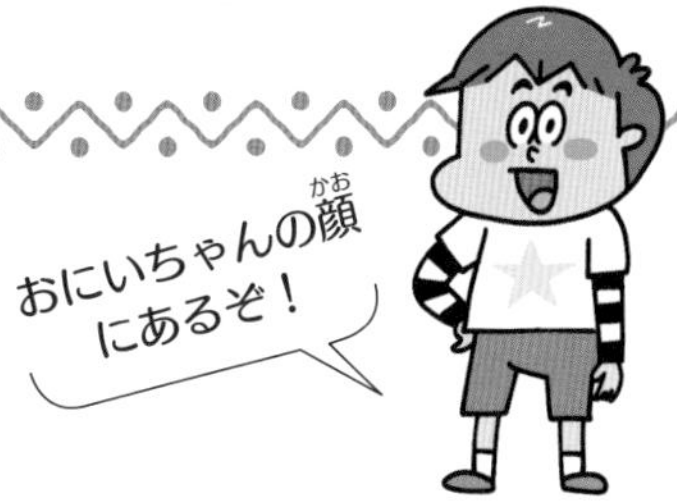
おにいちゃんの顔《かお》
にあるぞ！

どんな種《しゅ》類《るい》があるの?

にきびの最初《さいしょ》の段階《だんかい》は、毛《け》あなの中《なか》のまざったものが白《しろ》く透《す》けてみえる「白《しろ》にきび」です。このじょうたいでは、毛《け》あなはふさがっています。その後《ご》、毛《け》あながひらくと、皮脂《ひし》は空《くう》気《き》にふれて、黒《くろ》くなります。これが「黒《くろ》にきび」です。

このふたつのにきびは、洗顔《せんがん》をしっかりすれば自然《しぜん》になおります。しかし、つぶすとたいへんなことになります。きず口から細菌《さいきん》が入《はい》ることで、白血球《はっけっきゅう》がかけつけて、細菌《さいきん》を攻《こう》撃《げき》し、赤《あか》くはれあがるからです。これが「赤《あか》にきび」です。あとが残《のこ》る可能性《かのうせい》が高《たか》くなります。

にきびができると、人《ひと》は「つぶしたい！」気《き》もちになります。でも、ガマンです！

●にきびの種類《しゅるい》

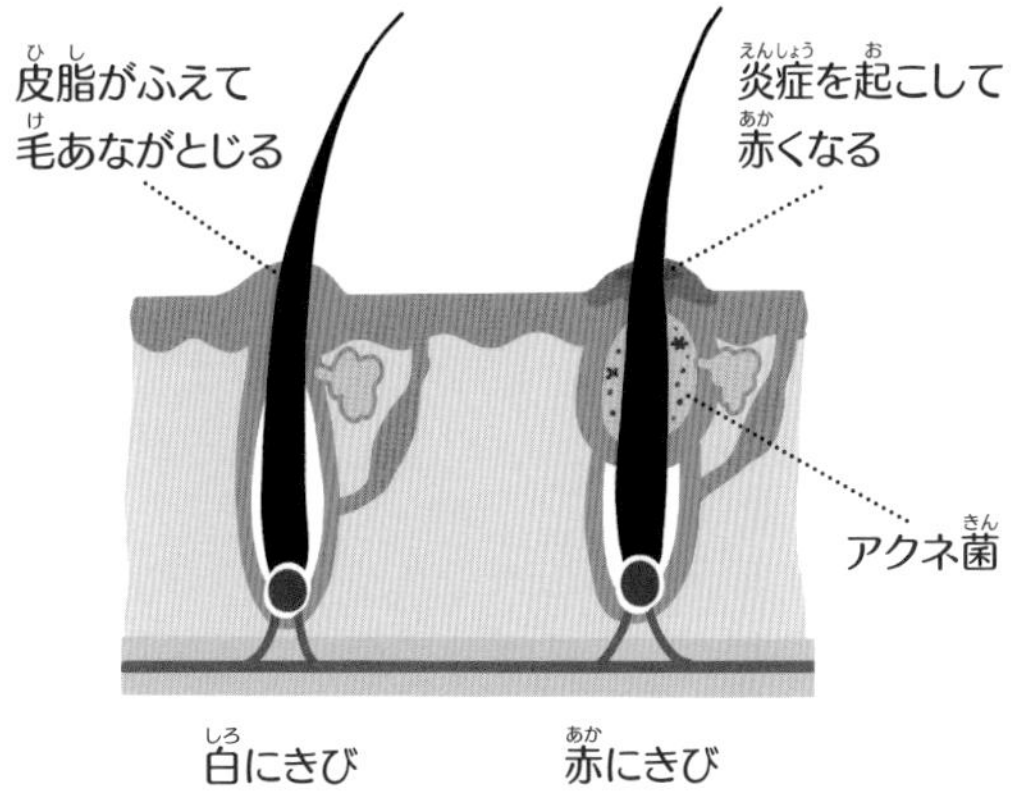
皮脂《ひし》がふえて
毛《け》あながとじる
炎症《えんしょう》を起《お》こして
赤《あか》くなる
アクネ菌《きん》
白《しろ》にきび
赤《あか》にきび

みずむしカユカユ

ジメジメしている場所《ばしょ》にあらわれる「むし」

カビの一種《いっしゅ》である「白癬菌《はくせんきん》」が、皮《ひ》ふの角質層《かくしつそう》にふえると、みずむしが出《で》ます。

みずむしは、からだのジメジメした部分《ぶぶん》であれば、どこにもで出《で》ます。

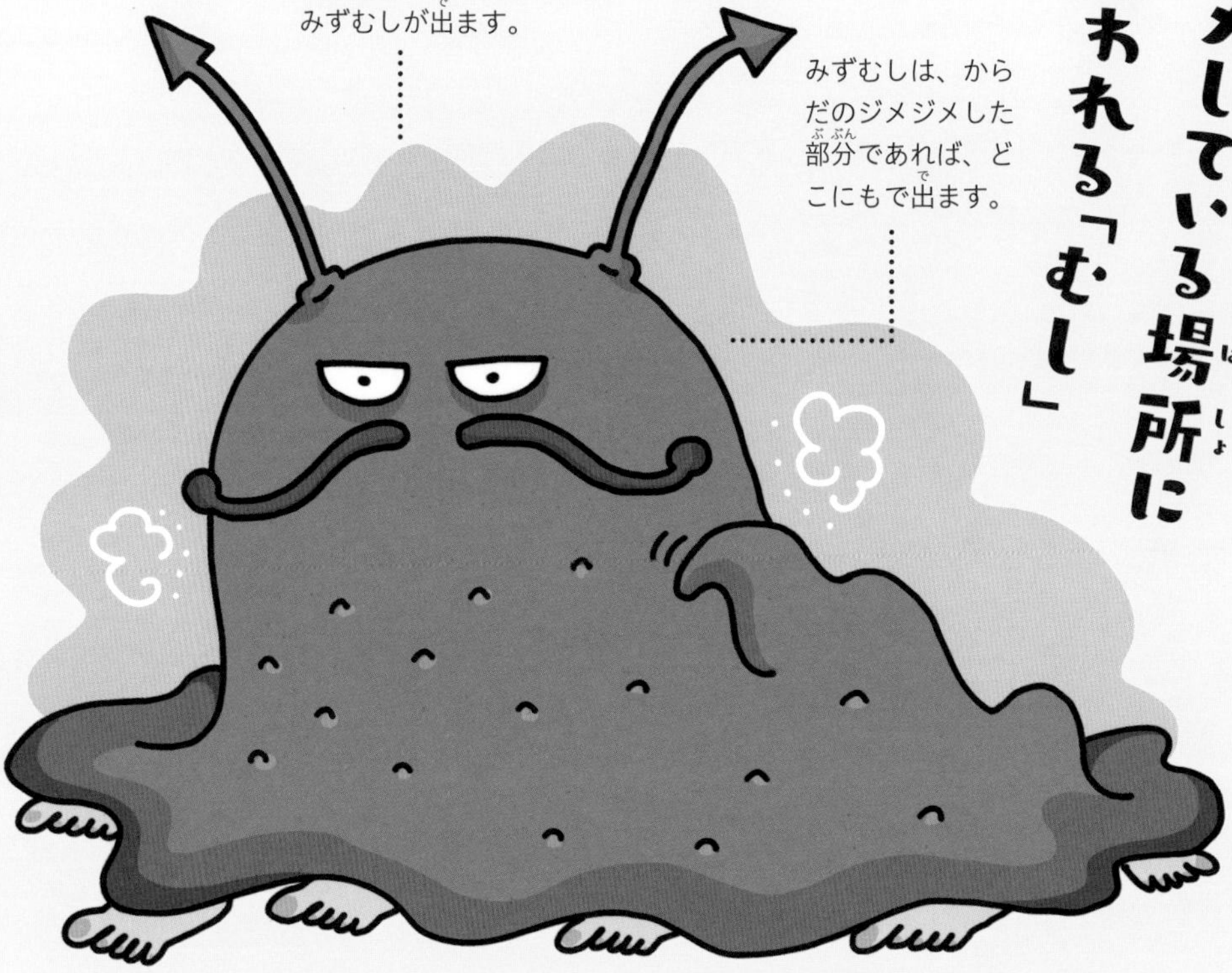

出《で》る場所《ばしょ》			
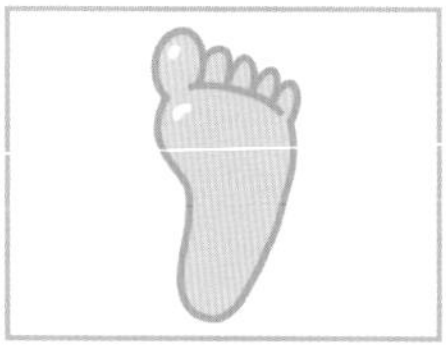	種類《しゅるい》	固体系《こたいけい》	重要度《じゅうようど》 ★☆☆☆☆
	出《で》るとき	ジメジメ時《じ》	キタナイ度《ど》 ★★★★★
	おもな成分《せいぶん》	カビ	

なぜ出《で》るの?

足《あし》の指《ゆび》と指《ゆび》のあいだに、小《ちい》さなみずぶくれのようなものができることがあります。これが「みずむし」です。

みずむしといっても、自然界《しぜんかい》にいる「虫《むし》」がわるさをしているわけではありません。みずむしは、カビの一種《いっしゅ》である「白癬菌《はくせんきん》」が、皮《ひ》ふの角質層《かくしつそう》にふえたことで起《お》こる、皮《ひ》ふの病気《びょうき》です。

カビは、しめったジメジメしたところが大《だい》好《す》きです。足《あし》はくつ下《した》やクツをはくため、その中《なか》は、いつもジメジメしています。そのため、みずむしができやすいのです。

ところで、なぜみずむしという名前《なまえ》なのでしょうか。江戸時代《えどじだい》、農民《のうみん》が田《た》んぼの水《みず》の中《なか》で作業《さぎょう》をしていると、足《あし》に水《みず》ぶくれができることが多《おお》く、田《た》んぼの中《なか》の「虫《むし》」のしわざだと考《かんが》えられていたからなのです。だから、みずむしなのです。

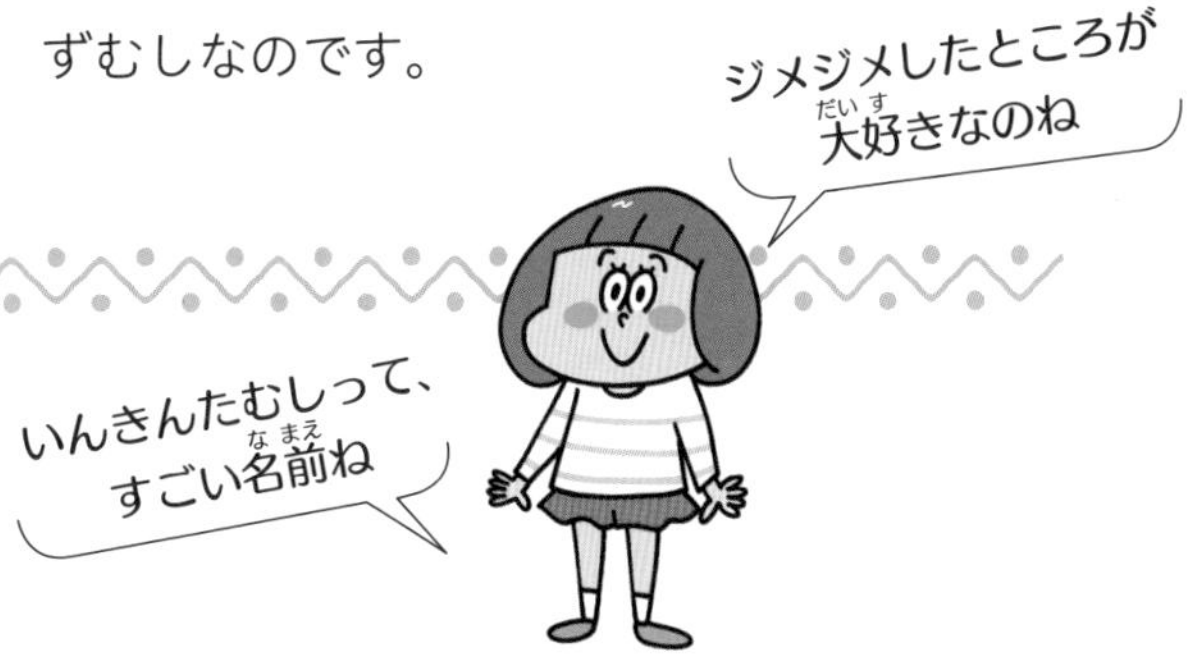
ジメジメしたところが
大好《だいす》きなのね
いんきんたむしって、
すごい名前《なまえ》ね

足以《い》外《がい》にも出《で》るの?

みずむしは、足《あし》の指《ゆび》と指《ゆび》のあいだにだけできるわけではありません。からだのジメジメした部分《ぶぶん》であれば、どこにでもできる可能性《かのうせい》があります。とくに、脇《わき》の下《した》、頭《あたま》、太《ふと》ももの内《うち》がわは、出《で》やすい場所《ばしょ》です。

ユニークなのは、出《で》る場所《ばしょ》がちがうと、名前《なまえ》も変《か》わるという点《てん》です。太《ふと》ももの内《うち》がわに出《で》るのは「いんきんたむし」といいます。いんきんたむしは、みずむしと症状《しょうじょう》もちがって、赤《あか》い斑点《はんてん》があらわれる特徴《とくちょう》があります。

みずむしと、そのなかまたちは、つゆから夏《なつ》にかけてのしめった季節《きせつ》が大好《だいす》きです。ふだんから、からだを清潔《せいけつ》にしておきましょう。

●みずむしのなかまたち

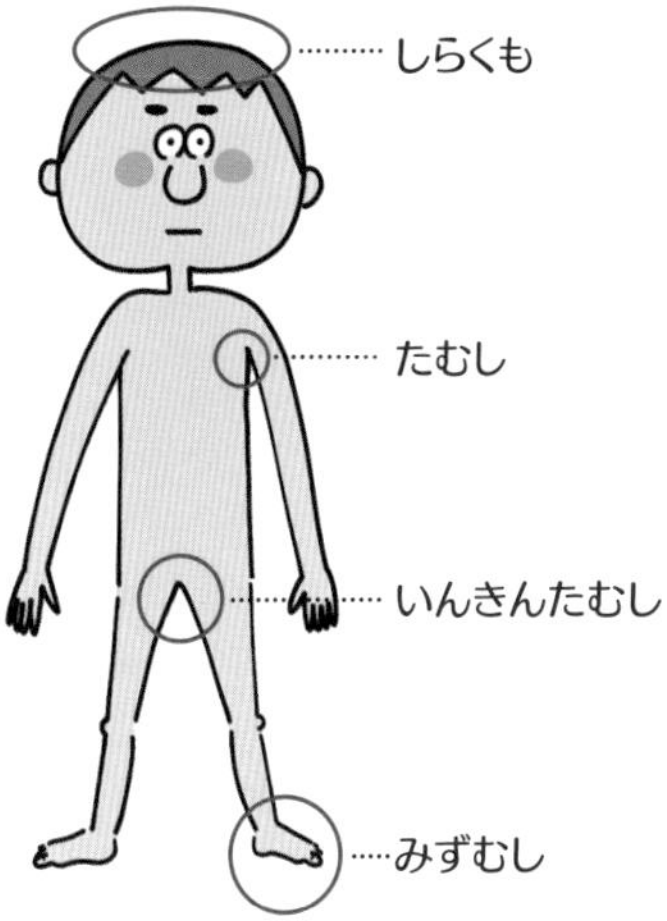
しらくも
たむし
いんきんたむし
みずむし

えくぼっくり

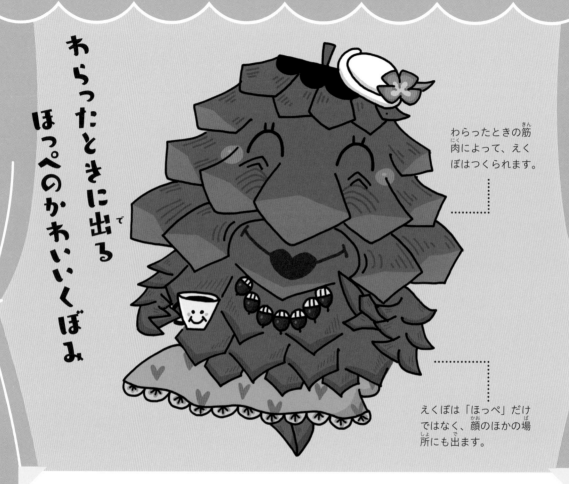

わらったときに出《で》る
ほっぺのかわいいくぼみ

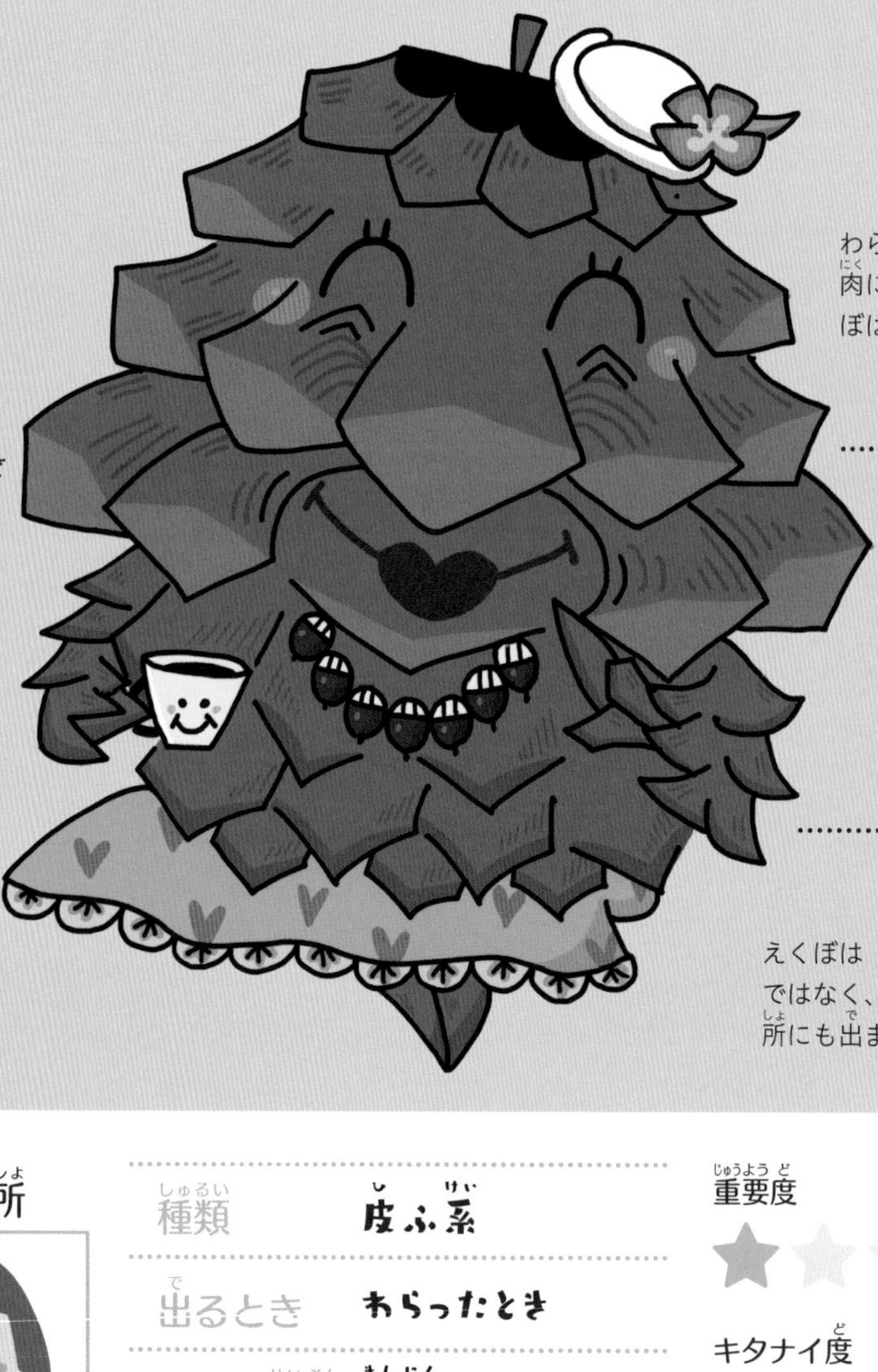

わらったときの筋《きん》肉《にく》によって、えくぼはつくられます。

えくぼは「ほっぺ」だけではなく、顔《かお》のほかの場《ば》所《しょ》にも出《で》ます。

出《で》る場《ば》所《しょ》

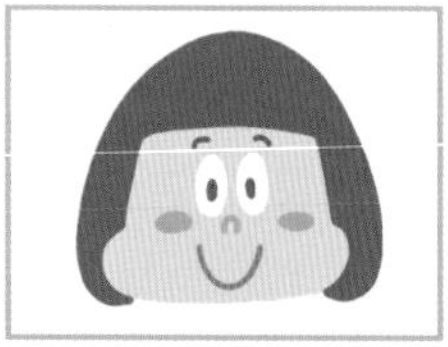

種類《しゅるい》	皮《ひ》ふ系《けい》
出《で》るとき	わらったとき
おもな成分《せいぶん》	筋肉《きんにく》

重要度《じゅうようど》

★☆☆☆☆

キタナイ度《ど》

☆☆☆☆☆

なぜ出《で》るの?

赤《あか》ちゃんや子《こ》どもがわらうと、ほっぺに小《ちい》さなくぼみができることがあります。これが「えくぼ」です。

からだの筋肉《きんにく》は、骨《ほね》から骨《ほね》へとつながっていますが、顔《かお》の筋肉《きんにく》（表情筋《ひょうじょうきん》）は、その一部《いちぶ》が顔《かお》の皮《ひ》ふとつながっています。

わらったりするとき、表情《ひょうじょう》が変《か》わるのは、表情筋《ひょうじょうきん》とともに顔《かお》の皮《ひ》ふもうごくからです。表情筋《ひょうじょうきん》の数《すう》は、40種類《しゅるい》以上《いじょう》ありますが、わらい顔《がお》は、この中《なか》の何種類《なんしゅるい》かの筋肉《きんにく》によって生《う》まれます。この中《なか》の「大頬骨筋《だいきょうこつきん》」と「笑筋《しょうきん》」によって、えくぼはつくられるといわれています。

笑筋《しょうきん》は、口《くち》の両脇《りょうわき》にある横長《よこなが》の表情筋《ひょうじょうきん》で、大頬骨筋《だいきょうこつきん》は、口《くち》の両脇《りょうわき》からほおに向《む》かってある表情筋《ひょうじょうきん》です。わらうと、これらの筋肉《きんにく》がうごき、そのあいだにすきまができ、皮《ひ》ふがひっぱられ、小《ちい》さくくぼむのです。

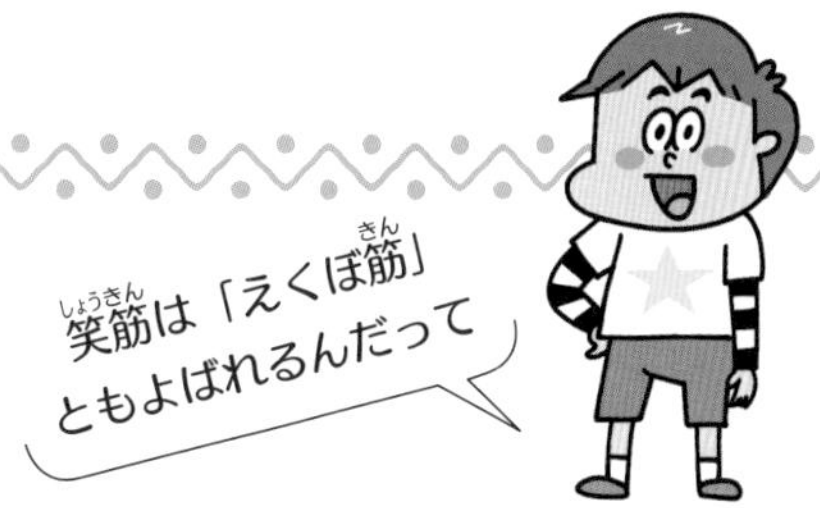
笑筋《しょうきん》は「えくぼ筋《きん》」
ともよばれるんだって

ほっぺ以《い》外《がい》でも出《で》るの?

えくぼは「ほっぺ」にだけ、出《で》るわけではありません。顔《かお》のほかの部分《ぶぶん》にも、いくつか出《で》る場所《ばしょ》があります。

そのひとつが、目《め》の下《した》とほおの上《うえ》に、横向《よこむ》きにあさく出《で》るえくぼです。インディアン（アメリカの先住民《せんじゅうみん》）がするメイクに似《に》ているため、「インディアンえくぼ」ともよばれています。表情筋《ひょうじょうきん》のうち、眼角筋《がんかくきん》と大頬骨筋《だいきょうこつきん》、小《しょう》頬骨筋《きょうこつきん》によってつくられているといわれています。

ほかにも、口《くち》の両脇《りょうわき》のすぐ横《よこ》に出《で》るえくぼや、ほっぺに縦長《たてなが》に出《で》るえくぼもあります。

えくぼがでやすいのは、皮《ひ》ふの下《した》に、脂肪《しぼう》が多《おお》く、やわらかい人《ひと》です。みんなは、どんなえくぼが出《で》るかな？

●えくぼの種類《しゅるい》

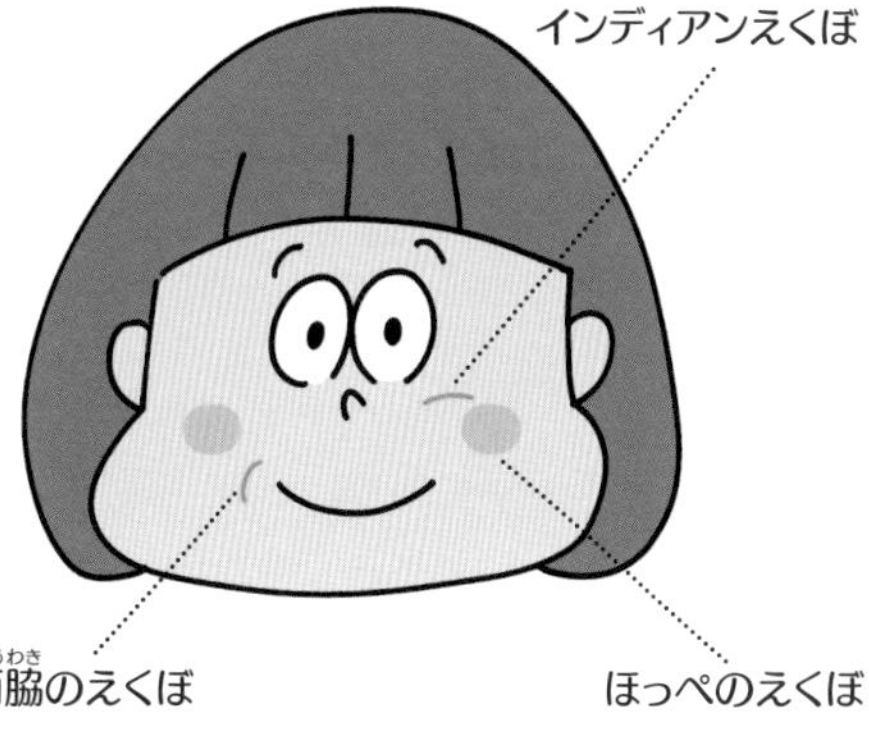
インディアンえくぼ
口《くち》の両脇《りょうわき》のえくぼ
ほっぺのえくぼ

つめマモル

あるいたり、ものをつかむ指《ゆび》先《さき》の固《かた》い物体《ぶったい》！

固《かた》いつめは、骨《ほね》の一《いち》部《ぶ》からできているのではなく、皮《ひ》ふからできています。

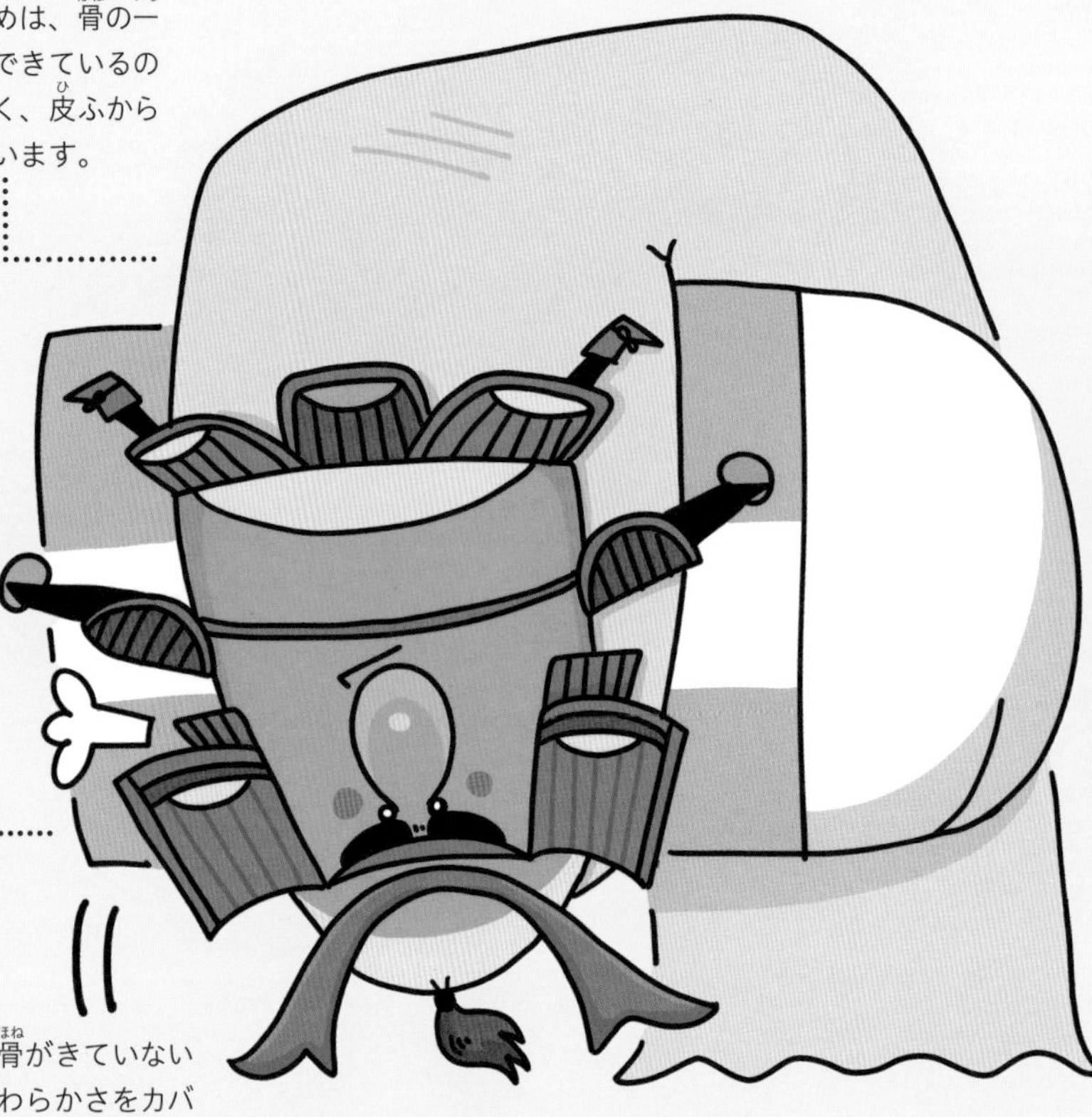

先《さき》まで骨《ほね》がきていない指《ゆび》のやわらかさをカバーするのが、つめです。

出《で》る場所《ばしょ》

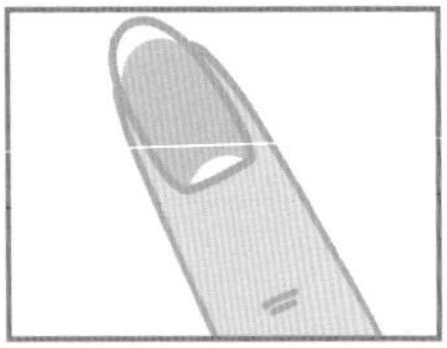

種類《しゅるい》	皮《ひ》ふ系《けい》
出《で》るとき	つねに
おもな成分《せいぶん》	皮《ひ》ふ

重要度《じゅうようど》
★★★★★

キタナイ度《ど》
☆☆☆☆☆

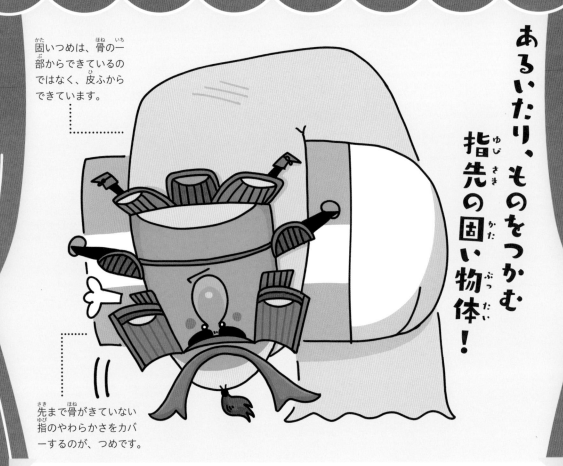

なぜ出《で》るの?

指先《ゆびさき》は、とてもやわらかくできています。指先《ゆびさき》ぎりぎりまで骨《ほね》があると、骨《ほね》がきずついてしまうため、先《さき》っぽまでは骨《ほね》がきていないのです。

しかしこれでは、やわらかすぎて、うまくモノをつかんだり、ひっぱったりできません。

そこで大《おお》きなやくわりをはたすのが、つめです。つめがささえになることで、指《ゆび》のやわらかさをカバーしているのです。

また、かゆいところをかくときなどは、つめ自体《じたい》が大活躍《だいかつやく》します。蚊《か》に刺《さ》されてふくらんだところにバッテンをつけるのも、つめがあるからこそです。

足《あし》のつめも、立《た》ったりあるいたりするときに欠《か》かせない存在《そんざい》です。あるくときには、つめが足《あし》の指先《ゆびさき》をささえて、けり出《だ》す力《ちから》をつくり出《だ》しています。みんながふつうに日常生活《にちじょうせいかつ》をすごせているのは、つめが出《で》ているからなのです。

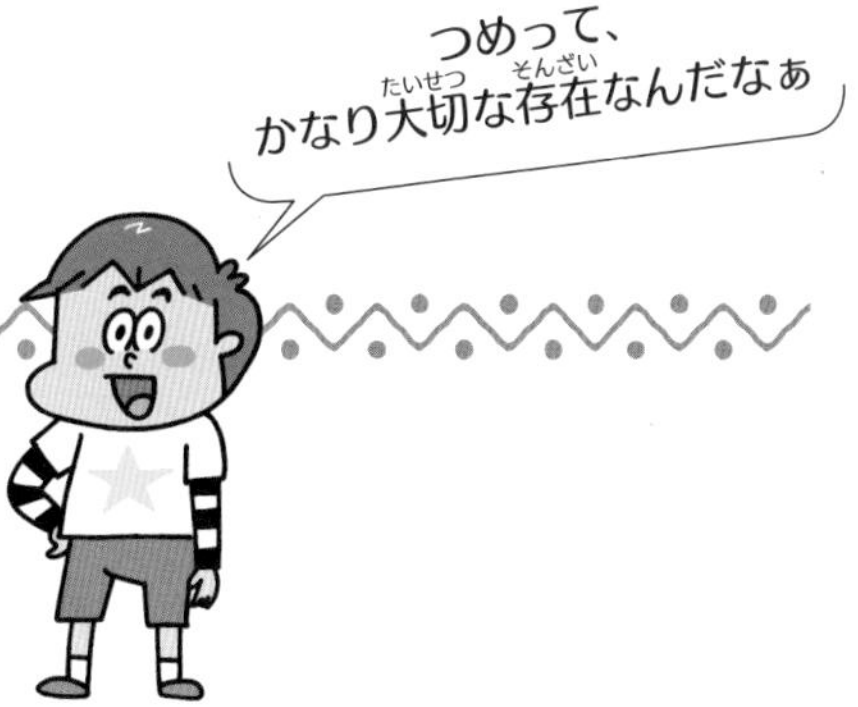
つめって、かなり大切《たいせつ》な存在《そんざい》なんだなぁ

なぜのびるの?

つめは固《かた》いため、骨《ほね》の一部《いちぶ》だと思《おも》うかもしれませんが、じつは、皮《ひ》ふからできています。皮《ひ》ふのいちばん外《そと》がわは、角質層《かくしつそう》ですが(→23ページ)、この部分《ぶぶん》が固《かた》くなってできるのが、つめなのです。角質層《かくしつそう》の細胞《さいぼう》は死《し》んでいるため、痛《いた》さを感《かん》じることはありません。つめを切《き》っても、痛《いた》くないのは、このためです。

皮《ひ》ふは、つねに内《うち》がわから新《あたら》しい細胞《さいぼう》がつくられ、それが上《うえ》へ上《うえ》へとおし上《あ》げられ、最終的《しゅうてき》にアカとなりますが、つめもいっしょです。だから、毎日《まいにち》のびつづけているのです。

手《て》の指《ゆび》のつめののびる早《はや》さは、1日約《にちやく》0.1ミリメートル。1か月《げつ》で約《やく》3ミリメートルのびます。足《あし》の指《ゆび》は、その半分《はんぶん》のスピードです。

●つめの構造《こうぞう》

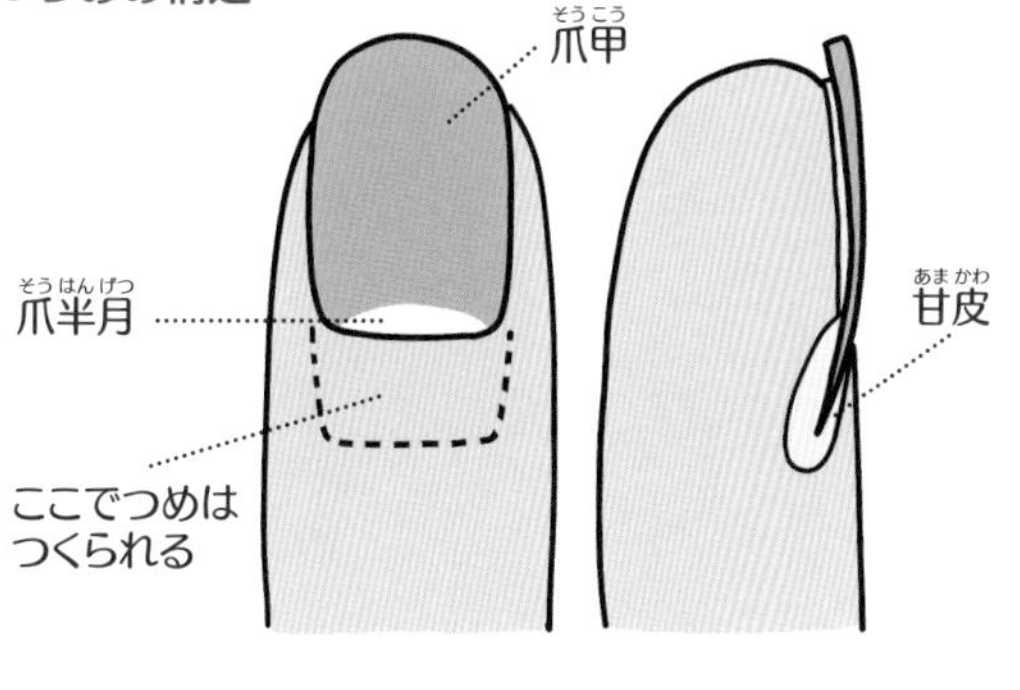
爪甲《そうこう》
爪半月《そうはんげつ》
ここでつめはつくられる
甘皮《あまかわ》

ワキ毛《げ》かめん

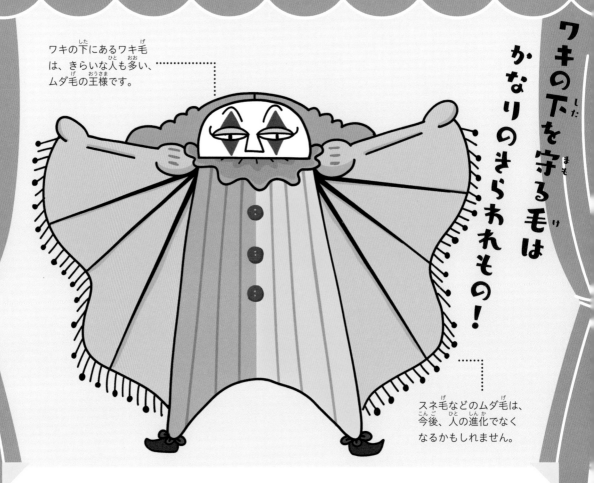

ワキの下《した》を守《まも》る毛《け》は
かなりのきらわれもの！

ワキの下《した》にあるワキ毛《げ》は、きらいな人《ひと》も多《おお》い、ムダ毛《げ》の王様《おうさま》です。

スネ毛《げ》などのムダ毛《げ》は、今後《こんご》、人《ひと》の進化《しんか》でなくなるかもしれません。

出《で》る場所《ばしょ》

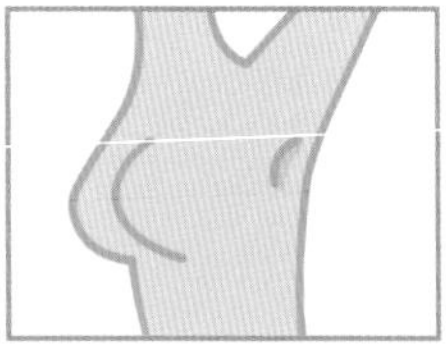

種類《しゅるい》	体毛系《たいもうけい》
出《で》るとき	つねに
おもな成分《せいぶん》	たんぱく質《しつ》

重要度《じゅうようど》 ★★★☆☆

キタナイ度《ど》 ★★☆☆☆

なぜ出《で》るの?

夏《なつ》が近《ちか》づくと「ムダ毛《げ》の処理《しょり》は早《はや》めに」といったテレビCM《シーエム》がながれます。ムダ毛《げ》とは、ふだんの生活《せいかつ》をおくる上《うえ》で、ひつようではないとされる体毛《たいもう》のこと。

このムダ毛《げ》の王様《おうさま》といったら、ワキの下《した》にある「ワキ毛《げ》」で決《き》まりです。人《ひと》によっては、かなりきらわれています。それなのに、なぜ、からだから出《で》るのでしょうか。

じつは、ワキ毛《げ》には「ワキの下《した》を守《まも》る」という立派《りっぱ》なやくわりがあります。ワキの下《した》の皮《ひ》ふは、ほかの皮《ひ》ふよりもうすいため、ワキ毛《げ》によって守《まも》られているのです。うでをうごかすとき、ワキの下《した》は皮《ひ》ふ同士《どうし》がスレます。それをやわらげるやくわりもあります。

また、ワキの下《した》の汗《あせ》がながれ落《お》ちるのをとめるのも、ワキ毛《げ》の仕事《しごと》です。ワキの下《した》は、汗《あせ》をかきやすい場所《ばしょ》のため、ワキ毛《げ》が防波堤《ぼうはてい》となっているのです。

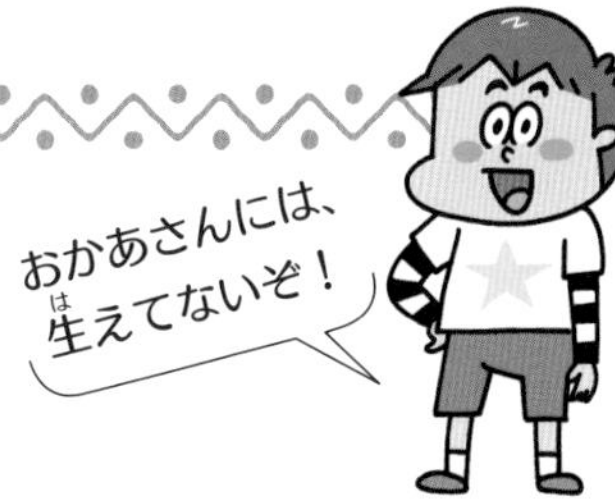
おかあさんには、生《は》えてないぞ！

どんなムダ毛《け》があるの?

ワキ毛《げ》のほかにも、ムダ毛《げ》のレッテルをはられている毛《げ》は多《おお》くあります（→86ページ）。スネ毛《げ》や指《ゆび》毛《げ》、うで毛《げ》も、人《ひと》によっては「あるのがしんじられない！」という存在《そんざい》です。

私《わたし》たちの祖先《そせん》は、服《ふく》を着《き》る習慣《しゅうかん》がなく、体毛《たいもう》で体温《たいおん》を保《たも》っていました。外《そと》からの衝撃《しょうげき》をやわらげるのも、体毛《たいもう》のやくわりでした。

その後《ご》、人《ひと》は服《ふく》を着《き》るようになり、体毛《たいもう》に頼《たよ》らなくても、体温《たいおん》の調節《ちょうせつ》ができるようになりました。スネ毛《げ》などは、かみの毛《け》などに比《くら》べて、かなりうすいですよね。これは人間《にんげん》の進化《しんか》によるものなのです。もしかしたら、将来《しょうらい》、スネ毛《げ》など一部《いちぶ》のムダ毛《げ》は、人《ひと》のからだからきえることもあるかもしれません。

●ムダ毛《げ》のある場所《ばしょ》

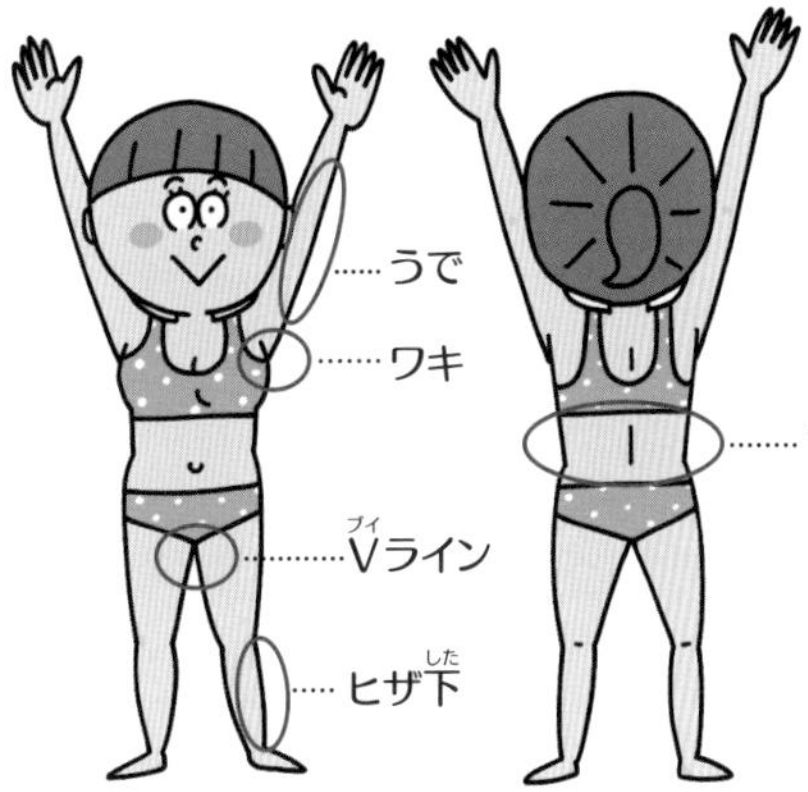
うで
ワキ
V《ブイ》ライン
ヒザ下《した》
背中《せなか》

コラム

毛《け》のなかま

私《わたし》たちのからだには、いろいろな場所《ばしょ》から毛《け》が生《は》えています。
中《なか》でもユニークな毛《け》を紹介《しょうかい》します。

スネ毛《げ》

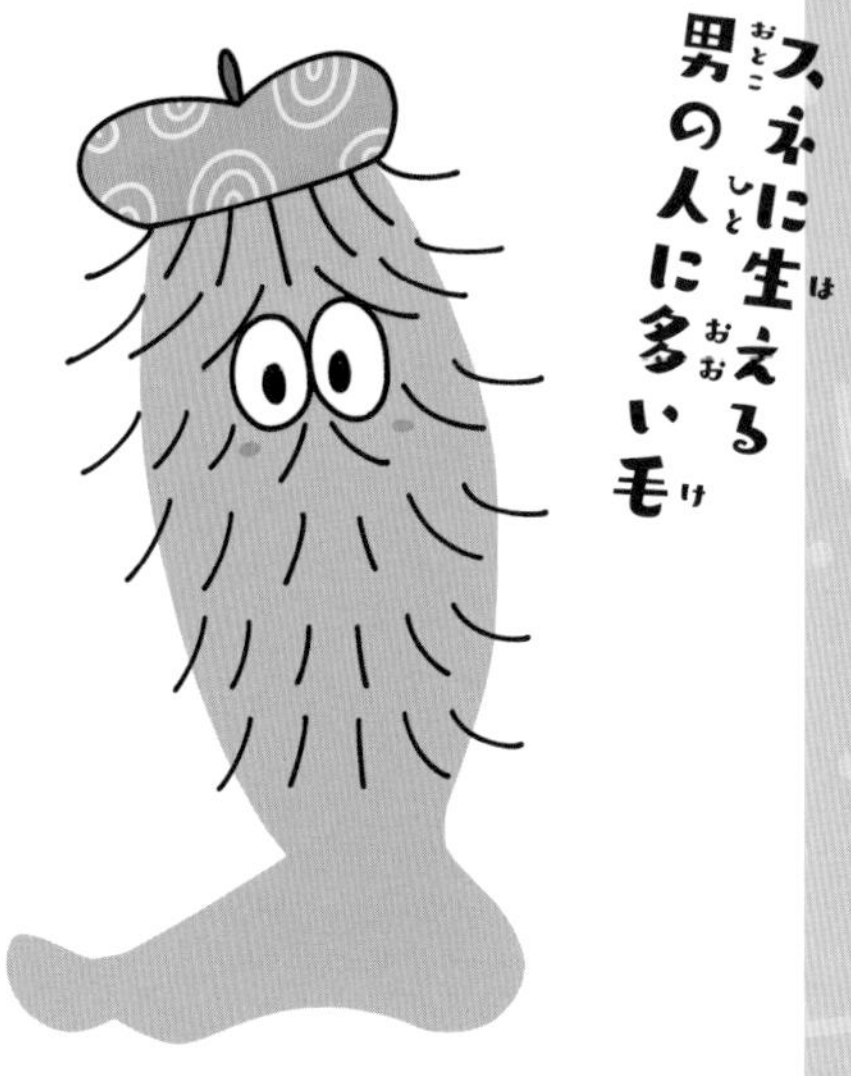
スネに生《は》える
男《おとこ》の人《ひと》に多《おお》い毛《け》

夏《なつ》になると、短《たん》パンをはいた男《おとこ》の人《ひと》の足《あし》からたくさんの毛《け》が生《は》えていることがあります。これがスネ毛《げ》です！

一本毛《いっぽんげ》

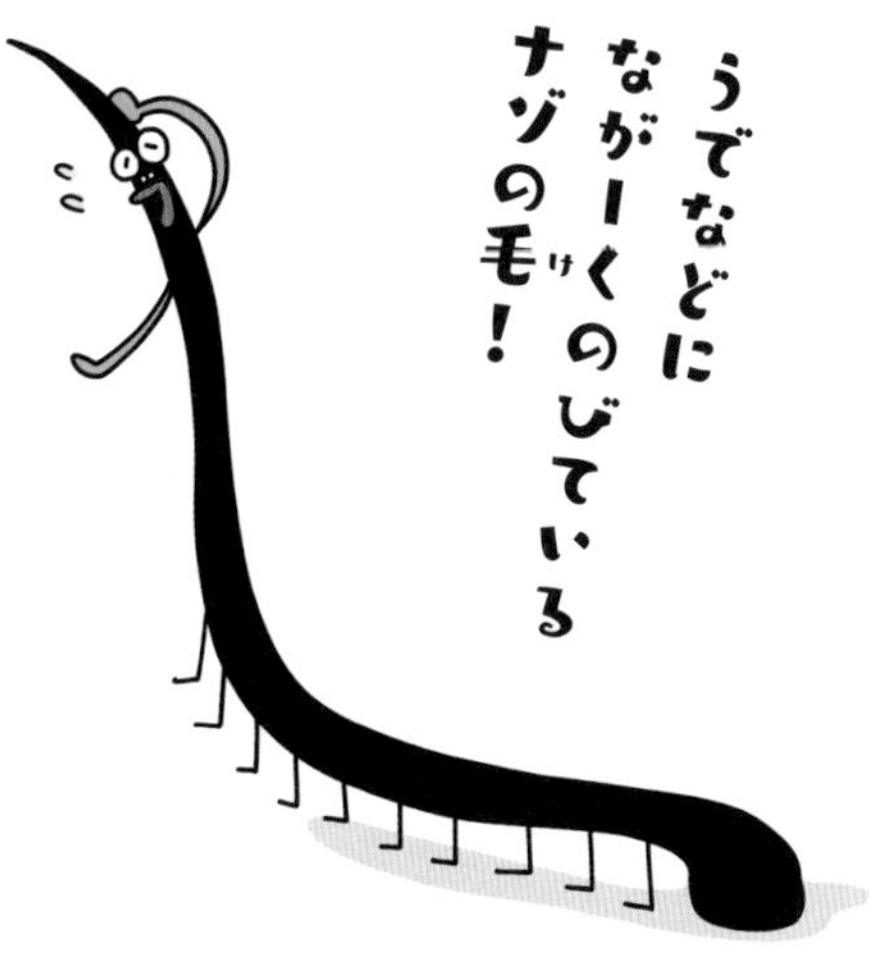
うでなどに
ながーくのびている
ナゾの毛《け》！

うでやまゆ毛《げ》をながめると、長《なが》い毛《け》が１本《ぽん》だけ生《は》えているかもしれません。その毛《け》は「しあわせをよぶ毛」といわれています。

むな毛《げ》

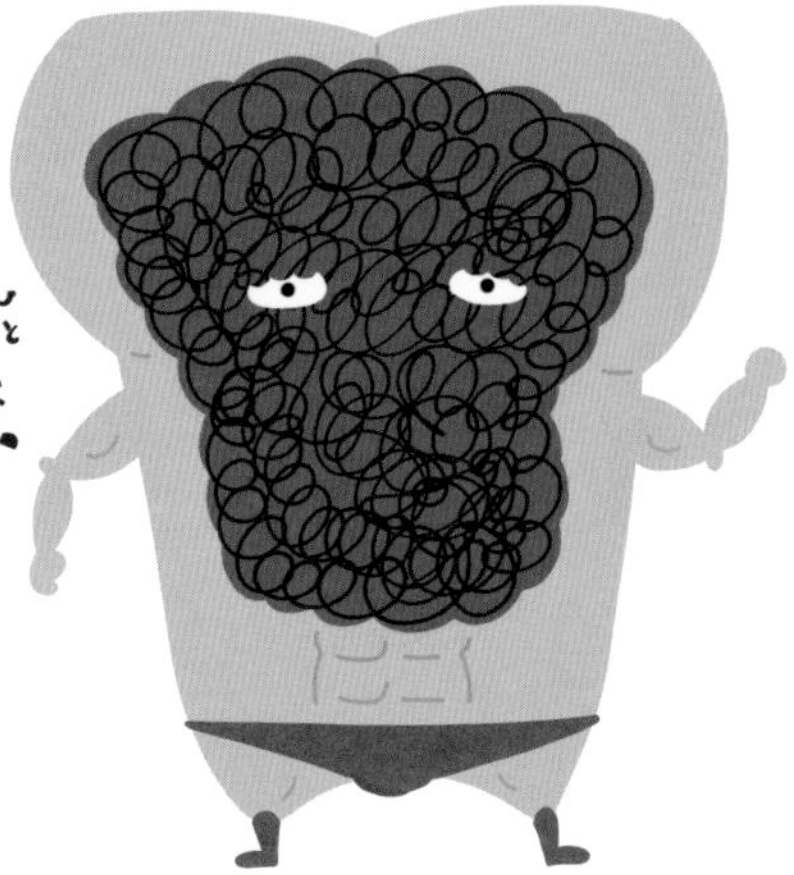
むな毛《げ》の多《おお》い人《ひと》は、
なんかワイルド！

おとうさんのむねには、毛《け》がたくさん生《は》えていますか？　それがむな毛《げ》です。少《すく》ない人《ひと》も多《おお》くいます。

指《ゆび》毛《げ》

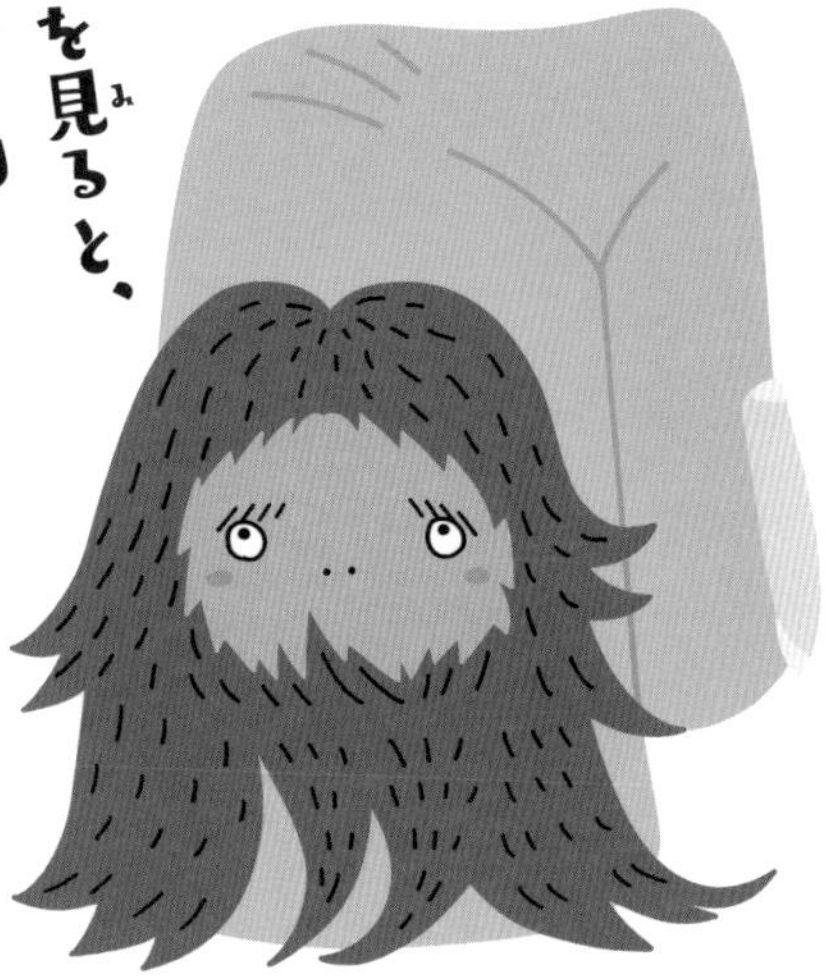
指《ゆび》を見《み》ると、
こっそり
生《は》えている毛《け》！

毛《け》は、指《ゆび》にも生《は》えます。なぜ生《は》えているのか、さっぱりわかりませんが、けっこうかわいいですよね。

母乳《ぼにゅう》マミー

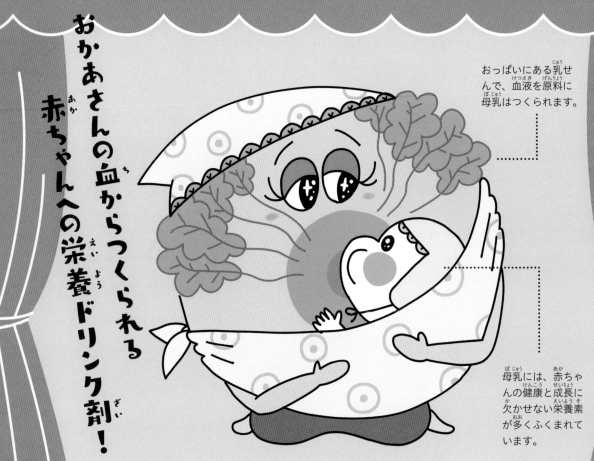

おかあさんの血《ち》からつくられる
赤《あか》ちゃんへの栄《えい》養《よう》ドリンク剤《ざい》！

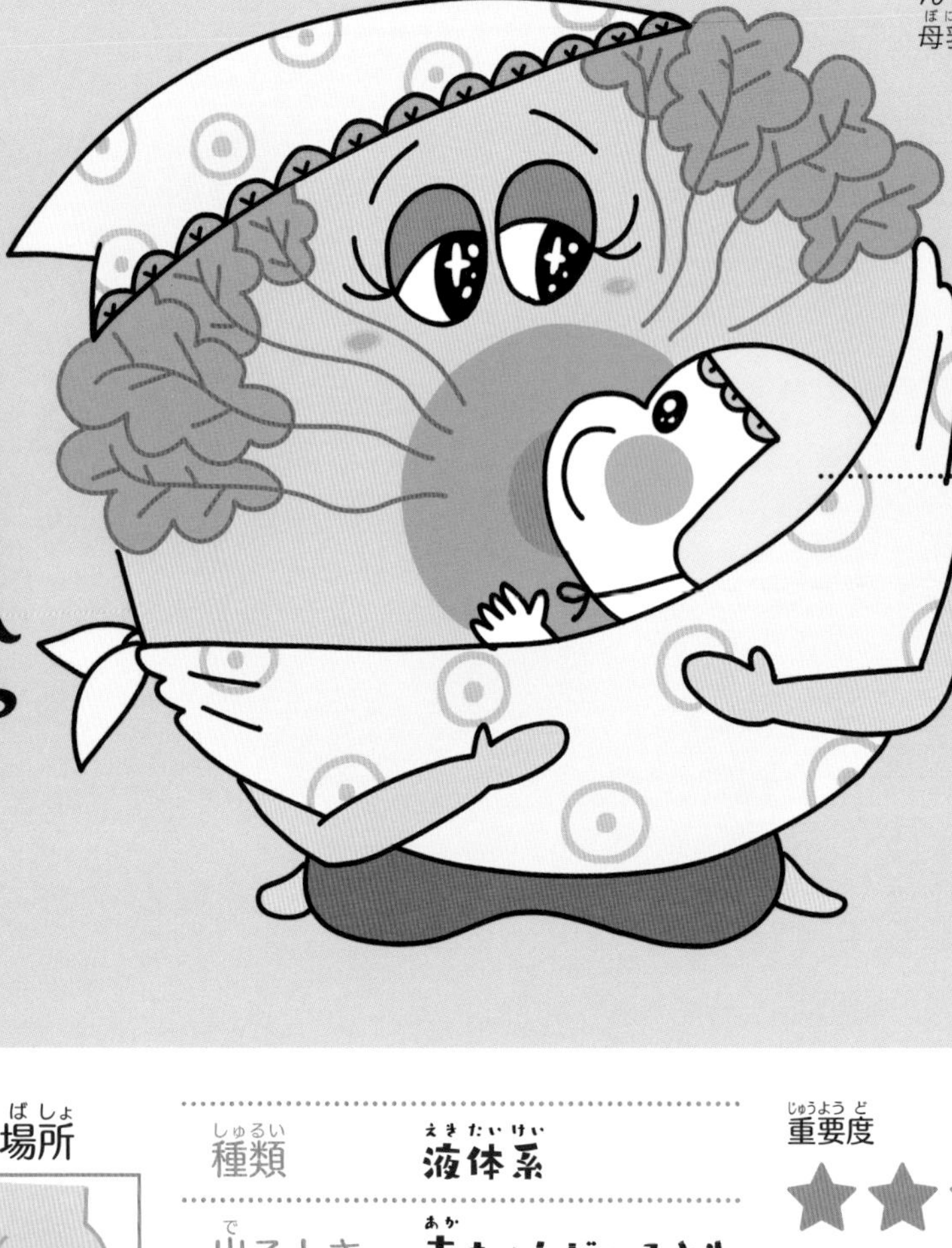

おっぱいにある乳《にゅう》せんで、血液《けつえき》を原料《げんりょう》に母乳《ぼにゅう》はつくられます。

母乳《ぼにゅう》には、赤《あか》ちゃんの健康《けんこう》と成長《せいちょう》に欠《か》かせない栄養素《えいようそ》が多《おお》くふくまれています。

出《で》る場所《ばしょ》

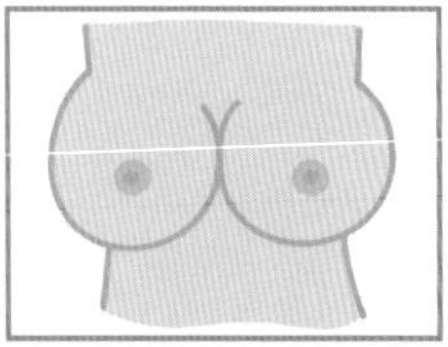

種類《しゅるい》	液体系《えきたいけい》
出《で》るとき	赤《あか》ちゃんがいるとき
おもな成分《せいぶん》	血液《けつえき》

重要度《じゅうようど》
★★★★★

キタナイ度《ど》
☆☆☆☆☆

なぜ出《で》るの?

赤《あか》ちゃんのときに、どうして、おかあさんのおっぱいから出《で》る「母乳《ぼにゅう》」をたくさん飲《の》むのでしょうか。

母乳《ぼにゅう》には、たんぱく質《しつ》、脂質《ししつ》、ビタミン、糖質《とうしつ》、ミネラルなど、赤《あか》ちゃんの健康《けんこう》と成長《せいちょう》に欠《か》かせない栄養素《えいようそ》がたくさんふくまれています。さらに、いろいろな病気《びょうき》をやっつけるための細胞《さいぼう》（免疫《めんえき》といいます）もふくまれています。

人《ひと》の免疫《めんえき》はおもに2種類《しゅるい》あります。かぜなどの病気《びょうき》をやっつける、生《う》まれつきもっている免疫《めんえき》と、一度《いちど》病気《びょうき》になったときに、その病気《びょうき》とたたかうためにつくられた免疫《めんえき》です。生《う》まれてすぐの赤《あか》ちゃんは、免疫《めんえき》の数《かず》はそれほど多《おお》くはありません。

そこで、おかあさんが自分《じぶん》のからだでつくった免疫《めんえき》を、母乳《ぼにゅう》というカタチで、赤《あか》ちゃんにあげているのです。

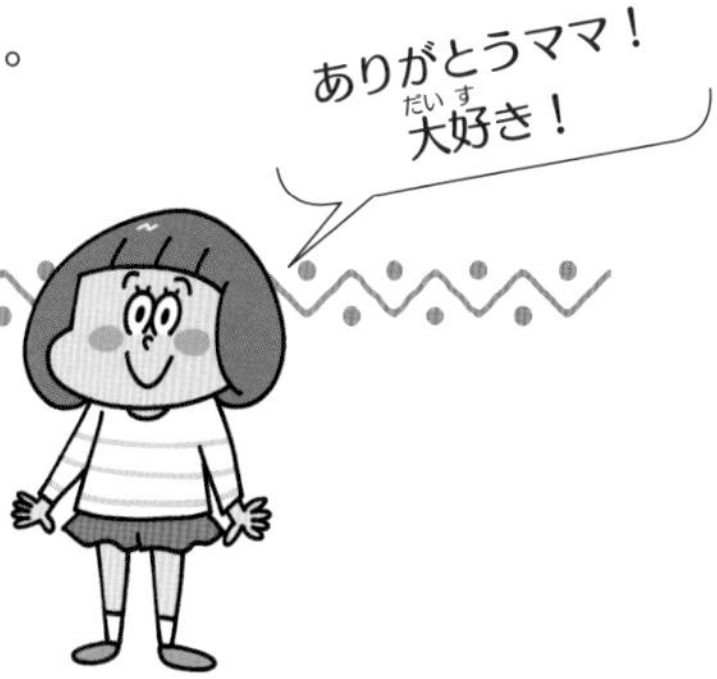

どうやってできるの?

母乳《ぼにゅう》は、おかあさんの血液《けつえき》でできています。「え？」と、おどろく人《ひと》も多《おお》いのではないでしょうか。おっぱいの中《なか》には、「乳《にゅう》せん」とよばれるところがあり、赤《あか》ちゃんができると女性《じょせい》ホルモンのはたらきで、母乳《ぼにゅう》がつくられます。

母乳《ぼにゅう》をつくるには、赤《あか》ちゃんの手助《てだす》けもひつようです。赤《あか》ちゃんが一生懸命《いっしょうけんめい》におかあさんの乳首《ちくび》をすうことで、プロラクチンやオキシトシンなど女性《じょせい》ホルモンのはたらきを活発《かっぱつ》化《か》させて、多《おお》くの母乳《ぼにゅう》がつくられるのです。

人《ひと》によって、月日《つきひ》に差《さ》はありますが、いつしか赤《あか》ちゃんは母乳《ぼにゅう》から卒業《そつぎょう》します。そうすると、乳首《ちくび》への刺激《しげき》もなくなり、おかあさんの母乳《ぼにゅう》づくりもおわるのです。

●女性《じょせい》ホルモンのはたらき

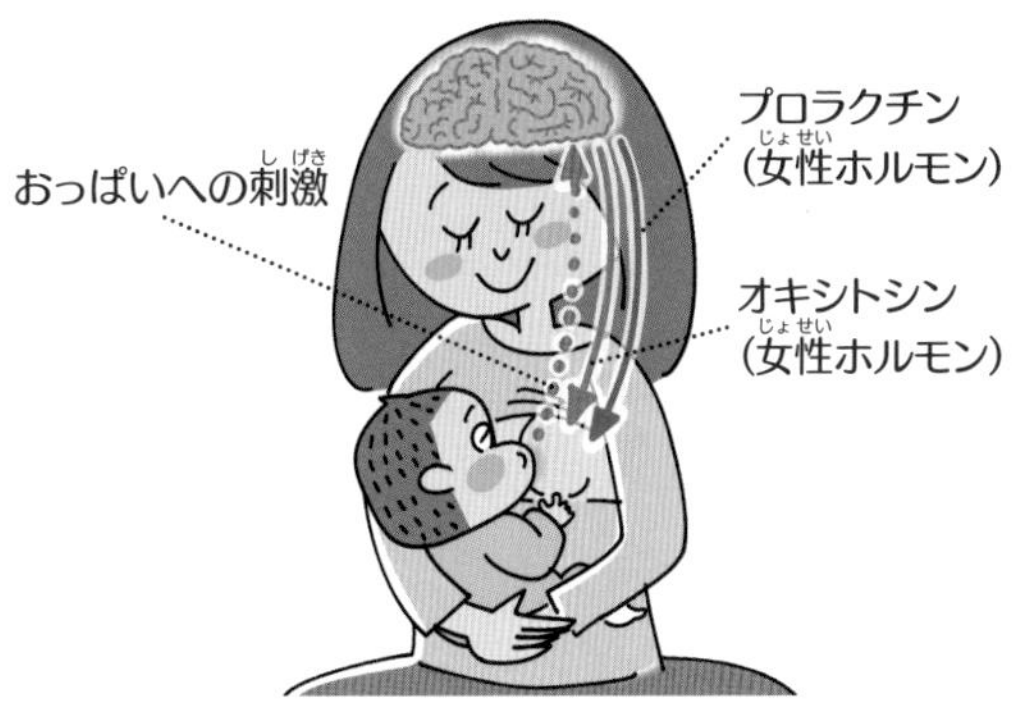

ゲロリオン

脳《のう》がこん乱《らん》すると、口《くち》から出《で》る黄《き》緑《みどり》色《いろ》のいやなやつ

胃液《いえき》や、消化《しょうか》されずに残《のこ》っていた食《た》べもの、胆汁《たんじゅう》などが、ゲロの成分《せいぶん》です。

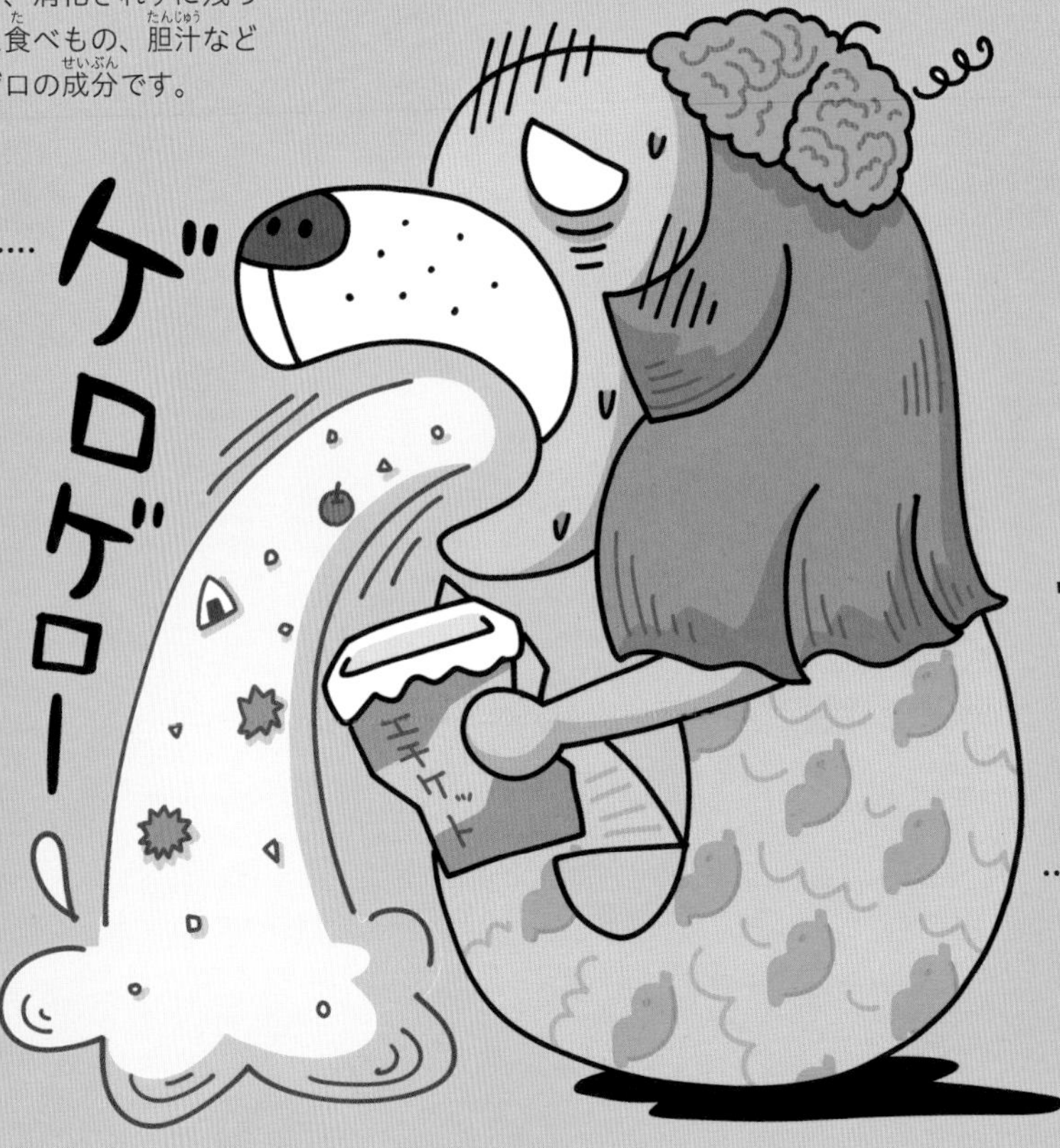

うんこを色《いろ》づけする「胆汁《たんじゅう》」が、ゲロを黄緑色《き みどりいろ》にしています。

出《で》る場所《ばしょ》

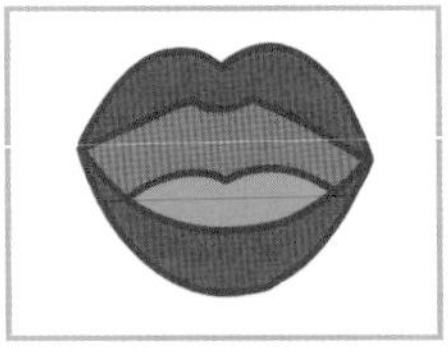

種類《しゅるい》	液体系《えきたいけい》
出《で》るとき	酔《よ》ったとき
おもな成分《せいぶん》	胃液《いえき》など

重要度《じゅうようど》 ★★☆☆☆

キタナイ度《ど》 ★★★★★

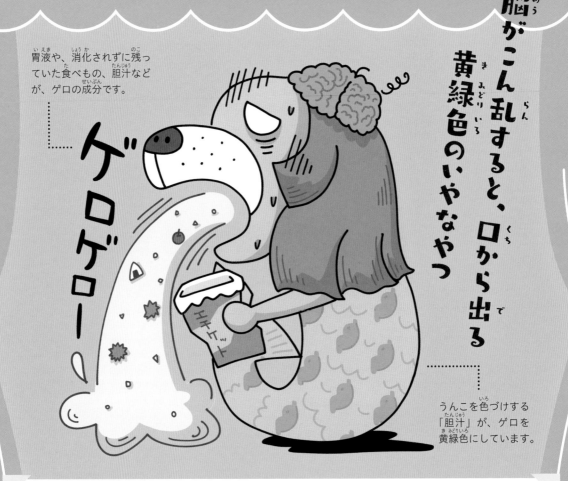

なぜ出《で》るの？

人《ひと》が、まっすぐ立《た》っていられるのは、耳《みみ》の奥《おく》にある、三半規管《さんはんきかん》と前庭《ぜんてい》とよばれる部分《ぶぶん》のおかげです。ここでいろいろな情報《じょうほう》を脳《のう》につたえて、からだのバランスを取《と》っています。

この情報《じょうほう》は目《め》にもつたわり、ゆれやかたむきにあわせて眼球《がんきゅう》はうごき、目《め》に見《み》えるものがとまって見《み》えるようにします。でも、予測《よそく》できないゆれがつづくと、目《め》は修正《しゅうせい》ができず、耳《みみ》の奥《おく》からの情報《じょうほう》と目《め》のうごきがズレて、脳《のう》がこん乱《らん》します。すると、からだの調子《ちょうし》をととのえる神経《しんけい》が乱《みだ》れ、胃腸《いちょう》のはたらきもわるくなり、ゲロがはき出《だ》されるのです。

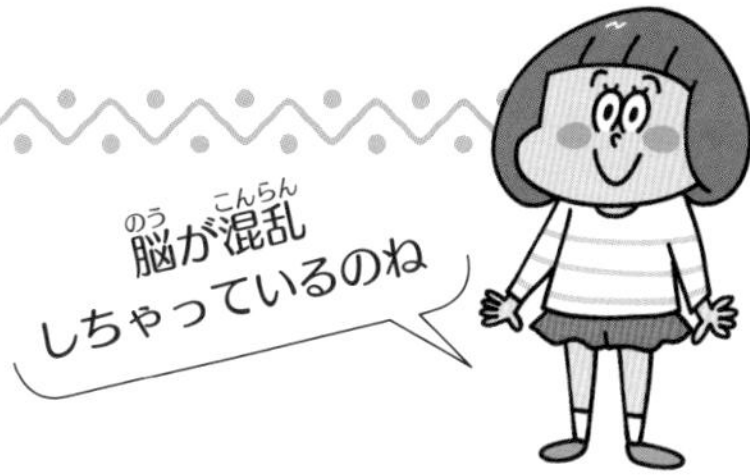
脳《のう》が混乱《こんらん》しちゃっているのね

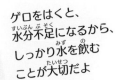

どうしてできるの？

胃《い》の中《なか》には、食《た》べものをとかすための胃液《いえき》が多《おお》く満《み》たされています。ゲロの中身《なかみ》は、この胃液《いえき》や、消化《しょうか》されずに残《のこ》っていた食《た》べもので構成《こうせい》されます。さらに、うんこを茶色《ちゃいろ》に色《いろ》づけする「胆汁《たんじゅう》」もまざっていて、ゲロを黄《き》緑色《みどりいろ》にします。

ゲロは、乗《の》り物酔《ものよ》いだけではなく、からだにとってわるい食《た》べものを食《た》べたときにも、出《で》ます。食《た》べすぎたり、飲《の》みすぎたり、腐《くさ》ったものを食《た》べたりすると、胃《い》の中《なか》が「これは体内《たいない》に入《い》れてはダメだ」と判断《はんだん》し、ゲロとして口《くち》から出《で》そうとするのです。

もっと教《おし》えて！

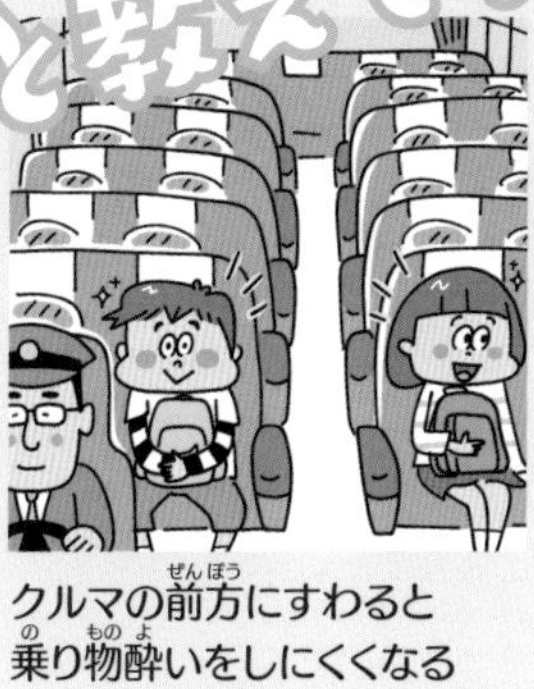

クルマの前方《ぜんぽう》にすわると乗《の》り物酔《ものよ》いをしにくくなる

乗《の》り物酔《ものよ》いをふせぐには？

クルマの運転手《うんてんしゅ》は、あまり乗《の》り物酔《ものよ》いをしません。クルマのうごきを予測《よそく》できるため、耳《みみ》の奥《おく》からの情報《じょうほう》と目《め》のうごきにズレが生《しょう》じないからです。そのため、クルマの進《すす》む方向《ほうこう》がはっきりわかる場所《ばしょ》にすわると、酔《よ》いにくくなります。前方《ぜんぽう》の席《せき》にすわるようにしましょう。

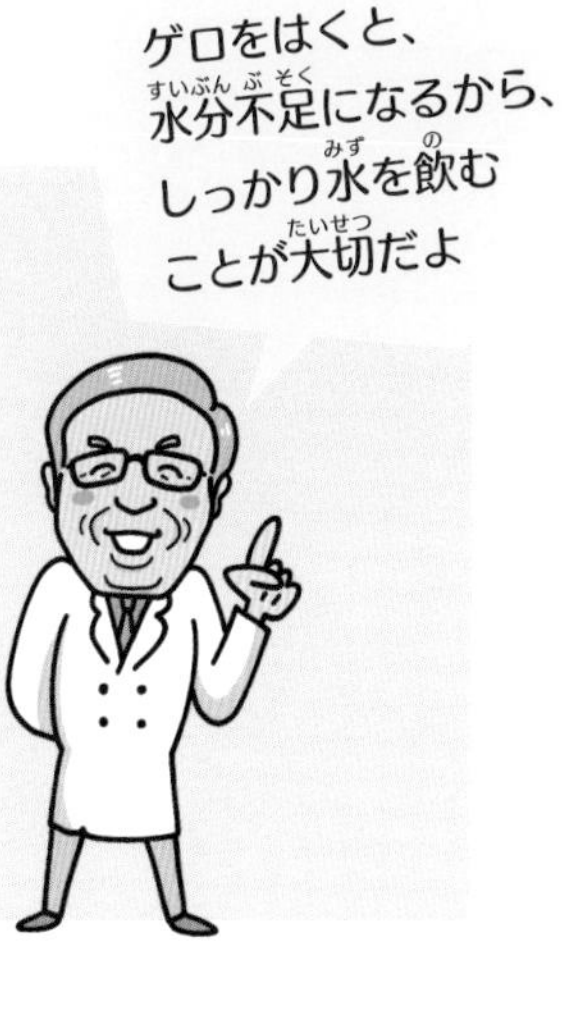
ゲロをはくと、水分不足《すいぶんぶそく》になるから、しっかり水《みず》を飲《の》むことが大切《たいせつ》だよ

好《す》きなキャラクターをさがそう！

からだから出《で》る「カタチのある」ものの中《なか》で、みんなはどのキャラクターがいちばん好《す》きかな？

100点満点《てんまんてん》で、親《おや》や友《とも》だちと点数《てんすう》をつけていきましょう！

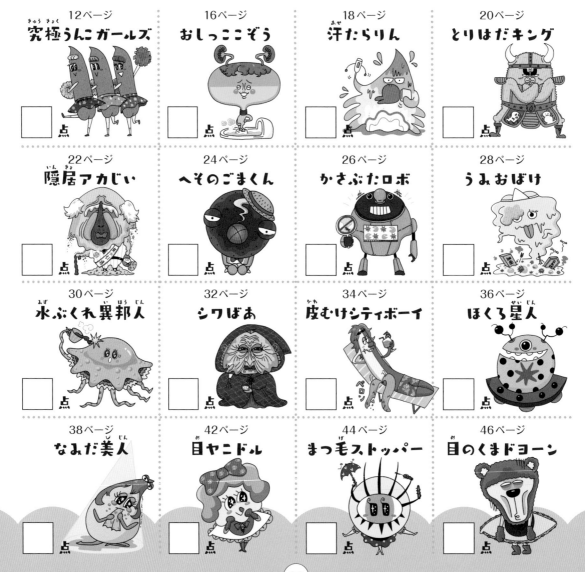

12ページ
究《きゅう》極《きょく》うんこガールズ
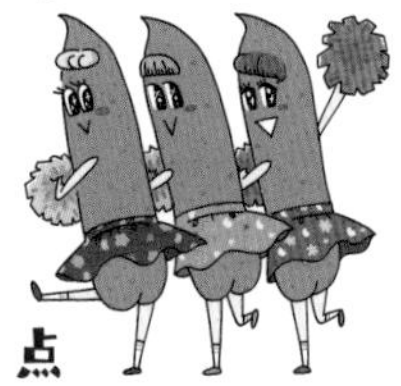
点

16ページ
おしっこぞう
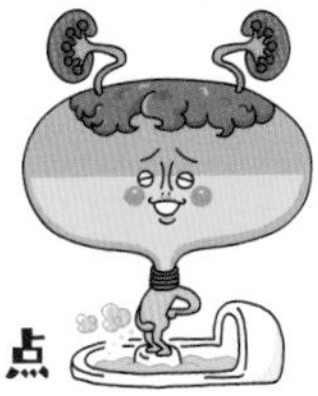
点

18ページ
汗《あせ》たらりん
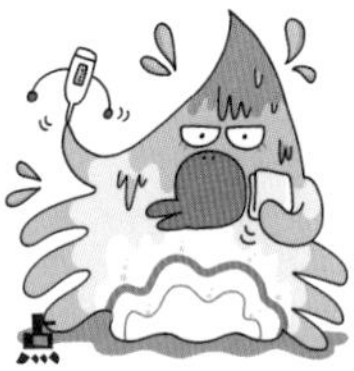
点

20ページ
とりはだキング
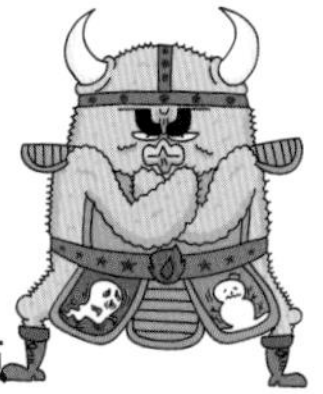
点

22ページ
隠《いん》居《きょ》アカじい
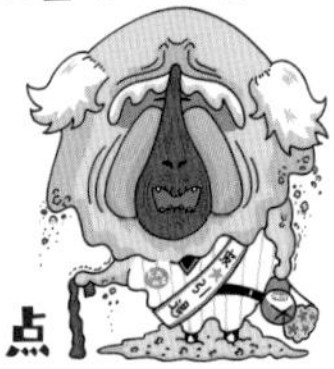
点

24ページ
へそのごまくん
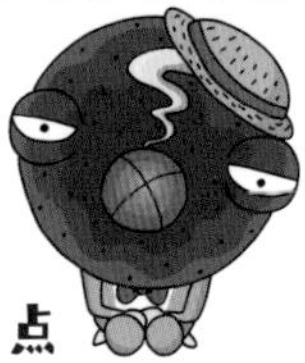
点

26ページ
かさぶたロボ
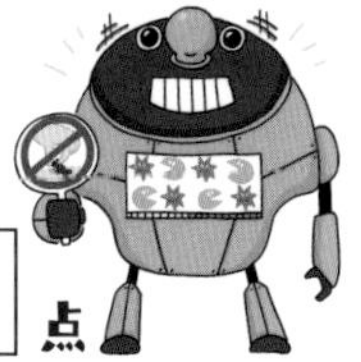
点

28ページ
うみおばけ
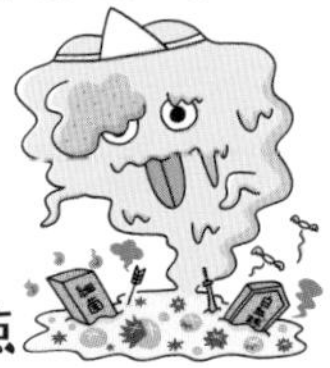
点

30ページ
水《みず》ぶくれ異《い》邦《ほう》人《じん》
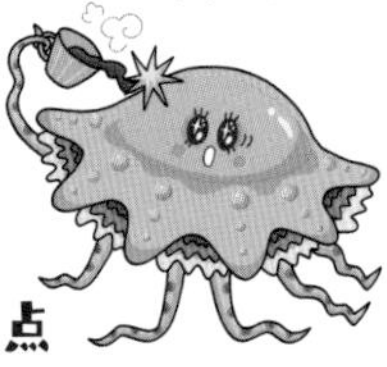
点

32ページ
シワばあ
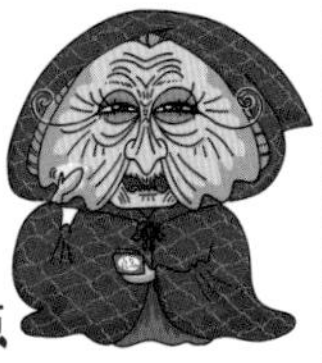
点

34ページ
皮《かわ》むけシティボーイ
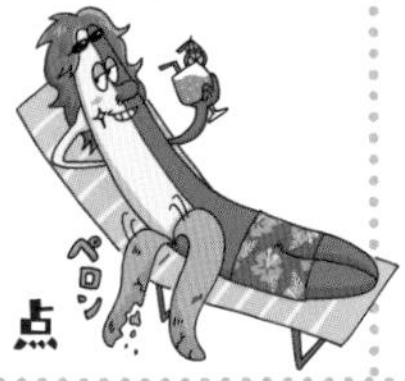

点

36ページ
ほくろ星《せい》人《じん》
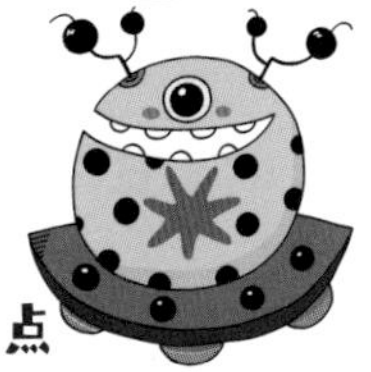
点

38ページ
なみだ美《び》人《じん》
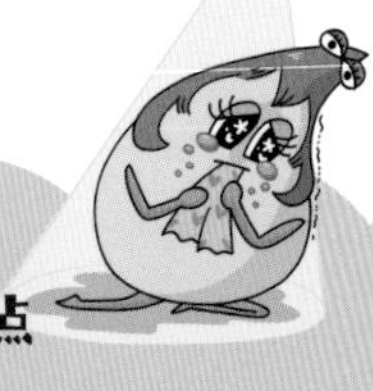
点

42ページ
目《め》ヤニドル
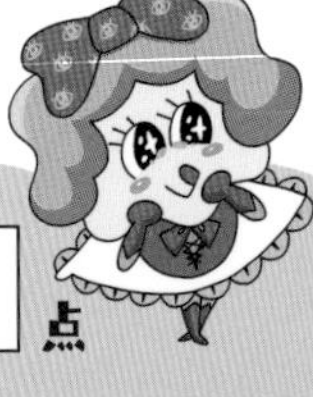
点

44ページ
まつ毛《げ》ストッパー
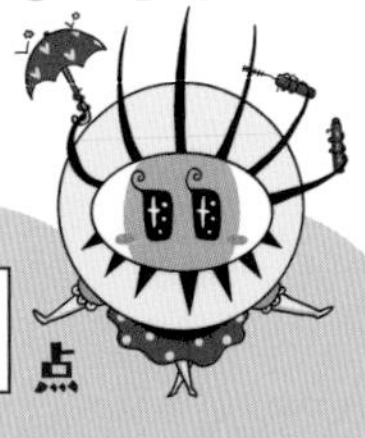
点

46ページ
目《め》のくまドヨーン
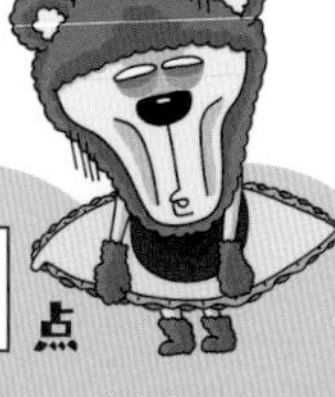
点

48ページ

鼻《はな》くそほじりん

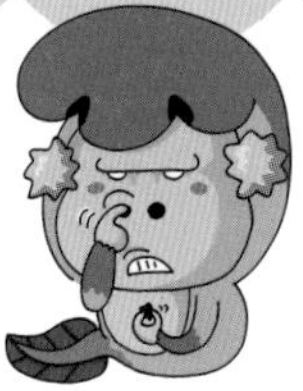

点

50ページ

鼻《はな》水《みず》きょうだい

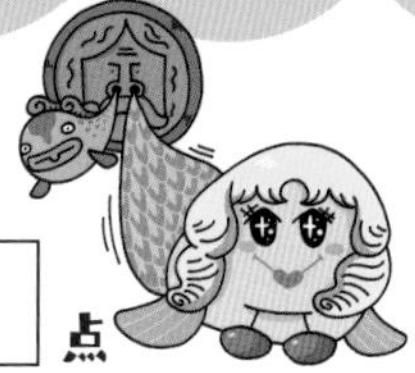

点

54ページ

はなぢぶー

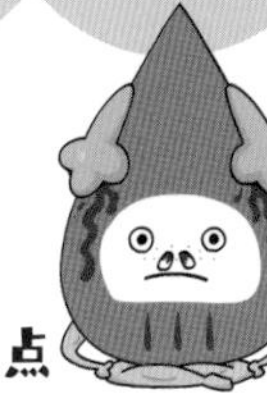

点

56ページ

おたふくかぜキン

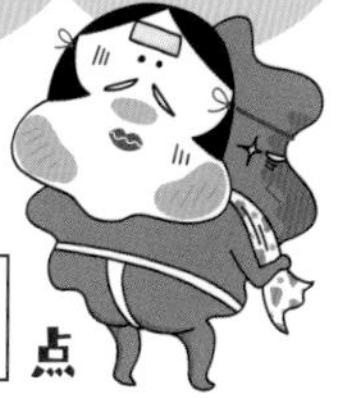

点

58ページ

魔《ま》女《じょ》っこつぼ

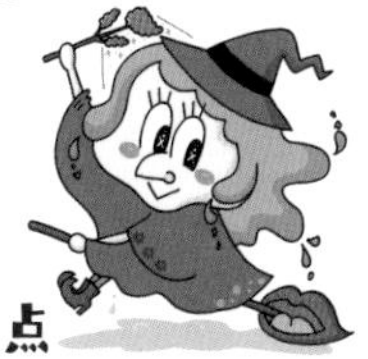

点

60ページ

スーパーたん

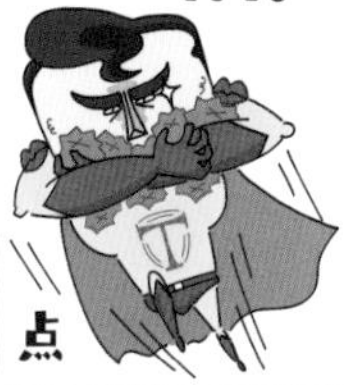

点

62ページ

デビル歯《は》アカ

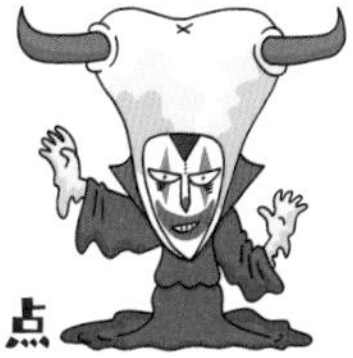

点

64ページ

唇《くちびる》のささくれババ

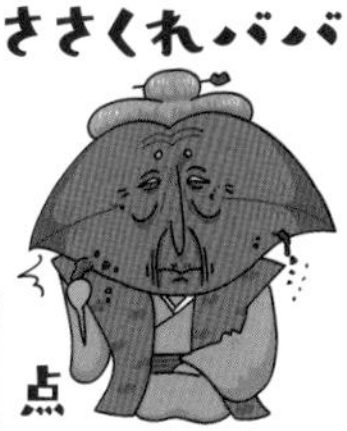

点

66ページ

フケ一《いち》郎《ろう》

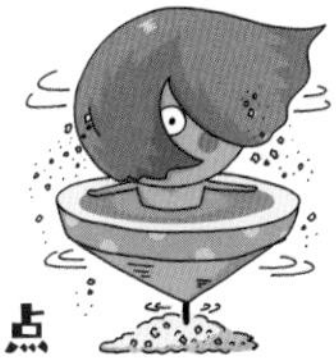

点

68ページ

けけけの毛《け》

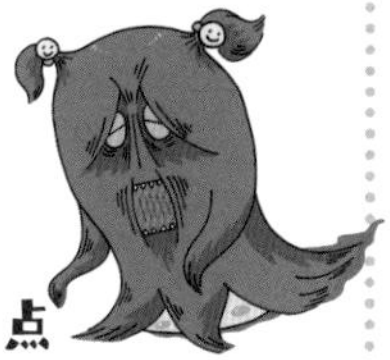

点

72ページ

たんこぶー

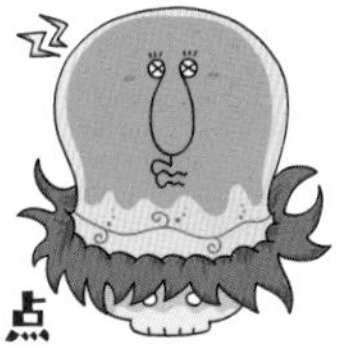

点

74ページ

耳《みみ》アカ地《じ》蔵《ぞう》

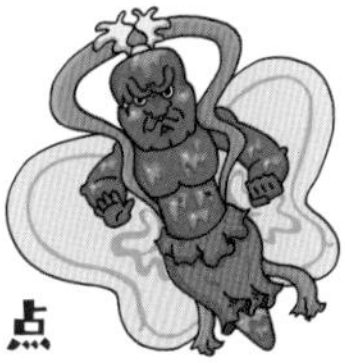

点

76ページ

にきびチアガール

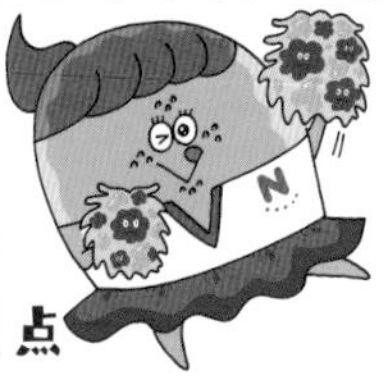

点

78ページ

みずむしカユカユ

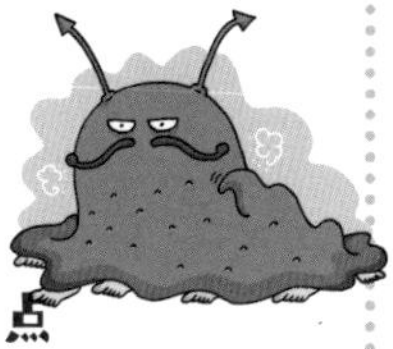

点

80ページ

えくぼっくり

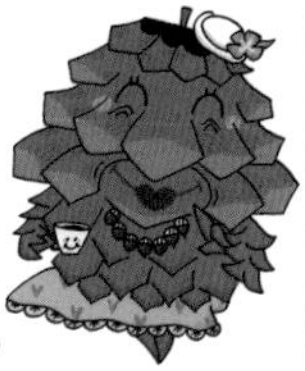

点

82ページ

つめマモル

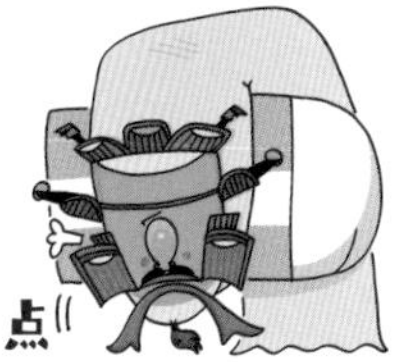

点

84ページ

ワキ毛《げ》かめん

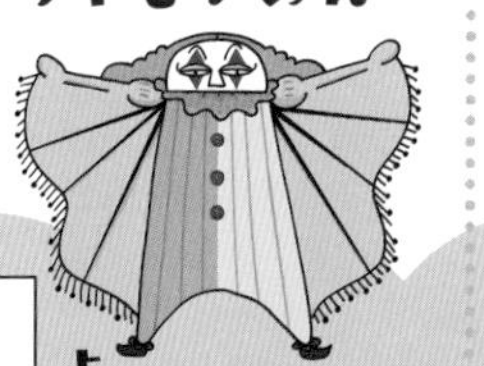

点

88ページ

母《ぼ》乳《にゅう》マミー

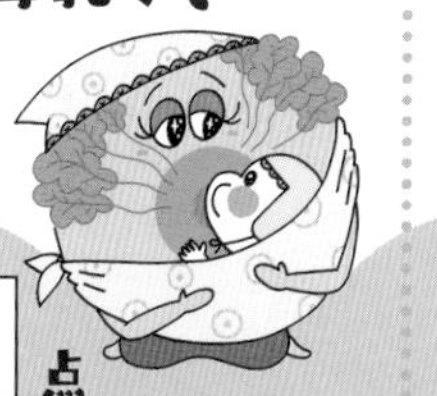

点

90ページ

ゲロリオン

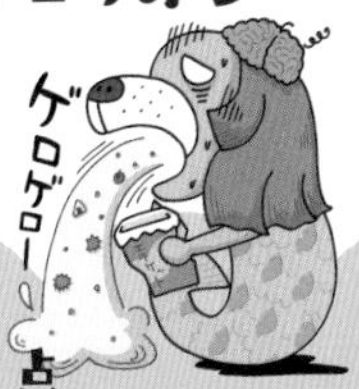

点

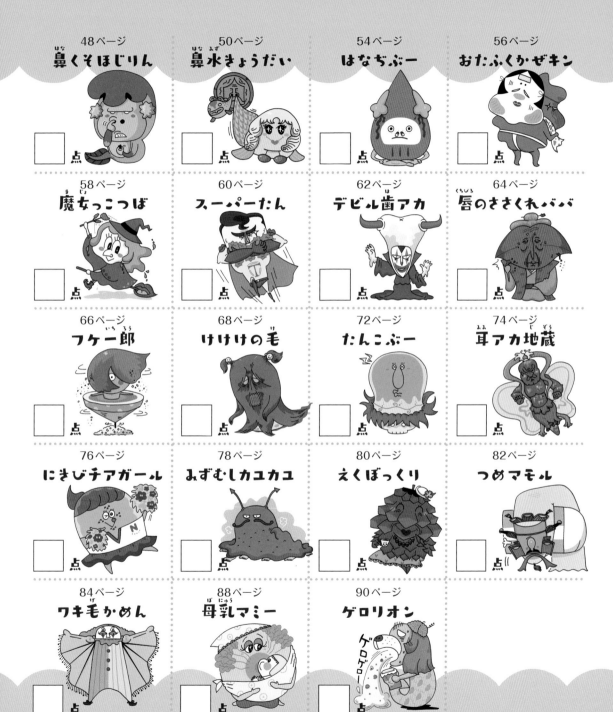

監修者《かんしゅうしゃ》より、みなさんへ

『カラダから出《で》る「カタチのある」もの“キャラクター図鑑《ずかん》”』は、たのしみながら読《よ》めたでしょうか？

「からだから出《で》るもの」を、ユニークなキャラクターで表現《ひょうげん》したのは、みなさんに、うんこや鼻《はな》くそ、つばなどに、あいちゃくをもってもらいたかったからです。

いまの日本人《にほんじん》は、からだから出《で》るものに対《たい》して、ワルモノのイメージをもちがちです。コンビニやスーパーでは、からだのにおいをけすグッズが多《おお》く売《う》っています。

うんこなんて、ワルモノのトップの存在《そんざい》にずっといます。みんなは、学校《がっこう》でうんこをしていますか？「はずかしいから、家《いえ》にかえってからする」という人《ひと》も多《おお》いのではないでしょうか。

赤《あか》ちゃんは、うんこのにおいを「ママがそばにきてくれる、いいにおい」だと思《おも》っています。でも、成長《せいちょう》するにしたがって、「キタナイもの」と思《おも》いはじめます。おかあさんがうんこをきらっているらしいと理解《りかい》するからです。

でも、この本《ほん》で紹介《しょうかい》したように、うんこはからだの健康《けんこう》に欠《か》かせない存在《そんざい》です。鼻《はな》くそもおしっこも、汗《あせ》も、出《で》なくなったら、すぐに病気《びょうき》になってしまいます。

もちろん、歯《は》みがきをして、むし歯《ば》ができないようにすることは大切《たいせつ》なことです。でも、からだから出《で》るものを、すべてワルモノあつかいしないでください。からだから出《で》るものは、もとは自分《じぶん》のからだの一部《いちぶ》であったものです。いわば、みんなの“分身《ぶんしん》”です。

この本《ほん》をきっかけに、からだから出《で》るものに対《たい》して、あいちゃくをもって接《せっ》してくれたら、私《わたし》はとてもうれしいです。

東京医科歯科大学名誉教授《とうきょういかしかだいがくめいよきょうじゅ》　藤田紘一郎《ふじたこういちろう》

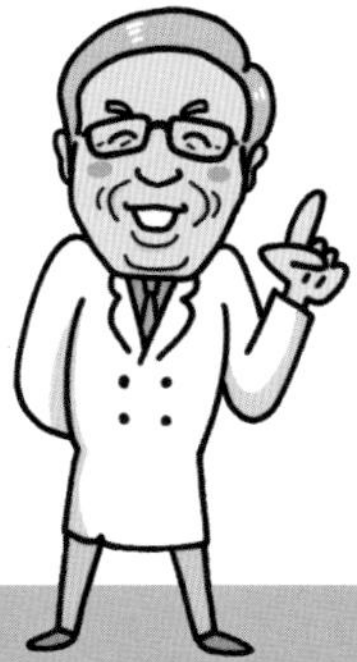

藤田紘一郎（ふじた・こういちろう）
1939年、旧満州生まれ。東京医科歯科大学医学部卒業。東京大学医学系大学院修了。医学博士。金沢医科大学教授、長崎大学医学部教授、東京医科歯科大学教授を経て、東京医科歯科大学名誉教授。専門は寄生虫学、熱帯医学、感染免疫学。1983年、寄生虫体内のアレルゲン発見で小泉賞を受賞。2000年、ヒトATLウィルス伝染経路などの研究で日本文化振興会・社会文化功労賞、国際文化栄誉賞受賞。主な近著に『脳はバカ、腸はかしこい』（三五館）、『毛細血管は「腸活」で強くなる　アンチエイジングの切り札！』『腸をダメにする習慣、鍛える習慣』（以上ワニ・プラス）など。

とげとげ。
元ナースのイラストレーター＆漫画家。アメーバ公式トップブロガーで、育児4コマ漫画ブログ「ママまっしぐら！」を運営中。そのほか雑誌やWEB媒体で育児、看護師漫画やルポ漫画を掲載中。

うんこ、鼻《はな》くそ、つば、目《め》ヤニ……。あいつらは偉大《いだい》な存在《そんざい》！

カラダから出《で》る「カタチのある」もの“キャラクター図鑑《ずかん》”

2020年2月17日　発　行　　　　NDC490

監　修　藤田紘一郎《ふじたこういちろう》
イラスト　とげとげ。
発行者　小川雄一
発行所　株式会社 誠文堂新光社
〒113-0033 東京都文京区本郷3-3-11
［編集］電話 03-5800-5753
［販売］電話 03-5800-5780
https://www.seibundo-shinkosha.net/
印刷所　株式会社 大熊整美堂
製本所　和光堂 株式会社

ISBN978-4-416-52032-1

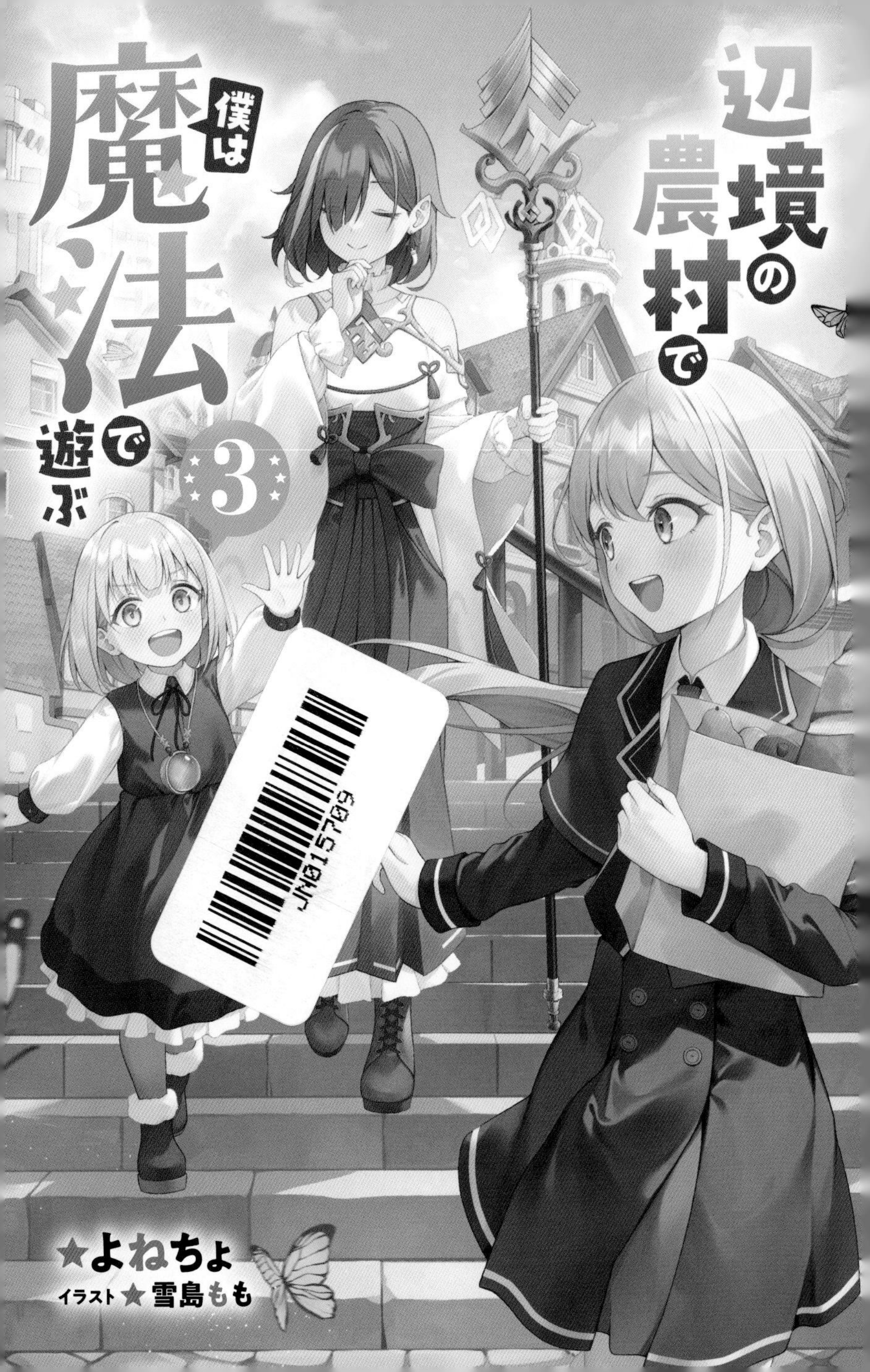
辺境の農村で
僕は魔法で遊ぶ
3
よねちょ
イラスト 雪島もも
JN0157009

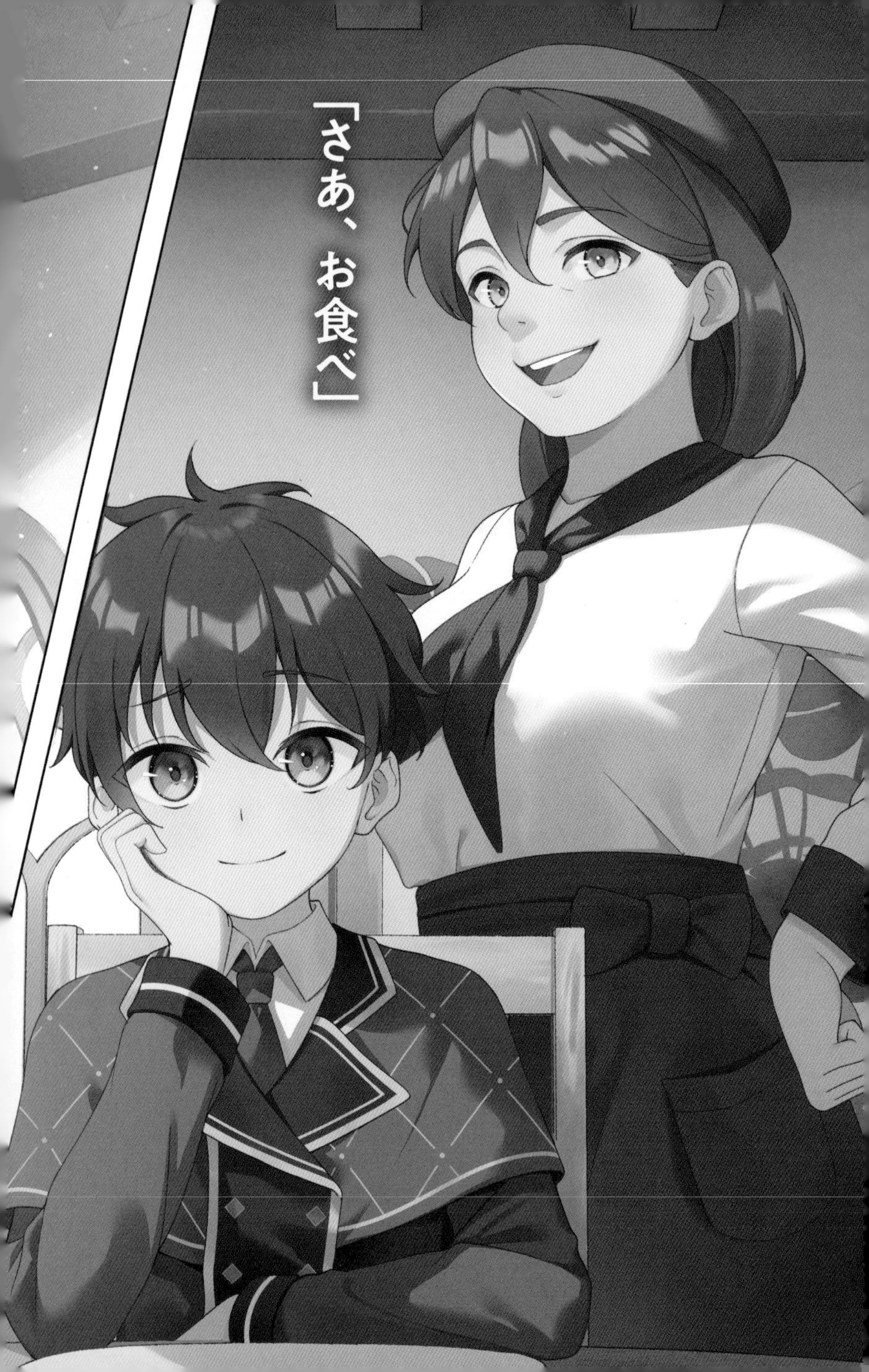
「さあ、お食べ」

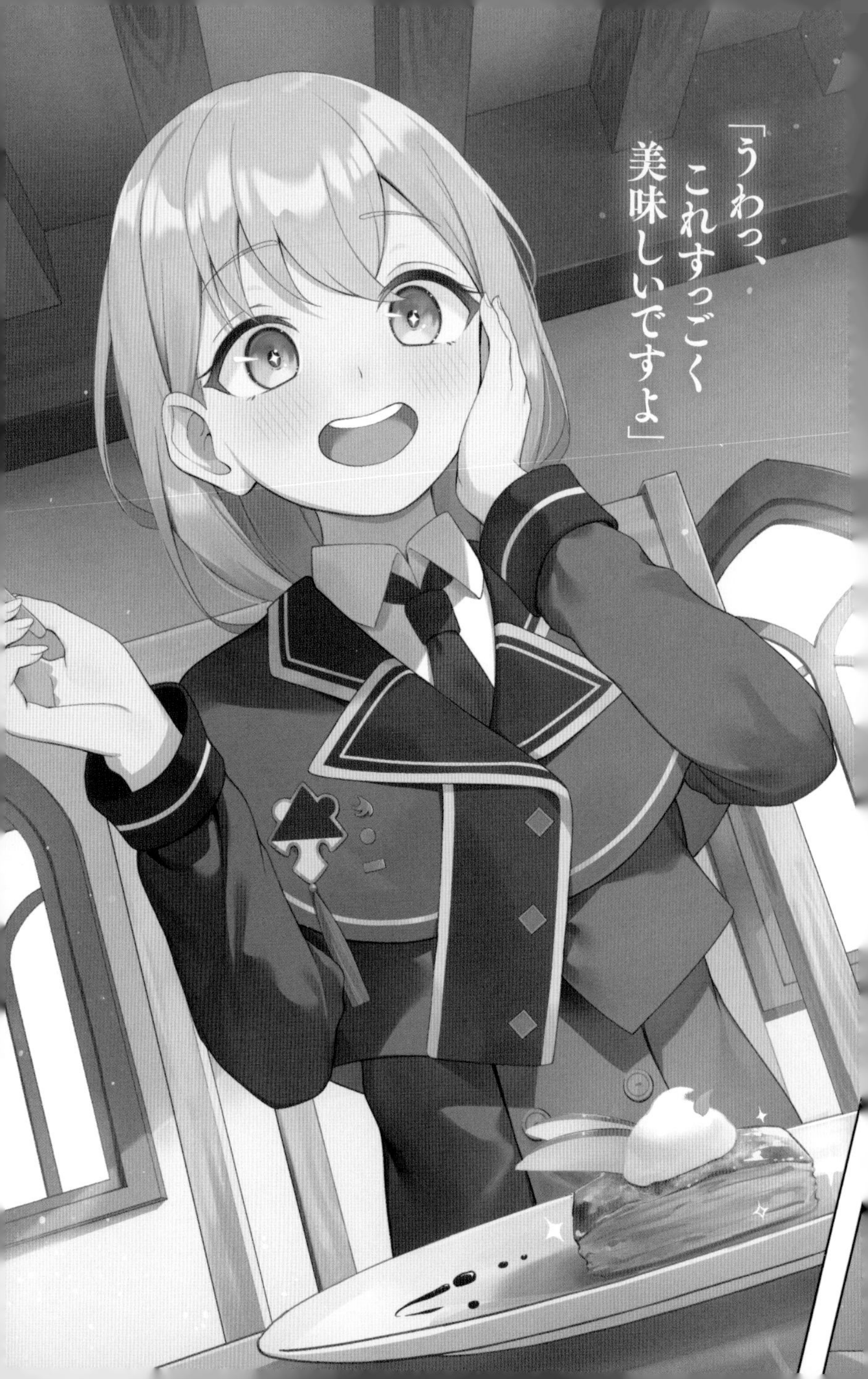
「うわっ、これすっごく美味しいですよ」

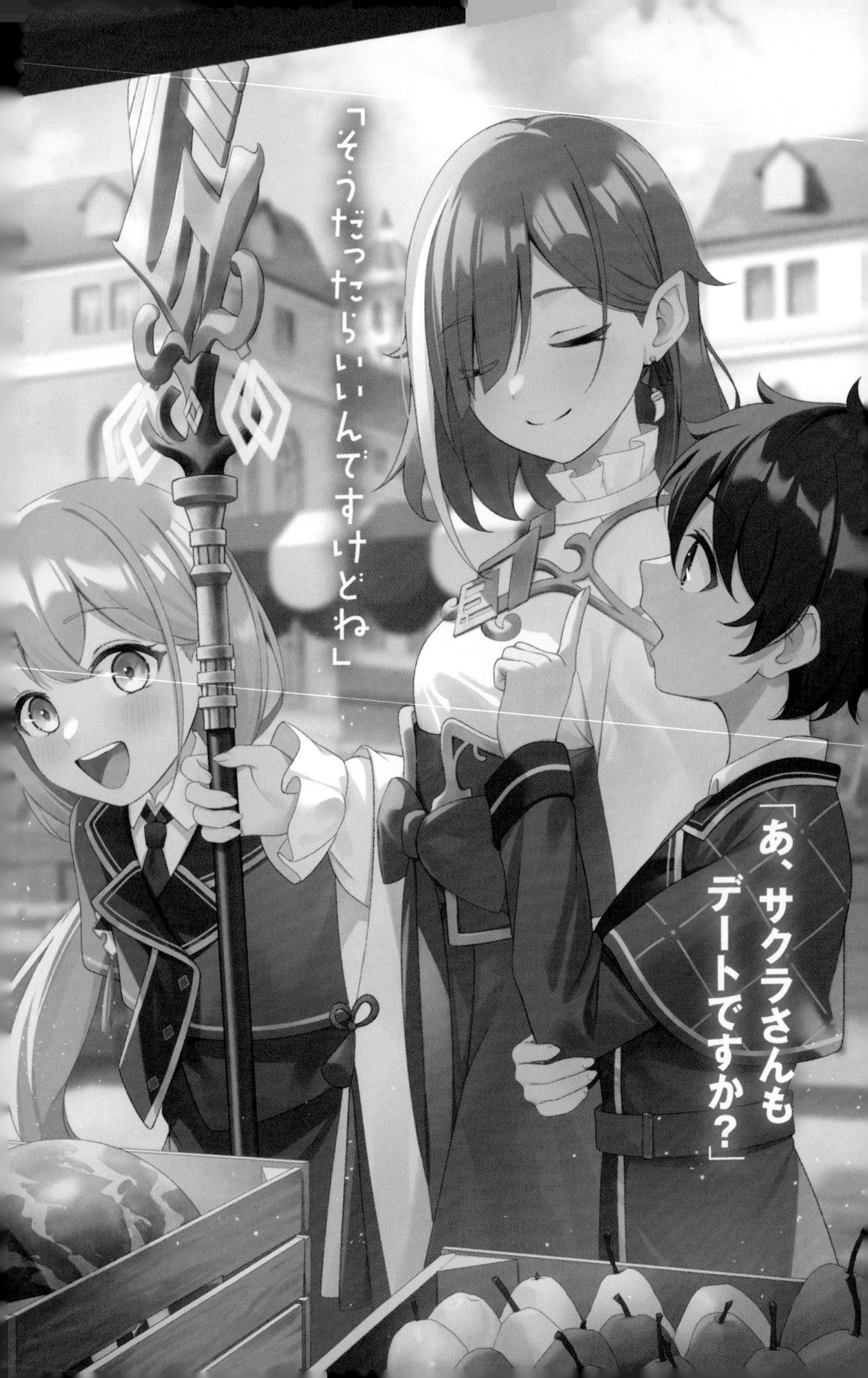
「あ、サクラさんもデートですか？」
「そうだったらいいんですけどね」

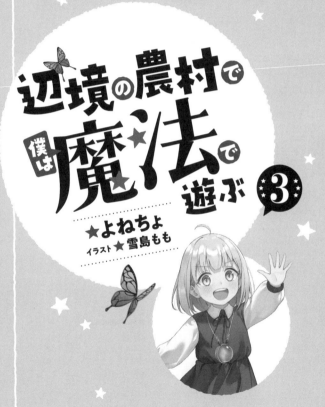

辺境の農村で僕は魔法で遊ぶ 3

★よねちょ
イラスト★雪島もも

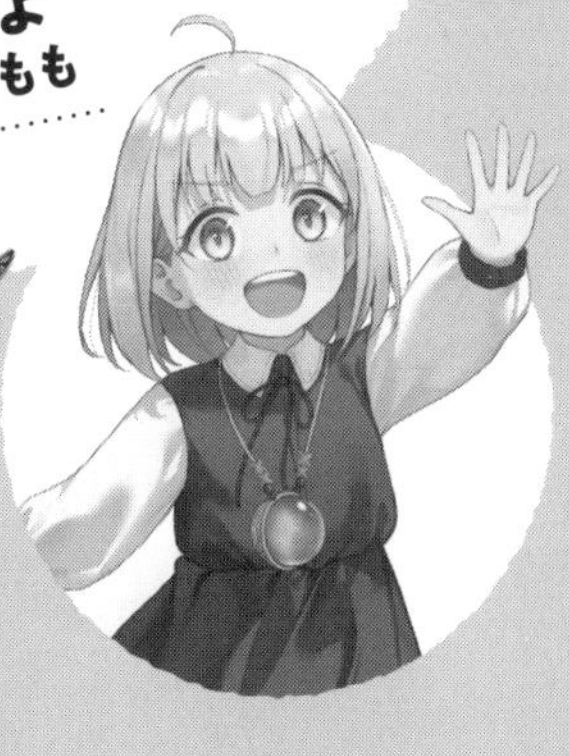

CHARACTERS

物語の登場人物

ルカ（主人公）

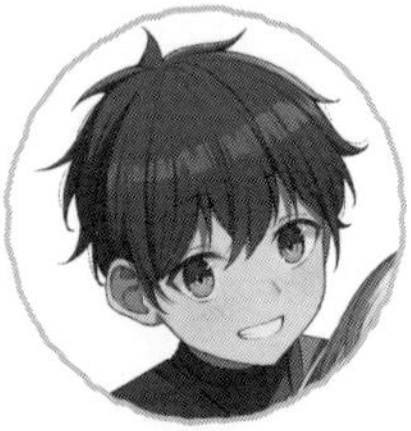

前世で呪われたせいで魂の輪廻の時に記憶を持って生まれた運命改変能力者。この世界では父・エドワード、母・ソニアの間に生まれた。

前世でかけられた呪いに対抗するため、自らを代償にして、本来の呪いの力を封じ込めた。もし呪いが発動しても犠牲を生み出さないよう、本来家族も含め全員に無関心でいるはずだったが、妹・アリーチェのかわいさのあまり枷が緩んだ。コンセプトは正常な異常者。厄介な女性に惚れられる運命。

アリーチェ（ルカの妹）

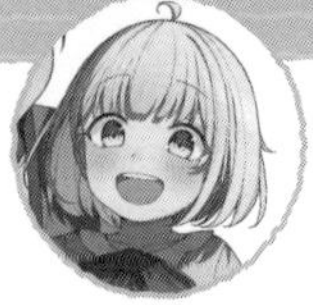

自分と兄はいつまでも一緒と思っている。ずっとルカを見ていたせいで、ルカの存在が近くに感じられないと不安になる。世界樹の巫女の才能を持って生まれた。

レナエル

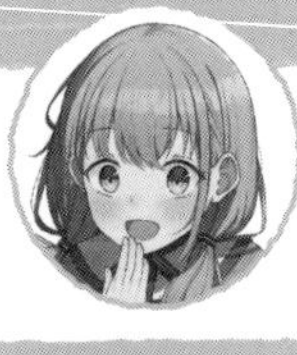

ルカの幼馴染。母親が死んで、トシュテンに勧められ、都から村へ移住。慣れない村生活でエドワード家族に世話になる。ソニアを母みたいに慕っている。エルフと人間の顔のいいとこ取りしたような見た目の美少女。

クリストフェル＝エク＝ビューストレイム

エドワードの父親で、ルカの祖父。視察の時はカリストと仮名を使い「辺境伯の使い」と偽っている。貴族の掟に反しない限り、家族のためには何でもするが、一歩でも掟に反すると、どんな相手でも掟に従い処罰する。辺境の王といっても過言ではない。貴族としての実力から、隣接国はおろか、自国の王以外の王族、貴族からも恐れられている。

トシュテン

レナエルの祖父。エドワードの義理の祖父。「辺境伯の使いの妻」に扮しているカロリーナの二人目の夫であり、もともとは辺境伯の筆頭執事でもあった。

アリア

この世界の最強種の１種であるハイエルフ。本名は不明。正式な音階と速度で名乗ると12時間ほどかかる。趣味とエルフに連なるもの以外には非常に冷たい。ルカには大きな関心を持っている。

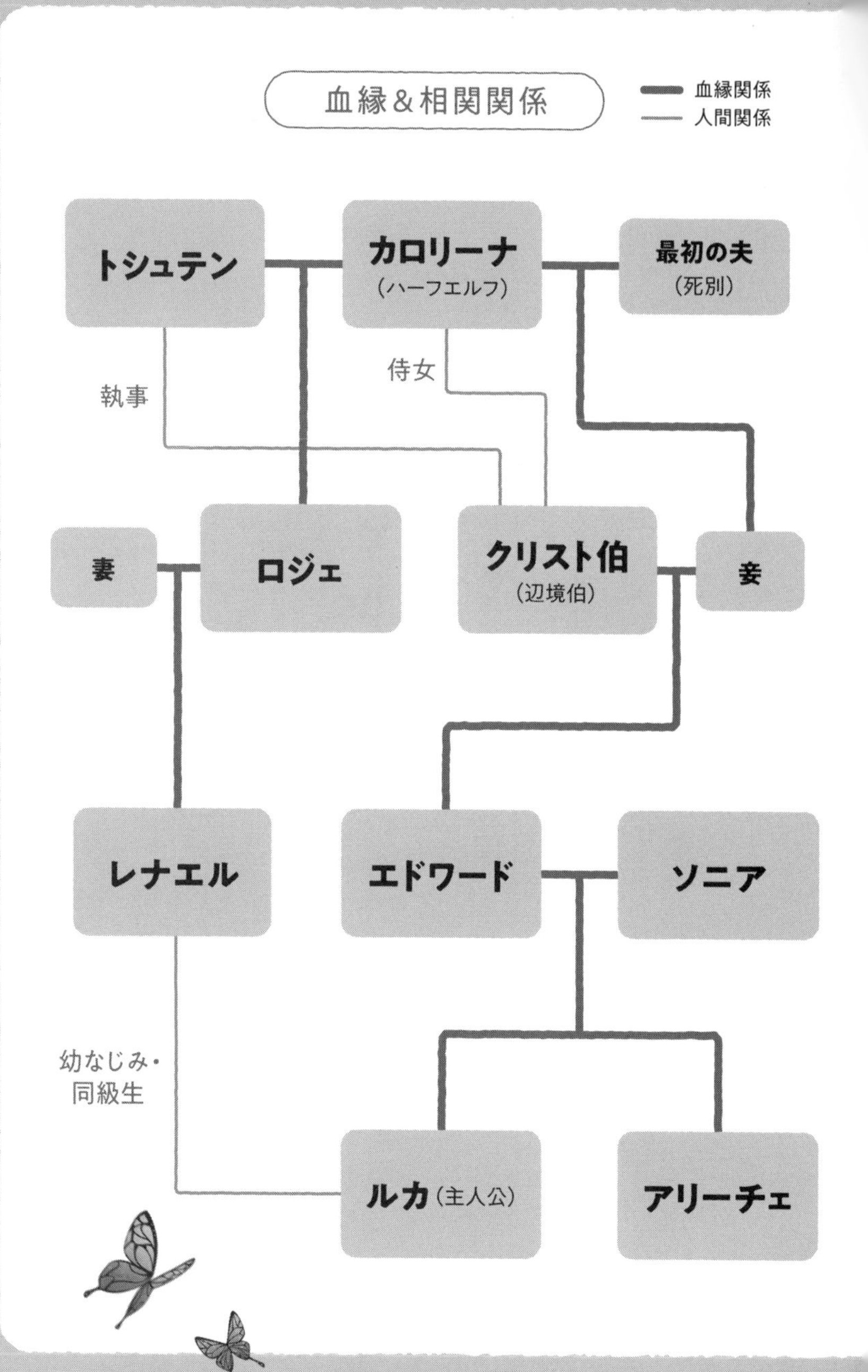
血縁&相関関係
血縁関係
人間関係
トシュテン
カロリーナ
（ハーフエルフ）
最初の夫
（死別）
執事
侍女
妻
ロジェ
クリスト伯
（辺境伯）
妾
レナエル
エドワード
ソニア
幼なじみ・
同級生
ルカ（主人公）
アリーチェ

CONTENTS

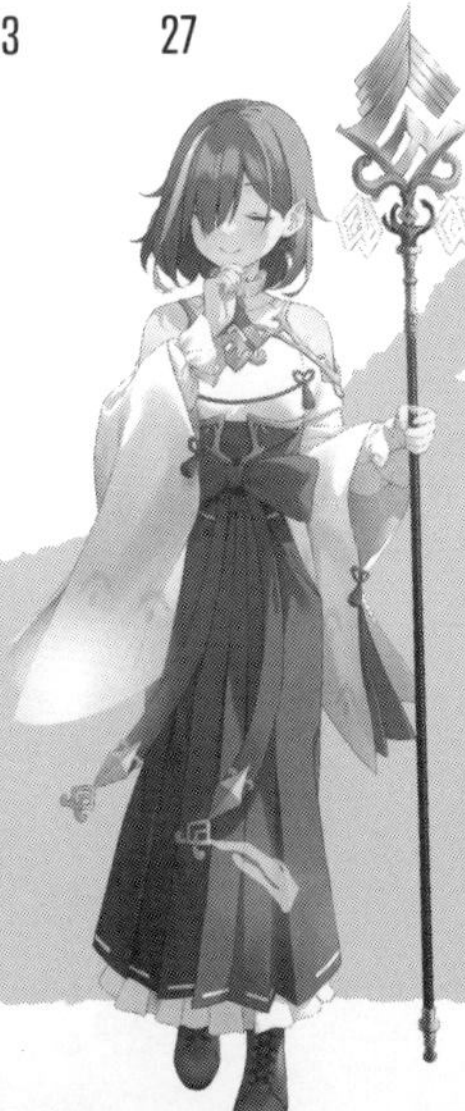

プロローグ

プロローグ

僕は窓から入ってくる陽の光で目が覚める。

体を起こし、前に住んでいたトレイム村で使っていたのより倍はあるベッドから降りて、伸びをした。

今日はアリーチェは潜り込んで来てないみたいだ。僕の妹のアリーチェは普段は両親の部屋で一緒に寝ているけど、朝起きるとたまに僕と一緒に寝ている時がある。アリーチェの居場所を確認すると父さん達の部屋で、まだ寝ているのを魔力を通じて感じる。飼い猫のみゃーこも一緒に寝ているみたいだ。

ベッドから出た僕は、吊るしてあった制服に着替える。

ハイエルフのアリアちゃんから渡された生地で作られたこの制服は、魔力の伝導率が良すぎるため僕以外の人が触ったら勝手に魔力を吸われるらしいけど、僕用に作られたおかげか、僕にはなんともない。

僕の魔力制御が良いおかげだと自画自賛したいけど、今僕が通っている学校の『クラス』の人達を見るととてもじゃないけどそんな気になれない。才能があるってのはああいう人達のことを言うんだろうね。

あ、僕の『クラス』ってのは各国のおエライさんばっかり集めた教室だ。王族とかそれと同じくらいの地位の人ばっかりなんだけど、何故か僕もそこに放り込まれたんだよね。

辺境伯であるおじいちゃんとアリアちゃんには色々思惑があってそうなってると思う。

そしてそれは、アリーチェのためになるらしいから僕は特に不満もなく従っている。——場違いだってのは、言い続けるけどね！


僕は二階にある自分の部屋から、中央の大階段を通って一階に降りる。

うーん、まだ慣れないな、このゲームにありそうな大きな洋館には、とそんなことを考えながら僕は食堂に入っていく。

そこには父さんと母さんが座って他愛のない話をしていた。朝ごはんの匂いがするから準備は終わっているんだろう。

「おはよう。父さん母さん」

「お、ルカか。おはよう」

「おはよう、ルカ。お茶飲むかしら?」

「うん、お願い母さん。みんなはまだ寝てるの?」

母さんはいそいそとお茶を入れに行ってくれたので、後半は父さんに聞いている。

「ああ、まだ寝てると思うぞ。もちろんトシュテンは起きてるがな」

この家に住むのは僕達四人と一匹の家族と、今、名前が出たトシュテンさんと、その息子のロジェさん、ロジェさんの娘のレナエルちゃんで、合わせて二家族の計七人と一匹だ。

その中で執事として働いてくれるトシュテンさんは、一階右奥にある仕事部屋で何か色々やっているけど――多分今も――呼べば、いつでもやって来てくれる。


「トシュテンさんはいつも起きてる気がするよ」

「はは、そんなわけないだろ。……そんなわけないよな?」

「僕に聞かれても……」


笑って否定した父さんが、真顔になって僕に聞いてくるけど、僕が知ってるわけないよね。

でも、そういえば、数々の執事を見たことあるおじいちゃんでさえ、トシュテンほど完璧な執事はいないと呟いてたっけ。


「ご心配なく、ちゃんと休息は取っていますよ」

「うわっ、トシュテンさんいつの間に」

僕の前にお茶の入ったカップをかすかな音も立てずに置いたのは、件《くだん》のトシュテンさんだった。

母さんもトシュテンさんを追うように戻ってきた。


「お茶を入れるのには間に合いませんでしたが、お出しするのは私の仕事ですから」

「わざわざ来てもらわなくても私がしますよ、トシュテンさん」

「いいえ、ソニア様。それは私にお任せください。なぜなら私は久しぶりに執事をしているという実感と満足を、たった今も得ており充実しているからです。いいえ、エドワード様。トレイム村での村長が不服だったというわけではありません」

「だったら村長……おい、考えを読むなよ」

「それは失礼をしました」


トシュテンさんが執事の仕事に満足感を覚えていると言うと、父さんがニヤついてからかおうと口を開いたけれど、トシュテンさんに先回りされてふてくされていた。

「あ、忘れてた。おはようございます。トシュテンさん」

「はい、おはようございますルカくん。エドワード様、ソニア様もおはようございます。挨拶が遅れ、申し訳ございません」

危ない危ない、挨拶するの忘れるところだった。挨拶は大切、昔からそう決まってる。

トシュテンさんも深く頭を下げながら父さんと母さんに挨拶して、「謝らないでください」とトシュテンさんのかしこまった態度に、まだ全然慣れてない母さんが困った顔をしているのを眺めながら、僕はカップを傾けた。

「しかし、ロジェはいけませんね。いつまでも惰眠《だみん》を貪《むさぼ》っているようでは、エドワード様の補佐としては失格です」

「別にいいんだよ。あいつはあれでも頼りになるやつだぜ」

「しかしですな。全く、誰に似たことやら」

「どう考えても、カロリーナさんだろ」

カロリーナさんとは僕達のひいおばあちゃんで父さんのおばあちゃんのことだ。

ハーフエルフなので、見た目は母さんと同い年くらいで、全然おばあちゃんには見えないんだけどね。

村にいた時には父さんは「おふくろ」と呼んでいたけど、それは演技の身分上の時の呼び方で、本当はさん付けで呼んでいたらしい。
だから、演技が必要ない時はそう呼んでいるみたいだ。僕とアリーチェはおばあちゃんって呼んでるけどね。
ちなみに演技とは、辺境伯のおじいちゃんが視察に行く際に、辺境伯じゃ身分が高すぎるので、それを誤魔化すための辺境伯の使いとしての立場になっている場合、その妻役として付き添っている時のことだ。

「いえ、エドワード様」

そうトシュテンさんが口を開き、父さんはしまったという顔をした。
続いて「私のカロリーナは淑女でございます。がさつなロジェとはとても似てはおらず繊細で――」と、トシュテンさんは淡々とした口調だけど中身は完全な惚気《のろけ》を語り始めた。

「あ、僕。レナエルちゃん達でも起こしてこようかなぁ」

トシュテンさんの様子に僕はすぐさま逃げをうった。その際、母さんがこちらを困った顔で見たので、「母さんも一緒にお願い」と助け船を出した。
「え、ええ！　そうね。エドワードちょっと行ってくるわね。ルカに頼まれたら仕方ないわよね」

すでに立ち上がって食堂から出ようとしている僕を、母さんは椅子をガタッと鳴らしながら、小走りで僕の後ろについてきた。

出ていく僕達の後ろ姿に父さんが「ふ、二人共、ちょ、ちょっと待てよ」と、声を掛けるがもちろん僕達は聞こえなかったふりをした。

最後に見えた父さんの肩には、トシュテンさんの手が掛けられており逃げられないようだ。

多分、トシュテンさんの気が済むまで延々と惚気を聞かされることになるだろう。父さん、強く生きて！


「ふぅ、助かったわルカ」

「それでどうする母さん。向かいのサロンででも時間潰す？」

「母さん、あそこ使うの怖いわ。だって全部高そうなんだもの、キュッとしちゃうわ」

母さんは、キュッとする、で体を縮めて、落ち着かないことを表現した。確かに分かる、あそこは豪華すぎる。

「じゃあ、本当にレナエルちゃん達、起こしに行こうか」

「そうね、それがいいかも。あ、ルカ、レナエルちゃんは私が起こしますからね。ルカも男の子だし、女の子のお部屋に興味があるのは分かるけど駄目よ」
「はは、そんなのないよ」
「少しは持ちなさい！」
「えぇ……」

母さんが駄目って言ったから、思ったことをそのまま言ったら叱られた。理不尽じゃない？

しょうがないじゃないか、そういう欲なんて一切湧き上がってこないんだから、僕だって不思議だけどないものはないからしょうがない。

母さんと連れ立って二階に上がる。レナエルちゃんの部屋は家の奥の右側で角部屋だ。ロジェさんはその隣ね。

ちなみに僕の部屋はレナエルちゃんの逆側の角部屋で、父さんと母さん、アリーチェの部屋は家の奥側の真ん中を大きく取って作ってある。

あとは空き室だね。トシュテンさんはさっきも言った仕事部屋が自室にもなっている。実は父さんの仕事部屋もあるんだけど、使われたことはまだない。書類系とか細々したこととか全部トシュテンさんがやってくれている。たまに母さんも手伝ってはいるみたいだけど、父さんは書類仕事よりも開拓の方を任されてるってのもある。

そして、僕はロジェさんの部屋の前、母さんはレナエルちゃんの部屋の前まで行った。

「ロジェさーん、朝だよー」

軽く扉を叩いて声を掛けるが、部屋からはいびきしか聞こえない。うん、寝てるね。

母さんの方は少し声を掛けると扉が開いてレナエルちゃんの部屋に入っていった。多分起きてたね、レナエルちゃんは。

「ロジェさーん」

少し声を大きくして扉も強めに叩き、何度か繰り返したけど、うーんダメだね。よし必殺技だ。

扉の隙間から棒人間を入り込ませてロジェさんのところへ行かせ、片手分だけ耳に垂らす。そしてすぐに片手も含め棒人形を消す。寝耳に水ってね。

部屋からは「うわっ」っていう声と、転げ落ちるような音やバタバタとした音が聞こえて、扉が開いた。

「ル、ルカお前がやったのか？　水が耳に……濡れてねぇ」

「僕は普通に起こしに来ただけだよ？　寝ぼけてたんじゃない？」

そう言って僕は誤魔化した。それよりも。

「ロジェさんお酒臭いよ」

「あ、そうか？　昨日遅くまで飲み歩いてたからなぁ。酒抜くかぁ、じゃないと、親父にどやされる」

ロジェさんは魔力を高めて身体強化を使っているみたいだ。

「よし、どうだルカ。これはな身体強化を掛けながら、更に内臓の一部を強化して一気に酒を抜くんだ。お前も覚えた方が後々助かるぜ」

「へーそんなこと出来るんだね」

確かに、便利そうだ。前世の僕はそんなお酒に強くなかったからね。飲まされてベロベロになった記憶がある。

これさえあれば酒豪間違いなしだ。

「いいか？　まずはだな」

「うん」

ロジェさんにやり方を聞こうとするとバタバタと隣の部屋から物音が聞こえてきて扉が開き、手に室内履きのスリッパみたいな物を持って部屋着のレナエルちゃんが出てきた。

そしてそのまま振りかぶって、「ルカに変なことを教えないで！」と、ロジェさんに思いっきり投げた。うん、スパーンといい音がしたね。


「いてぇ、何すんだよレナエル。ルカだってそのうち飲み歩くようになるんだ。今のうちに覚えといた方がいいんだって」

「ルカはお酒なんて飲まないわ！　父さんみたくグダグダとくだを巻くことなんてしないもの」

「いや、男には付き合いってのがな？　な？　ルカ」

「うん、そうだよね――」

「アリーチェお酒嫌いって言ってたわよね」

「――けど、僕は一生お酒飲まないかな！」

「あ、ルカお前裏切ったな」


前世でも付き合いで飲んでたからその流れで同意しそうだったけど、レナエルちゃんの言う通り、アリーチェは父さんがお酒を飲んでから抱っこされるのを、非常に嫌うんだった。危ない危ない、前世は前世、今は今だ。たまに記憶に振り回されるけど、感傷は全くないからちゃんと分けないとね。

「とにかく、ルカを悪い道へと引きずり込むのはやめてよ」

「悪い道ってなぁ、普通のことだぞ。レナエル、あんまり束縛する女は嫌われるぞ」

「えっ、そ、そんなことはないわよね。ね？　ルカ」

「あー、人にもよるんじゃない？」

「ルカはどうなのよ」

「僕？　僕はそうだな……考えたことないから分からないや」


恋愛は人それぞれだしね。束縛されるのが好きって人もいるだろう。

前世は束縛されるのはあまり好きではなかったけど、今世はどうなんだろう。

やっぱり、僕にそういう機会が訪れないと分からないかな。


「レナエルちゃん、脱いだ服は片付けないと駄目よ」

そう言うと母さんがレナエルちゃんのパジャマを持って、部屋から出てきた。

「あ、ごめんなさいソニアおばさん。ほら、父さんのせいで怒られたじゃない」

「ひでぇな、俺のせいかよ」

「そうよ。ルカ、下に行きましょう」


男親って辛いよね。僕はロジェさんの腰をポンポンと叩いて慰めたら、お返しとばかりに髪の毛をグシャグシャにされた。

食堂に降りるとテーブルに父さんが突っ伏してるのが見える。トシュテンさんがいないってことは惚気は終わったね。


「エドさん、どうしたんだよ」

「ああ、余計な藪突っついたせいだよ」

「なんだそりゃ」

「トシュテンさんにカロリーナさんの惚気のきっかけ」

「あー」

ロジェさんはまたかと言わんばかりに目頭を押さえていた。

「その格好ってことは、ルカ今日も森に行くのよね」

改めて食堂に揃って、みんなで談笑をしているとレナエルちゃんから僕の格好のことを聞かれた。

その格好って言うのは制服に着替えている姿だ。

「そうだよ。レナエルちゃん達は今日入れてあと三日休みだよね」

「そうよ」


アリアちゃんによる疑似スタンピートの後、僕はすぐに森に行くことになったのでよくは知らなかったけど、スタンピートの次の日は集会があって魔獣を倒した際に落ちた魔石の売却金を分配——各クラスの活躍ごとに評価されて、それに準ずる分配率で配ったとか。

その際レナエルちゃん達の従者や侍女クラスにも分配があり、体を張った戦闘系の科から苦情が出たけど、戦闘に参加したこの国の王族で双子のファニオさんやファニアさん、隣国のお姫様のセレスさんが報酬の返上を宣言して、場を収めたりしてたらしい。

その後に僕がいないことに気付いて、心配してくれた三人が森に向かおうとして、それを見かねたポチ君が手伝いがてら、見に来てくれてたりしてたんだけどね。

そして、その後十日間の休みが発表されたりして、いい感じにアメとムチを使い分けたから、スタンピートに向かわされるなんていうことがあっても、誰一人として学校を去る生徒はいなかったという事実は、なんかうまいことおじいちゃんの手のひらの上で転がされている気がして少し怖かった。

そんなことを思い返していると、レナエルちゃんが口を開いたので現実に戻される。

「なんかルカだけ仕事してるのに、休んでるの気が引けるのよね」
「そう？　僕は別に気にしてないけど」
「私が気になるの！」
「うーん、レナエルちゃんはそう言うけど、村の時と変わらないよね？　確かに今はみんな休みの中、森で開拓してるけどさ、普段は学校通ってるだけだからその時は休みみたいなもんだよ。僕は今回のスタンピートの時、後ろから見てただけだしね」

「でも……」

何せ今まであのクラスの中では、まだおじいちゃんの魔術の授業くらいしか受けてない。それもおじいちゃんが忙しいから長くても二時間くらいだよ。後はおしゃべりしてるか、おじいちゃんがきっかけになるかもしれんので読んでおけという、魔術の初歩の初歩のことが書いてあったり、それが出来ても魔術が使えるとすら言えない、誰でも一番最初にやるやつらしい口頭で魔術を発動させる方法が載ってたりする本を見てるくらいだ。

なんでも『力ある言葉』をある法則によって口にするだけで、ほんの少しでも才能に目覚めていれば自動的に魔術が発動すると書いてあった。

生活魔法でも「水よ」とか、「風よ」とか口に出して使うことはあるけれど、それはイメージしやすい用に口から出た言葉なだけで『力ある言葉』とは違うらしい。

ただ、『力ある言葉』を言うだけで発動する魔術は、簡単というか役に立たないくらいのことしか出来ず、水の魔法で言えば手の中に一滴一秒、水が発生するくらいなレベルだ。

ここから難しい魔術になっていくと魔力とかスキルとか構成とか、後は一番大切な才能とかが必要になってくるらしい。その使える魔術の段階によって魔術師としてのランクが決まっていくみたいだよ。

ちなみに僕は呪文を唱えても、全く何も反応しなかったけどね！　いいもん、生活魔法使

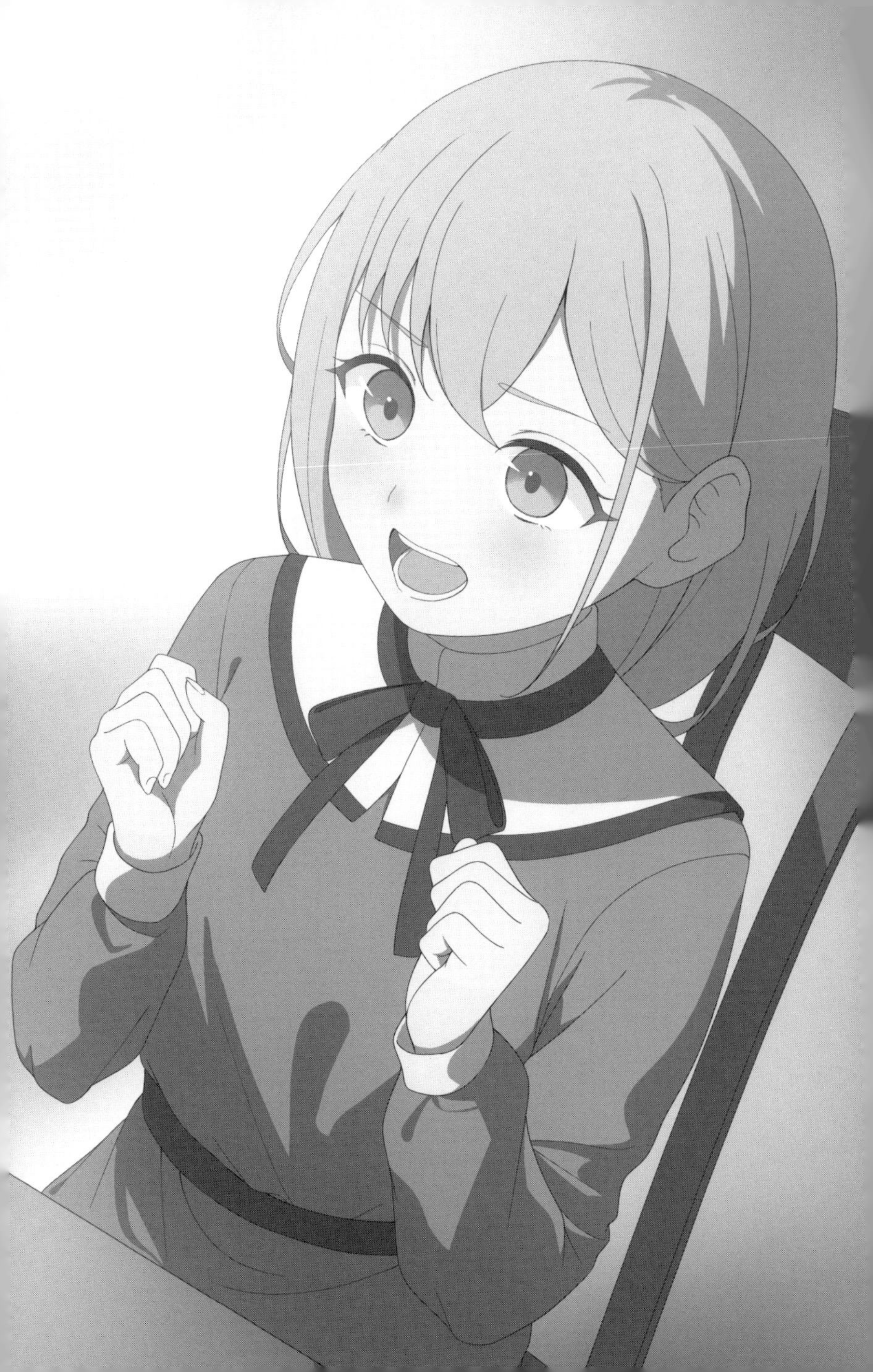

って同じこと出来るもん、ほら！　水出した！　消した！

「ルカ、なんでいきなり水出したり消したりしてるの？」

「あ、な、なんでもないよレナエルちゃん」

「ほんとに？　また余計な変なこと考えてたんじゃないの？」

はい、その通りです。変なことではないけどね。

「まあいいけど……ほら、お屋敷にいるばっかりで、街にも出かけてないでしょ？」

「あ、そういえばそうだね。僕、家にいるの好きだからあまり気にしてなかったや」

だってお家にはアリーチェがいるからね、帰ってからも休みの日もアリーチェと遊んでるだけで満足だからなぁ。

「だから、ほら……私一人で行くのもなんだし……」

「あ、そうだよね」

レナエルちゃんが街に行きたくても、レナエルちゃんみたいな美人さんが一人でなんて危ないもんね。

レナエルちゃんを守るために強い人が一緒にいないとね。

じゃあと、僕はレナエルちゃんとの話をお茶を飲みながら聞いていたロジェさんをちらりと見た後、父さんに顔を向ける。


「父さん」

「なんだ？　気持ちは分かるが、まだお前を休ませる――」

「ロジェさんって休み取れないの？」

「――わけにはって、は？」

「は？　俺ぇ？」

「いや、レナエルちゃん街に行きたいみたいだからさ。親子水入らずで――」


出かければいいんじゃないかな？　ロジェさんなら強いみたいだし。って言おうとしたけど、そこで母さんが大きなため息をついたので言葉が止まった。


「ルカあなたねぇ。……エド、この子なんとかしないと、いつまで経ってもこのままの気がしてきたわ。今日は無理でもあと三日の休み以内になんとかならないかしら？」

「あー、今日から森に冒険者が調査に入るが、その結果しだいだなぁ。ソニアわりぃが、俺がなんとかしてやれる話じゃないんだよ」

「でも、エド」

「もちろん親父には掛け合ってみる。だが、ここの開拓は念願だったみたいだしな。厳しいと思う」

父さんと母さんが話し合いを始めた時に、僕の感覚にアリーチェが起きたことが伝わってきた。

ちょっと行ってくるか。ちゃんと起きた時に行ってあげなきゃ、反抗期真っ盛り《イヤイヤ》のアリーチェが全開になっちゃうからね。

まあ、被害を受けるのは主に父さんなんだけど。

僕は今日二度目の食堂抜け出しをして、同じように二階に向かう。

「アリーチェ起きてる？」と小さく声を掛けて部屋に入ると、今日は目覚めが悪かったみたいで、むーむー言いながら枕に顔を擦り付けていた。

最近はアリーチェと寝てくれている白猫のみゃーこは僕が部屋に入ってきた時に、足元まで来て体を擦り続けている。今日は甘えん坊だね、みゃーこ。でも、ちょっと待っててね、と心の中で謝りつつ、アリーチェの枕元に座る。

「どうしたの？　アリーチェまだ眠い？」と聞くと「むー」と返ってくる。「まだお眠する？」と聞くと枕に伏せたまま首を振り「むー」と返ってきた。

僕は「そう」とだけ返して、アリーチェの髪をとかすように頭を撫でた後、背中をポンポンと心臓の鼓動に合わせて優しく叩く。もう一眠りくらいするかなとそうしていたけどアリーチェは眠らず、枕から僕の太ももに顔を移し同じように擦り付けて、そのスリスリが体の上の方まで上がっていき最終的には僕の体に両手両足でしがみついた。

「にいたん、あーちぇおきた」

「うん、偉いよアリーチェ」

「うん、えらいあーちぇ」

アリーチェは僕の言ったことをオウム返しする。まだ頭が起きてないんだろう、寝起きの時はこうやって昔の呼び方に変わる時が多い。今の「おにいちゃん」って呼ばれるのもいいけど、たまにはこう呼ばれるのもいいもんだ。

ダッコちゃん状態のアリーチェを支えつつ、僕はスリスリが止まらないみゃーこを持ち上げ膝の上に置く。物凄く喉がゴロゴロ鳴ってる。アリーチェには負けないとばかりの甘えっぷりだ。

アリーチェは、もう少し寝ぼけているだろうから、先にみゃーこにご飯を食べさせよう。

僕は魔力の取り込みを少し強める。そうして魔力を高め、手のひらの上で圧縮し続ける。そうするとある臨界を超えた魔力は秩序を持ち始め物質となる。これを魔力結晶と呼んでいる。今回作った大きさはよくある猫のカリカリ程度、それを同時に手のひらいっぱいに作る。

こうやって出来た物しかみゃーこは食べない。

みゃーこの前に手のひらを出すと、さっそく待ちきれないとばかりにがっつき始める。うん、いい食べっぷりだ。

少し経ち、綺麗に食べ終えて「にゃーん」と満足そうなお礼を言うみゃーこを肩に載せ、アリーチェをしっかり抱き直しつつ、僕は一階に降りる。

食堂に戻ると父さんと母さんの話し合いも終わっており、テーブルに朝食の用意がされていた。


よし、今日もご飯を食べてしっかり頑張るぞ！

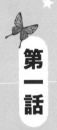

第一話
魔術と奇跡と運命

第一話　魔術と奇跡と運命

「そろそろ、休憩に入るぞ」

今日もまた森に入り伐採を続けていた。お昼が近づいて父さんのその声に「へーい」とか「おう！」とかの返事があちこちから返された。

僕も「分かった」と言うと父さんの元へと近づいて近くの切り株に腰を掛ける。

それから他の人達もぞろぞろと集まって切り株に腰掛けていく。

今日は僕一人じゃなくて、開拓メンバー全員一緒だ。

僕が一人奥に入って切り倒した部分は二百五十平方メートルくらいで、今はそこから外に向って切り倒しているところだ。後少しで森の外と繋がる。

みんなでやっているのは、そろそろ森に魔獣が戻ってくるかもしれないってことと、その調査のために冒険者の人達が森に入っているそうなので、僕の生活魔法を大っぴらに見せてはいけないと言われているので使えないからだ。

使えないなら僕一人でいても仕方ないからみんなで作業をしている。

というわけで、今日はボーンを出さずに身体強化と軽く魔力を通した斧だけで頑張るよ。

って今からは休憩か。

切り株に座った僕はそこに置いていた家から持ってきた大きな籠を開けてパンを取り出す。


「父さん、お昼ごはんだよ。はい、ロジェさんも」

「おう、あんがとな」

「今日もうまそうだ。おっとありがとうだぜ、ルカ」

「うん、後、お水も入れるね」

「すまねぇな」


僕は母さんが作ってくれたバゲットに野菜やお肉を詰めたサンドイッチを父さんとロジェさんに渡す。そして父さん達の水筒に水を足した。

父さん達の分は一人につきバゲット一本分丸々だ。それを二人共豪快に食べ始める。

僕の分はそれの五分の一くらいかな？　父さん達に続いて、もぐもぐと食べ始めた。

前の村の生活と違って食材も調味料も増えたおかげで、サンドイッチも豪華になって味も複雑になってとても美味しい。あ、もちろん母さんの料理の腕が良いってのもあるよ。

僕がもぐもぐしていたら、開拓メンバーの一人に声を掛けられる。

「ルカお前、そんだけしか食わねぇのか？」

茶髪で茶色の目をしたアダン君が年を取ったような顔をしたおじさんが話しかけてくる。アダン君より身長も体の厚みも遥かに大きいけどね。

「うん、いつもこのくらいだよゲインさん」

この人はゲインさん、顔を見て分かると思うけどアダン君のお父さんだ。

「エドさん、もっと食わせた方がいいんじゃねぇの？　こんなに痩せっぽちになってよ」

えー、僕結構筋肉ついてるけどなぁ、確かに父さんみたくムキムキじゃないけど、いいバランスだと思ってたんだけど。


「そいつがそれだけでいいって言うんだよ。確かにあんま食わねぇけど、痩せていってるわけじゃねぇよ」

「本当かぁ？　最近のアダンのやつはルカの十倍は食うぜ」

「そりゃ、アダンが食いすぎなんだよ」

「確かに！　カミさんが、食費がかかって仕方ないってボヤいてるからな」

ゲインさんは一人笑いながら納得したかのように頷いていた。

アダン君、僕の十倍は食べてるのか、僕は少食だけど父さんの言う通りアダン君は食べすぎじゃないの？　あれ？　でもアダン君って確か……。

「ゲインさん、アダン君、寮に入ったんじゃなかったっけ？」

そうだ、少し前に本人が寮に入るって言って、その数日後には「もう入ったぞ」って言っていた。

「あー、そうなんだがなぁ。寮の飯だけじゃ足りないらしくて、毎日食いに帰ってくるんだよなぁ。ま、カミさんは元々寮に入るの反対だったから、ぼやきながらも嬉しそうだから別にいいんだけどよ」

「食べに帰るくらいなら、最初から家にいてもいいんじゃないの？」

「俺もそう言ったんだがな。あいつの中では何か違うらしくてな。まあ好きにやらせるさ。村と違ってここは刺激も多いから楽しいんだろうよ。ルカもそうだろ？」

「何が？」

「何がってお前、色々だよ。特に中央街だな。色々あんだろ、店とか巡ってなんか買ったり、うまいもん食ったりよ。あ、そろそろ女もか？」

ククくとくぐもった笑い方をして僕をからかおうとしてるのは分かるんだけど、ごめんゲインさん。

「僕、その中央街っての行ったことないんだ。あ、そういえば、街に何があるのかもよく知らないかな」

僕達の家は街の外れにあってその近くの門から入るので、中央街とか住宅街とか入ったことがない。僕が行ったことあるのは、ここに来た時に連れて行かれた、制服を作った仕立屋さんくらいかな。


「は？　お前、休養日とか何してんだ？」

「もちろん、家でアリーチェと遊んでるけど？」

当たり前だよね。一日中アリーチェと遊べるんだから。

「お、おい、エドさん。あんたの息子枯れすぎじゃねぇか？　このくらいの男ならもっとこう……」

「……だよな、やっぱり。俺とソニアもたまに外に遊びに行けと言うんだがな」

「何言ってるのさ父さん。ちゃんと外でも遊んでるじゃない」

「そりゃ庭だろ、それもアリーチェと遊ぶためじゃねーか」

「うん、そうだけど」

「そうだけどって……はぁ分かった。やっぱり親父に少しだけでも——」

父さんが何か言いかけているけど、少し考えに入ってしまった。

ここに来てからはアリーチェとよくお庭で遊んでいる。お庭広いからね、アリーチェもよく全力でかけっこしている。

その時にコケて自分で立ち上がるんだって言って、立ち上がったら全力で褒めてあげるという、よくあるやつって言ったら何だけど、それもやった。

その時ふと前世のことを思い出した。前世の妹は、物凄く泣きじゃくって決して自分からは立たなかったな。まだ考えも子供だった僕《俺》は少し意地悪して離れようとしたけど、足元にしがみつかれてそのまま這い上がるように登ってきて、「抱っこしろばかぁ」とか締め上げてきてたな。その後しょうがないなぁと諦めた僕《俺》は抱っこしながら家に帰ったんだけど、ずっと泣きながらぶつくさと文句を言っていたね。

前世の記憶は常識や物事だけで自分に関する記憶は一切なかったけど、二年前の魔物襲撃の際に前世の自分の記憶が戻ったので、たまにこうやって前世のことがふと思い出される。実感がないせいかその時の気持ちははっきりと思い出せないけれど、それでも、わがままでもアリーチェみたく素直でも、妹の面倒を見ている時の僕《俺》は、いつだって幸せだったことだけは間違いない。

前世の家族の幸せも今の家族の幸せと同じくらい祈っているけど、思い出せるのは記憶だけで感情はないせいか、生まれ変わったせいかは分からないけれど前世への未練というのは一切感じない。

前世のことをまるで引きずっていない僕を、誰かが知ったら薄情だと言うかもしれないけど、それでも僕は僕《ルカ》として、この世界でただ生きるだけだ。

「おい、エドさん。あんたの息子何か遠い目してるぜ」

「……いつものことだ。また話聞いてなかったな。ゲイン、こいつの目を覚ましてやってくれ」

「俺がか？」

「ああ、アダンにやるようにでいいぞ」

「いいのか？　俺のゲンコツは痛いぞ」


ボソボソと話し声がすると思ったら、ゴンと言う音が僕の頭から響いた。

その後すぐに「いったぁ！」と言うゲインさんの声が聞こえ、父さんの吹き出して大笑いする声が聞こえた。

音と声で気付いた僕はそちらを見ると、手を押さえながら父さんに食って掛かるゲインさんとそれを見て笑っている父さんの姿があった。


「エドさん、あんた知ってて俺にやらせたな！」

「わりぃわりぃ」

「わりぃって……そういや、あんた兵士の時もそうだったな。よくこんな悪ふざけしてくれたよな」

ゲインさんもロジェさんと一緒で父さんと兵士をしてたのかな？

あ、ロジェさんが間に入って「まあまあ」とゲインさんをなだめてる。

「全くよぅ。でもまあ、昔に戻ったみたいで良かったぜ。あんた二年前までは限界まで張り詰めてたみたいだからな」

「ああ、みんなには助けられた」

「へー、父さん。よくいたずらとかしてたんだ」

「そうそう。俺の飯に……って、ルカ、おめぇのせいでもあるんだよ。俺の繊細な拳をよくも」

そう言うと繊細とはかけ離れたゴツゴツとして皮膚の厚いその指で、僕の髪の毛をぐしゃぐしゃとかき回し始めた。

僕は「やめてやめて」と言うけど、ゲインさんは笑いながらお構いなしにぐっしゃぐしゃにしてくれた。

僕のぐしゃぐしゃになった髪の毛を見て、父さんもロジェさんも笑っていた、はしゃいでいる僕達を見ながら残り八人の開拓メンバーも、みんな笑っていた。

うん、一人作業は集中出来ていいけど、やっぱりみんないた方が楽しいかな。

みんなが笑って穏やかな空気が流れている時、森の奥から甲高い笛のような音が聞こえてきた。

即座に父さんが立ち上がり「傾聴‼」と短く叫んだ。

その瞬間、笑っていたみんなは真剣な顔になり、全員立ち上がり森に体を向けていた。

僕は訳が分からなかったけど、一番近くにいたゲインさんが僕の腕を掴み立ち上がらせて、背中にかばってくれている。その後も笛の音は数回続いた。


「えっと、何？　父さん」

「しっ！　静かにしてろ。ロジェ、長いやつだけだったな？」

「ええ、間違いありやせん」

「緊急か、状況が分かればいいが――」

小声で父さんとロジェさんが話し、その後すぐに森からよく通る大きな女性の声が聞こえてくる。

「弓矢兎《アローラビット》推測　四！　森の外に出る！　外作業班　声、直線上！」

「戦闘準備！　こちらの位置を把握してくれていたか、ありがたい。だが、森の中にアローラビットだと？　聞《は》いたことねぇぞ。いやウルフ系じゃなくて良かったと思っておくか。アレらと違って型に嵌められる」

父さんとゲインさんは剣を構え、ロジェさんはいつの間にか取り出した弓を構えていた。

他の人達もそれぞれの武器を構えて正面を見ている。

「ルカ、お前は下がって……いや、そのままゲインの後ろにいて動くな。ゲイン、ルカを頼むぞ。来たぞ！」

黙って頷いたゲインさんは僕をかばいながら、ロングソードを抜き後退りするように後ろに下がる。

こちらに聞こえるくらいの風切り音を立てながら、森から茶色い何かが飛び出してきた。

僕達との距離は僕が切り拓いた森の端と端、つまりは五十メートルくらいだ。

四つの影が着地すると、角が生えた茶色い四匹の兎の姿が露わになる。この前の角なし角うさぎ《ノンホーンラビット》より二回りほど小さいけど、感じる魔力は遥かに大きい。

そして、こちらの存在に気付き動きを止めて、白目の少ない真っ黒な目でこちらを見ている。

こちらも動きを止め、無数の切り株を挟んで、僕らは睨み合うことになった――いや、僕はゲインさんの背中に隠れているだけなんだけどね。

「しめた！　まとまってやがる。ロジェ、俺はやつらに戦吼《ウォークライ》を撃つ。俺めがけて飛んできたやつらを速射《ファストアロー》で狙って、やつらの加速矢《アクセルアロー》を発動させろ。確認するぞ。やつらは弓を撃ってきたやつを狙う、そこで剣の俺らが前に出て倒す。教本通りだ。お前らもいいな？」

「へい、隊長」

「一匹なら外しても俺に任せろ、それ以上ならカバーに入れ。久しぶりの戦闘だ。油断はするなよ」

あれ？　前とは違って、みんなから隊長って呼ばれて受け入れてる？　あ、開拓チームの隊長としてかな？　確かにこの土地に来る時は父さんが中心に呼ばれたもんね。

父さんの命令の後、みんなは素早く隊列を組む。ロングソードを持った四人が横に並ぶ。父さんの左側に一人、右側に二人だ。残りの六人は射手として並ぶ。

射手の人達は、父さんの横に一人、一番角度がつく右の人の前にロジェさんが、その他二人の前に二人ずつだ。

そして、ゲインさんと僕はそのだいぶ後方に位置する。

ロジェさんが射手の人達に指でサインを出しながら命令しているみたいだった。多分狙う魔獣を指定していたんだと思う。

ロジェさんの指示が終わり、弓が引き絞られるのを見ると、父さんは「行くぞ」と大きく息を吸い込んだ。

「『ウォークライ《かかってこい》』!!」

父さんのウォークライという言葉に魔力が乗って、アローラビットにぶつかるのが分かる。

それを受けアローラビットの目が怒りに満ちて、父さんに意識が向かう。

前の疑似スタンピートの時にセレスさんが使った王族のギフト『カリスマ』と性質が似ているのがなんとなく分かる。

比較しちゃうのは父さんには悪いとは思うけど、事実として効果と範囲が文字通り桁が違う。それも一つや二つの桁じゃない。

だけど、この場においての効果は十分みたいだった。

父さんのウォークライで、アローラビット四匹から一斉に魔力が放出され、名前の通り弓矢のような速度で一直線に父さんへと飛んだ。即座にその射線に合わせ計六本の矢が放たれる。

一匹には外れ、四匹中三匹には命中するかと思ったけど、その直前でアローラビットの動きが変わりすべての矢が外れ地面に刺さる。更に動きが変わったアローラビットは速度が倍ほどに跳ね上がり、自分を狙った射手のところへと標的が変わっていた――が、ロングソードを持って前に出てきた人達にカウンターで切り裂かれていた。

最初に矢が外れた残る一匹は、そのまま父さんのところへ向かう。父さんはいつの間にかロングソードを地面に捨て、右手にショートソードを握っていた。

その剣を持ったままだらりと両手の力を抜いて落とし、自然体でいるみたいだった。

アローラビットが父さんの眼前に来た時に、他のアローラビットがやったように動きが変わる――その瞬間、父さんは一歩だけ後ろに下がり剣を動かした。

「ギッ」という声が聞こえて見ると、父さんが突き出したショートソードにアローラビットが突き刺さってダランとしていた。

これが父さんがウォークライを使ってから、瞬き三回分くらいの時間で起きたことだ。

父さんがダランとしたアローラビットの首を折った後、「各自、生死確認及び索敵」という声に「死亡確認、敵影なし」という声が三回続き、全アローラビットが倒されたことが確認された。

確認された後、ビリビリと張り詰めていた空気が緩んだ気がした。父さんは振り返り、無事な僕を見てホッと安心したような顔をしてくれていた。

目の前のゲインさんも肩から力が抜けたのが分かる——その時、森からまた音がする。今度はガチャガチャと金属音を立てながら走る音だった。

その音に父さん達はまた剣を構えながら警戒する。

その時「大丈夫か！」と、さっき聞いたのと同じ声の持ち主が森から出てきた。赤い長い髪をポニーテールにした、精悍な顔付きをした女性だった。動きやすそうな皮の鎧とスモールシールド、腰につけているロングソードから見て、その女性は戦士系なのかな？　ガチャガチャと鳴っていたのは鞘《さや》鳴りだったんだろう。

そして、続いて「リーダー、一人で行くのは危ない」と赤い短髪でその赤い髪からリスのような耳が生え、身軽そうな格好から太くて長いクルンと丸まったしっぽが生えている斥候っぽい女性、赤いストレートの長髪で短い杖を持ち、魔法使いっぽい格好の女性、赤い髪を肩くらいで綺麗に揃えている、巫女服に似ている格好で錫杖《しゃくじょう》みたいな杖を持って目を閉じている女性が次々と森から出てきた。見事に赤い髪ばっかりだった。

そして、少し遅れて大きなリュックを背負ったこれまた赤い髪をした少年が――ってアダン君じゃん。本当に冒険者になったんだ。なんか女性ばっかりのパーティーなんだけど、アダン君もやるなぁ。

警戒していたけど物音が冒険者の人達のもので、更にアダン君が出てきたのを見た父さん達は、気が抜けたのか軽く息を吐いて剣を収めていた。

こちらと言うか、多分ゲインさんを見たアダン君が、すごく気まずそうに目を逸らして頭を掻いている。

ゲインさんは、面白いものを見たと言わんばかりのニヤついた顔になって、僕に振り返った。

「見ろよルカ、アダンのやつハーレムパーティーだぜ。あいつパーティーメンバーのこと黙ってたんだが、これが原因か」

ゲインさんは僕と話しながら、ちらちらとアダン君を見て更にニヤついていた。

父さん達もアダン君をどうからかおうかと思っているのか、同じようにニヤニヤしていた。

――その緩んだ空気の中、何故か、僕は、猛烈に嫌な予感が走った。

僕は視線を動かしたつもりはないのに、ゲインさんの顔を見た後に、冒険者の人達が出てきたあたりの森の木、その天辺を見て、その木から木の葉が少し不自然に散るのを見た。

その瞬間、脳に火が入ったように熱くなり、世界がスローモーションになる。

それに合わせて舞い散る葉っぱも、ゆっくりと見える。

僕の体を動かそうとしても、周りと同じようにゆっくりとしか動かない。

そして、木の天辺とゲインさんの間に、黒い影のようなものが見えた。

目を凝らしてみると、黒い体毛をしたアローラビットみたいな魔獣が見える。それが殺意を目に宿らせゲインさんを狙っていた。

黒いアローラビットは飛んだと思われる木の枝からゲインさんまで、もう半ばまで来ている。

ゆっくりと動く中、突撃してくる敵に気付いたのか父さんと斥候っぽい女性の顔がこわばり、声を出そうとするがもうすでに手遅れだ。

このままでは、先程アダン君を見て身体強化を解いてしまったゲインさんは、後頭部を貫かれ——確実に死ぬ。

更に、世界が遅くなり目に見えるものが止まっているかのような中、僕の頭は解決方法を探り出す。

僕の生活魔法や突き飛ばしたりするのでは絶対に間に合わない。生活魔法では手をかざして構築し発現するまでほんの少し足りない。突き飛ばすのはそれよりも遅い。

僕が出来る中で、この状況を打開出来そうな方法が導き出されるが、どれも間に合わず却下される。結果的に解決方法がゼロになる。

ならばと代わりに僕が知る中で、僕が出来るはずのことで、これから起きることを防げる唯一の方法が導き出される。それはおじいちゃんの——。

そこまで頭に浮かぶのと同時に、僕の頭には一番間近で見た、仕立て屋のエルクさんの腕をかち上げたおじいちゃんの魔術構成が思い出され、そう出来ることが当たり前のように思考で空間に魔術を構築した。

あの時見たのと同様にショックを与えるだけの弱い魔術だが、生活魔法とは比べ物にならないほどの速度と精度で発現するそれは、寸分違わず僕の狙い通りの空間に発動し、命中した。

ぶつかった瞬間「バチンッ」という衝撃音と共に黒いアローラビットは弾かれ、黒い影はゲインさんの後頭部から軌道を変えた。

その音を聞いた時、いや、聞く刹那より前に僕は、何かを動かした感覚と何かが抜け落ちた感覚を同時に味わった。前には気付かなかったけど、この感覚はあの時と同じ——。

「あ」

世界が元通りに動き出し、目の前に見えた物につい口から言葉が出たけど、多分、声にはなってなかったと思う。

魔術そのものは狙い通りの空間に発動出来、黒いアローラビットは魔術に弾かれ動きを変え、ゲインさんが急な衝撃音にビクッとすると同時にその顔の横を通りすぎる。

ゲインさんから逸らすという事象が確定した瞬間、黒いアローラビットが身じろぎしたので、本来は後ろに飛んでいくはずだった黒いアローラビットは運が悪いことに、勢いそのままに僕の顔へと激突したからだ。

肉と骨が発するグシャリという嫌な音と共に後方に弾き飛ばされ、もんどりをうって地面に転がり、割れた額からドロリとした液体が地面に広がっていくのが分かった。

今まで聞いたことのないような焦った声で、僕を呼ぶ父さんの声が聞こえる。急いで僕に駆け寄って来ているのも音で分かるけど、僕はそれには答えられなかった。

——僕は、そう……僕にぶつかっただけで、ひどくグロいことになっている黒いアローラビットを呆然と見てたから。

……えぇ？　ちょっと衝撃来たけど、僕は全然痛くなかったんだけど。うわっ……、僕の額、硬すぎ……？

「ルカ！　大丈夫か！　怪我は！」

駆け寄った父さんに揺さぶられて、ハッとして父さんの顔を見る。

「あ、うん大丈夫。なんともないよ、多分」

「隊長！　駄目ですって、頭に食らったんだから揺らしちゃあ。すまんが、そっちのパーティーに回復魔法使えるやつはいるか？」

僕を揺さぶっていた父さんをロジェさんが慌てて止めて、一緒にこちらに来ていた先程の冒険者パーティーに声を掛けていた。

その向こうでゲインさんのところにアダン君が近寄って、何か「親父、大丈夫か」と話しているのも見えた。

「ああ、いる。ただ教会の者ではないのだが、大丈夫だろうか？」

「構わないぜ、俺達はそこまで信心深くない」

「それは良かった。サクラよろしく頼む」

「はいリーダー、杖をお願いします。私はサクラといいます。今から魔法をかける準備をしたいんですが、あの……怖がらないでくださいね」


何故か目を閉じた巫女服っぽい格好の女性でサクラって呼ばれた人が前に出てきて、手に持っていた錫杖みたいな杖をリーダーと呼んだ人に渡した後、僕の両手を握った。でも、怖がるってなんだろう？　と不思議に思っていると、目の前のサクラさんはゆっくりと目を開いた。

目の前の女性は黒目と白目の部分がすべて金色になっていて、丸い瞳孔だけが黒く見える目をしていた。

「うぉっ」

僕の横で父さんを落ち着かせていたロジェさんが、サクラさんの目を見て驚きの声を上げた。僕も少し驚いたけどロジェさんが先に驚いて声に出したので、驚きが引っ込んじゃった。

ただ、そのロジェさんの声にサクラさんはビクッとしてしまった。

その驚いた声とサクラさんを見たことで、父さんも落ち着きを取り戻したみたいで、ロジェさんの代わりに頭を下げていた。


「すまん、こいつに悪気はないんだ。あんた、多分竜人族《ドラゴニユート》だよな。その目を見るのは初めてだったんだ。許してくれ」

「いえ、龍眼を持つ私共はあまり目を開きませんので、驚かれるのは無理はありません。あなた方からは嫌な感情を感じませんので気にしないでください。それよりもこの方を」

「そう言ってくれて助かる、ルカをよろしく頼む。俺の息子なんだ」

「分かりました。失礼しますね」


サクラさんはそう言うと僕の手を握ったまま、顔をじっと見つめてきた。これがドラゴニュートの目なんだね、綺麗な金色をしていて綺麗だ。黄金とかの鉱物的な金色ってわけじゃなくて生物的な美しさがあるよね。

それに目をあまり開かないって、何か特殊な目なのかな？　そういえば僕の『クラス』のタツキさんも、目を開かないどころかアイマスクすら外さないよね。

タツキさんが着けてくるのは、様々な可愛い動物の目をディフォルメしたアイマスクなんだけど、たまに着けてきた可愛いやつから急に一つ目とか、ゾンビっぽいものとかちょっとホラーチックなやつにこっそり着け替えていて、それを見つけた従者のラムアリエスさんに「可愛くないのは許しません」と怒られていたりする。

そんなタツキさんもドラゴニュートだと言っていたけど、タツキさんと違って目の前のサクラさんは角もしっぽも生えてないみたいだった。


「あ、あの」

「はい？　どうかしましたか？」

サクラさんの目をじっと見ながら、半分別のことを考えているとそのサクラさんから戸惑ったような声が掛けられた。

「そんな純粋な目で見つめられると流石に恥ずかしいというか、なんというか」

「あ、すいません。綺麗だったものでつい」

そう言うとサクラさんは顔を赤らめて、もじもじしていた。

純粋ってのはよく分からないけど、確かに別のことも考えていたらじっと見つめちゃっていた。女性に対して失礼だった。

少し視線をずらすと、顔を赤らめたままサクラさんは続けて僕の魔獣がぶつかったところを見て、軽く頷いた。その後、僕から手を離して父さんへ顔を向ける。

「大丈夫です。何もお怪我はありません。身体強化で防げたみたいですね、魔獣のスキルではなくて、ぶつかっただけなのでしょう――ただ」

「ただ⁉」

父さんが大きな声を出すとサクラさんがビクッとして、ロジェさんに「隊長、落ち着いて」と窘められていた。

「い、いえ。ただ、お熱があるみたいです。見た感じご病気ではなさそうですので、回復魔法を使っておきますね」

「そ、そうか。すまん、でかい声を出して」

「いいんですよ。お子さんが心配なのは誰でも同じです」

確かに頭がジリジリと焼けたように熱い気がする。それはさっき何か色々なものを見たせいな気もする。でも、すぐさっきのことなのに曖昧で、確かに記憶にあるはずなのに靄がかかっているように思い出せない……思い出さない方がいいとも心の奥底で言っているような気がする。

ただ、僕の中から無理矢理引き出された感覚があって、魔術を使ってゲインさんを助けたという結果だけは分かる。

——そうだ、魔術だ。なんで使えたんだ？　使えるようになった？　疑問に思った僕は外にもれないよう口の中で『力ある言葉』だけで発動するという魔術を唱えてみたけど、やっぱり発動はしなかった。

そんな疑問を感じていると「いきますね」と言うほんわかとした言葉と魔法が僕を包もうとして、それを僕が反射的に弾こうとしたので慌てて受け入れる。回復魔法が僕を包み、頭の熱さがスッと引いていく。

「はい、熱も引きましたね。これで大丈夫でしょう」

そう言ってサクラさんは、僕の全身を見た後、何故か少しまぶしそうにしてから、目を閉じ、預けていた杖を受け取った。

受け取る手が迷いもなく杖を掴んでいるので、目をつぶっていても見えてるのかな？　と思う。

初めてタツキさんに会った時もそんなことを思ったっけ。あ、その後に扉に手をぶつけていたからよく分からなくなったんだ。

「あの、ちょっと聞きたいんですけど、目をつぶっても見えてるんですか？」

「ええ、そうですね。龍眼を持って生まれたドラゴニュートは、色々なものが見えすぎるので普段は瞼を閉じてるんですよ。瞼を閉じていてあなた達と同じように見えると思いますので、寝る時は少し大変なんですね。なので私の国では睡眠用に目を覆う物がたくさん売ってますよ。こんなのとか」

そう言ってサクラさんは柔らかく微笑んだ。目をつぶっていても見えるなんて大変そうだとは思っていると、当の本人は懐から花柄のアイマスクを取り出した。

「そうなんですね、あと一ついいですか？　サクラさんは角もしっぽも生えてないんですね」

「ああ、なるほど、タツキ様を見られましたか、あの方だけですよ。普通のドラゴニュートは持って生まれたとしても一つ。そして極稀に二つ。ですが、タツキ様はすべて持っていらっしゃいます」

そうなんだな。やっぱり姫様にもなると特殊なのかな？　少し謎が解けたのでスッキリしていたら父さんが僕の肩に手をかけた。

「ルカいつまでも喋ってないで、今日はもう帰れ」

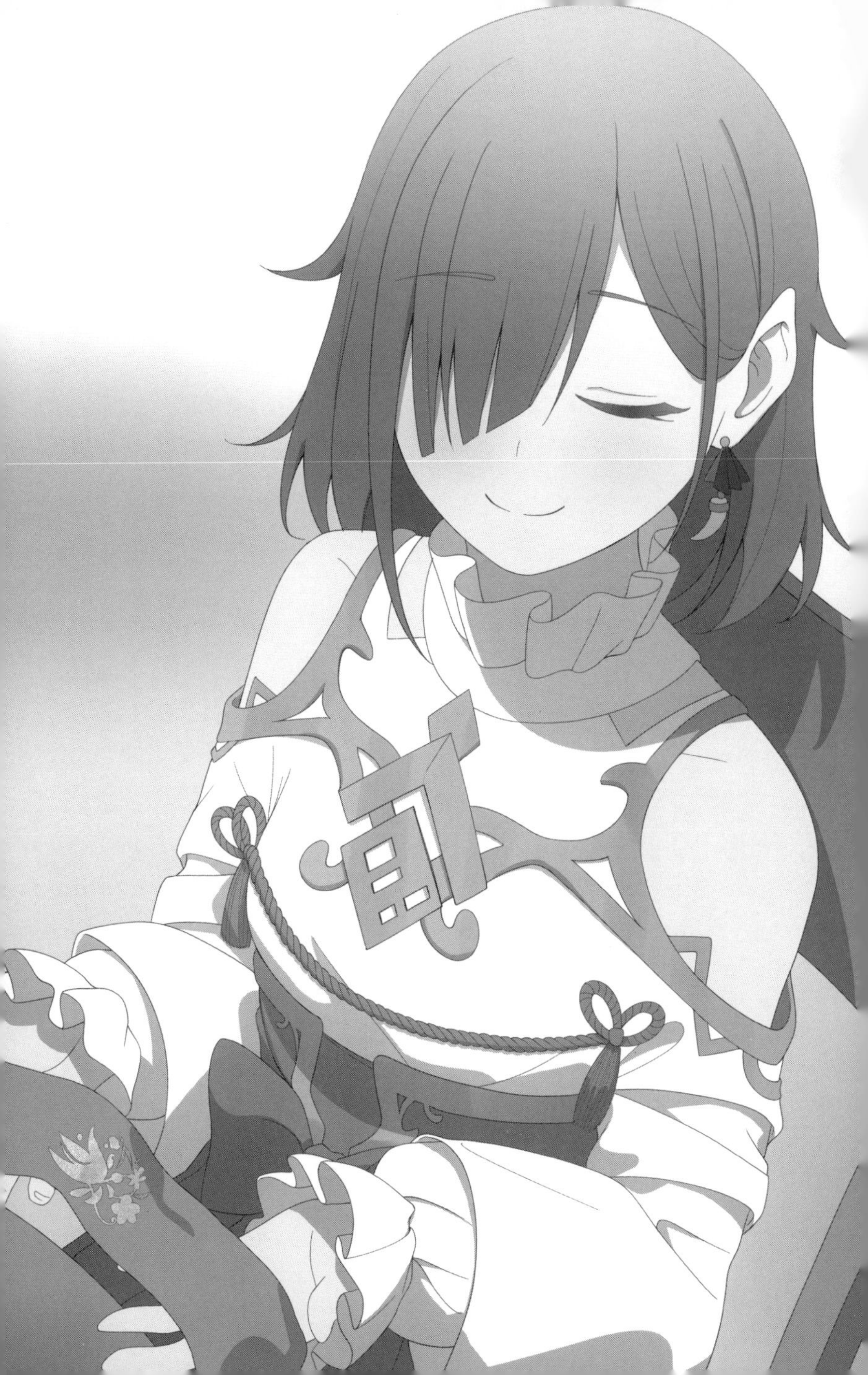

「え？　まだお昼だよ」

「駄目だ、今日は終わりだ。そっちはどうする？　また森に戻るのか？」

「いや、私達はこいつをギルドに持ち帰って報告せねば。すまないがこれを含めて仕留めた魔獣を売ってくれるだろうか？」


リーダーさんは黒いアローラビットを手に持っていた。

頭が割れてぶら下がっているアローラビットはグロかった。口もだらしなく開いていて、そこから肉食獣のような鋭い牙が見えていた。

僕がサクラさんに診てもらっている間、他の三人は黒いアローラビットを調べて何か話していたみたいだけど、それはこのアローラビットを見たことなかったからだったのか。

「それは新種だったのか？　ただの黒いアローラビットじゃないのか？」

「私は新種か変異種と暫定する。角うさぎ《ホーンラビット》に擬態するために、こいつらは殆ど茶色の毛皮だ。偶然黒色になった可能性もあるがそれは低いと思う。こいつの毛皮の先を見ていろ」

そう言ってリーダーさんがアローラビットを左右に傾けると毛先と背景の境界線がぼやける。

「特殊な毛皮で隠密性を高めている。更に、我々が気付かなかったのはコイツが魔力も隠蔽しているからだと私は思う」

「なるほど」

「それで売ってはくれるのか？」

「ああ、いいぜ」

「金額は通例通り七割でいいか？」


この金額は取れる素材の傷とかは考慮せず、満額からの割合らしい。だから買った方が損することも多々あるとか。


「いや、そいつを連れ帰ってくれれば五割でいい」

「ずいぶん破格だな。いや、それだけその子が大事だということか。こちらには得しかない、それで頼む。おっと、その前にこちらはA級冒険者パーティーの紅《スカーレット》だ。私がリーダーのマートレ。こちらが冒険者証とパーティー証だ。確認を頼む」


リーダーさんが自分のパーティーの紹介と共に胸元から何かを取り出した。その見た目はドッグタグで、それに小さい宝石のような物が埋め込まれて文字が彫ってある物を二つ取り出した。

　リーダーさんが言った通りそれが冒険者証とパーティー証なんだろう。そしてリーダーさんが魔力を流すと宝石がキラリと光る。それを見て父さんは頷いた。

「確かに、しかしその若さでA級とはな。末恐ろしいな」

「ふふ、我々は優秀だからな。それでは買い取らせてもらう。マイン、計算を頼む」

「いいけど、リーダーたまには自分でやりなさいよね」

「……すまん」

　さっきまでのやり取りはかっこ良かったのに締まらない終わり方だった。

　リーダーさんは計算が苦手っぽいね。まあ数字見るのも嫌な人っているもんね。

「えーと、リーダー新種の分はどうする？」

「そうだな――」

「普通のアローラビットとして換算してくれていい」

　向こうの魔法使いっぽい人――マインさんが、リーダーさんに黒いアローラビットはと聞いていたけど、父さんが先に答えていた。

「いいのか？　後で渡すのでもいいのだぞ」

「いや、大丈夫だ。これに関してはここで終わらせていい」

「多分報奨金出るのに……いいならこっちが儲かるからありがたいけどね。ほい、計算したお金」

　そう言うと父さんに革袋みたいな物を投げて、受け取った父さんはそのままロジェさんに渡すとロジェさんは頷いた。

「確かに、それじゃルカを頼んだぞ」

「あれ？　確認しなくていいの？」

「ロジェは重さと音で分かる」

「……ちょろまかさないで良かった」

「なんだ？　お約束やりたかったのか？　『一枚足りないぜ？』『数え間違えてたんだ。すまんな』ってな」

「ただの冗談よ。そのやり取りめんどくさいのよ」

　父さんが少し懐かしそうに喋っていた。相手のマインさんは勘弁とばかりに手を振っていたけど。

話し終えると父さんは僕のすぐ側まで歩いてくる。


「ルカ」

「どうしたの父さん？　僕、大人しく帰るよ」

「そうじゃない、ゲインを助けてくれたよな。ありがとう」

「何があったか分かってたの？　僕もとっさだったからイマイチ分からないんだけど」

「多分生活魔法だろうが何をしたかまでは分からん。ただ、お前がその何かをしなければゲインは今ここにはいないだろう。複雑な気分だが誰も怪我がなくて良かった」

「うん」

「だがそれでも、もう無茶はしないでくれ」


そう言うと父さんは僕を強く抱きしめた。

僕は冒険者の人達に街の近くまで連れて帰ってもらって、他の人はギルドに、アダン君は僕を最後まで送ることになった。

なので、今は家までの道のりを歩いている。


「アダン君、冒険者になったんだね　どう？　冒険者は」

「どうって言われてもなぁ、まだ荷物持ちと生活魔法役だぜ。予想とは違うパーティーに入っちまったし」

軽く話しながらアダン君の現状を聞くと内容は愚痴っているみたいだけど、表情はとても楽しそうだった。


「そういや女の人ばっかりのパーティーだったよね」

「う、レナエルちゃんには言わないでくれよ。軟派だって思われちまう」

「うん、言わないよ。でもなんでそのパーティーだったの?」

「見た通りだよ」


そう言うとアダン君は自分の頭をトントンと指でつついた。


「見た通りってまさか髪の色?」

「そうだ、あのパーティーだけどな。元は連合国だっけ?　あのビーストとドラゴニュートがいる国」

「ああ、龍獣三国連合ね」

「そう、それ。元はその国の冒険者で髪の色がきっかけでパーティー組んだんだってさ。俺がギルドに登録に行った日にちょうど向こうもこっちに移ってきたみたいで、俺の髪と登録しようとしているところを見たらよ。マートレさんにいきなり声を掛けられて、『これは運命だ、よし私のパーティーで経験を積むといい』って言われて、そのままな？」
「いいじゃない、ちょっと癖があるけど良さそうな人達だったし美人さんばっかりだったし、アダン君も教えてもらうならその方がいいでしょ？」
「ま、まあな。俺も男だし」

そう言って照れたように頭を掻くアダン君。
だよね、アダン君も男の子。大丈夫、レナエルちゃんには内緒にしとくよ。

「でな、エドさんって何もんだ？」
「へ？　いきなりどうしたの？」

ちょっと唐突すぎたから何かあったのかと聞くと、リーダーさんと稽古をした時の話をしてくれた。

「いやな、マートレさんに剣の稽古つけてもらってるんだけど、あ、もちろんマートレさん俺じゃ手も足も出ないくらい遥かに強いぜ。だがな、そんな俺でもはっきりと分かるんだよ。

エドさんの方が更につええって。あの人A級パーティーのリーダーだぜ？　この街で言えばトップ五に入るパーティーだ。そんな人より強いって何もんだと思ってよ」

冒険者のA級とか言われても、どのくらいかは分からないんだけど。よくあるテンプレ通りF級から始まって一番上はS級なのかな？　と思って聞いてみたらその通りだった。それはまあ別にいいとして。


「父さんね、冒険者やってからおじいちゃんの兵士の隊長やってたって聞いたけど、それくらいしか知らないよ」

「お前のおじいちゃんってカリスト様の兵士？　いや、辺境伯様のか」

「うん、辺境伯様の兵士だったみたい。本当はおじいちゃんってのは大っぴらには言えないんだけどね」

「そうだったな、こんな誰もいないところじゃなきゃ、俺もお前もヤバいな」


正式に認められていないのに辺境伯の孫って名乗るだけでも不敬らしく、おじいちゃんが血縁だと認めない限り罪になる。

そして僕達のことは貴族の血縁としてはまだ認められないから、発言には気を付けろと言っていた。

「決して貴族の掟には反するな、俺は絶対に掟を破れんからな。それ以外だったら何があっても守ってやるから、それだけは気を付けろ」と。

「今度聞いてみる。辺境伯様の兵士の隊長になるにはどのくらいの実力がいるのかって聞けば、お前んとこにも迷惑かけないよな？」

「うん、大丈夫だと思う。冒険者から兵士の道って結構あるみたいだから、それを含めて聞いてみるといいかも」

「おう、そんなふうに聞いてみるな」

「あ、家見えてきたからここでいいよ」

「そっか……」


アダン君はなんかもじもじし始めた。おトイレかな？　いや、レナエルちゃんか。

僕がここでいいって言ったから、寄れなくなっちゃったんだな。悪いことを言ったな。

「あ、ここでいいって言ったけど、やっぱりお茶でも飲んでいかない？」

「いや、これでも俺は仕事中だ。お前を送ったらすぐにギルドに報告に行く」


お家に誘ったのにきっぱりと断られた、レナエルちゃんに会いたいのかとも思ったけど、違ったのか。

「あ、あのよ。リムさんに聞いたんだ。あ、リムさんってのは斥候の人だ。ビースト族でリスの耳としっぽが生えている人」

「ああ、あの人ね」

僕はリーダーさんの後から出てきたフッサフサの耳としっぽをした人を思い出していた。

「でよ。多分お前が親父を助けてくれたって」

「あ、その人も見えてたんだ」

「いや、見えてはなかったらしい。ただ、状況観察の結果そうとしか言えないってさ。――でもお前のその態度やっぱり本当なんだな」

「うん、まあ多分」

みんなに心配かけて下手な助け方だったけどね。

アダン君は「そうか」と呟いて、大きく息を吸い込んだ。

「ルカ、親父を助けてくれて、ありがとう！」

大きな声でそう言うとアダン君はガバッと音がするくらいの勢いで頭を下げた。

そして、それ以上の速さで頭を上げて、顔を真っ赤にして走ってギルドに戻っていった。帰り際に「でも、お前もあんまり無茶するんじゃねーぞ」と言っていた。

「うん、ありがとうアダン君」

父さんに続いて、アダン君にもお礼を言われたな。同じように無茶するなっても言われたけど。

確かに少し無茶した気もするけど、ゲインさん死なずに済んで本当に良かった。そうじゃなかったらアダン君は自分の父親が死ぬところを見せられていたってことだよね。僕はそんな未来が訪れないで本当に良かったと思い、心から安堵し家の扉を――あ、まずい。アリーチェがご立腹だ。

魔力の繋がりを通じて、僕が危ないことをしたことに気付いてしまいプンプンになったアリーチェに平謝りした。

――お風呂から上がる頃には何とか機嫌を取り戻してくれた。

第二話

フォレスト・ホープ・ガイドブック 東側編

第二話　フォレスト・ホープ・ガイドブック　東側編

「ルカ、ここに座れ」

「どうしたの父さん？　あれ？　おじいちゃん来てたの？」

いつも通り着替えて僕が食堂に入るとそこには父さんと母さん、それにおじいちゃんとおばあちゃんもいた。おばあちゃんはほぼ毎日こっちに来ているけど、おじいちゃんは辺境伯という立場があるからここに来るのは珍しい。ロジェさんもいたけど何故か食堂の入り口に立っていた。みんなに挨拶しつつ、僕は席に座る。

「頭の方はなんともないか？」

「うん、昨日言った通り大丈夫だよ」

「そうか、良かった。本当に良かったぞ」

最後のは父さんじゃなくおじいちゃんの台詞だ。横に座っているおばあちゃんもホッとした顔をしている。

「すまんなルカ。俺の見立てが甘かった」

「えっ、どうしたの？　おじいちゃん」

「先程エドワードにも言われたが、もう少し安全に気を使うべきだった。戦えないお前があそこに行く危険性は分かっていたはずなのに、魔の森を、その中央にあるものを何とか出来ると思って気が急《せ》いていたようだ」

その中央ってのは多分アリーチェと繋がった世界樹のことだよね。おじいちゃんはあんまり世界樹のこと、はっきりと口にしないよね。

「でも、平気だったし――」

「ふざけるな！　平気じゃねぇ‼　あの魔獣がお前にぶつかった時、俺はお前が死――いなくなるかと思った。もうあんなのはゴメンだ」

父さんは僕の言葉に椅子が倒れるくらいの勢いで立ち上がり叫んだ。

そして死、で父さんは一回言葉を止めた。多分死んだんじゃないかと言おうとしたんだけど、それを口に出すだけでも辛かったんだろう。父さんは辛そうにギュッと目をつぶった後、言葉を言い直した。母さんも辛そうに僕を見ながら、父さんの手を強く握っていた。

それを見て僕は後悔する。確かにそうだ、前にアリーチェとアリアちゃんのおかげで死ぬことを免れたのに、その時は生きていけることに感謝したのに、なぜ僕は危険に無頓着なんだろう。考えてみると森に一人の時も黒いアローラビットがぶつかる寸前でも、一切の恐怖を感じなかった。そしてそれを思い出す今もだ。

僕を心配して家族にこんな辛そうな顔をさせてしまったことに反省をしないといけない。

「……ごめんなさい」

「あ、いや。……すまん、ルカ。お前に謝らせたいわけじゃねぇんだ」

「二人共やめてくれ、この件は俺のせいだ」

「そうですよ。旦那様のせいです。もう少しちゃんと考えてくださいな」

「う、うむ」

僕の不注意な一言のせいで、食堂の空気が重くなったけどおばあちゃんの混ぜ返した一声が少しマシにしてくれた。

「ただ、伐採を止めることは出来ん。そこでだ、今回の件、疑似スタンピートの後、魔獣は七日目で出た。これからはルカが一人で行くのは四日目までで、五日目から冒険者を入れて様子を見る。そして六日目からはルカ、お前は休め。調査次第では日にちを変更するが長くすることはしないと誓おう」

「親父、そこまでしてもいいのか？」

「――昨日の話を聞いた時は流石に俺もこたえた。こういう話を今ルカにするのは間違ってるのかもしれんが、貴族の俺なら本来はもっと効率のみを突き詰めないといけないんだがな、もう出来ん。やっぱり引退を決めて良かったのかもな」


そんなことを呟くおじいちゃんが僕には見た目より老けて見えた。

そんな時おばあちゃんがパンパンと手を叩いて、この空気をまた払拭《ふっしょく》してくれた。

「はいはい、暗い雰囲気はここでおしまいにしましょう。ソニアさん、レナエルを呼んできてください」

「分かりました。カロリーナさん」

「あら？　お母様でいいんですよ？」

「あ、えっと……」

トレイム村ではお母様って呼んでたからね。本当は違うからここに来てからは父さんと同じく名前呼びにしているけど、それをカロリーナさんにからかわれてるみたいだ。そう思ってるとおじいちゃんも同じことを思ったらしく「おいソニアちゃんをからかうなよ」と言っていた。

「私は本気ですよ」と軽く返されていたけれど。


「来ましたねレナエル。座りなさい」

「部屋にいろって言われてたけど、どうしたの？　お祖父様、お祖母様」

「うむ、待たせてしまったな。まずはこれだ、トシュテン」

「かしこまりました」


レナエルちゃんは母さんと一緒に少し離れたところに座った。

おじいちゃんは懐から革袋を取り出したと思ったら後ろに現れたトシュテンさんに渡して、トシュテンさんは僕の前にそれを置くとジャラリと音がした。

いや、トシュテンさんいたの⁉　全然気付かなかったんだけど。


「お金？」

「そうだ、今回お前が働いた分の一部だ」

「へーそうなんだ。はい、父さん」

「ちょ、ちょっと待て。そうじゃない」

革袋をそのまま父さんに渡そうとしたら、おじいちゃんに止められる。

「え？」

「お前が稼いだ分だぞ」

「うん、だから家に入れるよ」

「……おい、エドワード。この子の物だと言ってもやっぱり駄目じゃないか」

「待てって親父。ルカ、これはお前が稼いだ分だ。だからお前が使うんだ」

「でも、僕に使い道なんてないよ」

「いや、そのためにレナエルを呼んだ」

ついレナエルちゃんを見たけどレナエルちゃんもよく分かってないらしく、キョトンとした顔で首を振って否定していた。

そこでおばあちゃんが「コホン」と咳払いをした。どうやら説明はおばあちゃんがしてくれるみたいだ。

「レナエル、今日からルカも休みになりました」

「ルカもお休みあるのね、良かったわ」

「ええ、本当に。それであなた達はまだ、中央街に出たことがないのでしたね」

「うん、そうよ」

「そこでです。ルカ、あなたはレナエルを連れて中央街に行ってらっしゃい」

「え？　レナエルちゃんと？」

「そうです。あなたはまだお金を使ったことないでしょう？　街で使い方を学んできなさい。それとレナエルをエスコートするのですよ」

「それって、ルカと……デート」


僕となんだろ？　なんてね。流石に僕にだって、ちょっとしか聞こえなくても状況から分かるよ、デートって言ったんだよね。

女の子とデートか、こっちの世界では初めてだ。

「そうです。休みは二日あります。好きなだけ遊んで来なさい。お金も全部とは言いませんが半分以上は使うのですよ。全部使ったら言いなさい。好きなだけ渡します」

好きなだけ渡すって、これ本当に僕が稼いだ分なのかな？　おじいちゃんからのお小遣いじゃないかな？

「レナエルもいいですね。ルカを支えてあげるの――レナエル？」

おばあちゃんが不思議そうにレナエルちゃんを呼んだと思ったら、当のレナエルちゃんは俯いてなんかブツブツ言ってる。

流石にこれは小声すぎて聞こえなかった。


「ルカとデートなんて、私嬉しいわ。でもやっぱり恥ずかしいわ。二人っきりでデートなんて、あ、二人っきりってキ、キスなんてするのかしら、いえお祖母様は二日あるって言ったわよね。まさかお泊まりデートなの？　そんなまだ早いわ、でもルカが良いなら私も」

「レナエルちゃん、それは確かにまだ早いわ。二日といってもちゃんと晩ごはんまでには帰ってくるのよ」

隣に座ってる母さんがレナエルちゃんに何か耳元で言いながら揺さぶると、レナエルちゃんは「はっ」と言いながら顔を上げて、みんなに注目されていることに気付いて恥ずかしそうに顔を下げた。

おばあちゃんは「コホン」とわざとらしい咳払いをしてから口を開いた。

「とにかく、よろしいですね。もう少し子供らしく遊ぶことも覚えなさい。ルカは働きすぎでした。ねっ！」

最後の「ねっ！」は父さんとおじいちゃんに向けて言ったみたいで、二人共気まずそうにしていた。

僕は気にしてないんだけどね。でもこの考えが駄目だったんだろう。

「あ、でも。アリーチェはどうするの？」

「中央街は結構人通りがあるからアリーチェは連れていけないわ。流石にお留守番よ。ちゃんとお土産買ってきてあげなさい」

「分かったよ母さん。でも、明日は全部アリーチェのために使っていい？」

「えっと、ルカ……そうね。あの、レナエルちゃん……」

「……いきなり半分になるのね。そうよね、ルカがアリーチェのこと気にしないわけないわよね。いいわ、ルカ。明日は私もアリーチェといっぱい遊ぶわよ、街で一緒に遊べる物も買うわよ！　でも、今日は私だけよ！」

「うん、分かったよ。これでお金の使い道が一つ増えたね」

そうだ、全部アリーチェのお土産を買ってあげればいいんだと考えていると「ルカ、当たり前ですがアリーチェのために全部使うとかはなしですよ」と、僕の考えはバレバレだったらしくおばあちゃんに窘《たしな》められた。

その後、おじいちゃんとおばあちゃんも含めてみんなで朝食を摂って、隠していても僕がどこで何をしているのかは筒抜けなので正直に今日のことをアリーチェに説明すると、案の定「ありーちぇもいっしょにいく」と泣きながらグズった。

街はまだ危ないとか、もう少し成長したら一緒に行こうとか、お土産買ってくるとか、明日は全部アリーチェのために使うからとか言っても全然ダメだった。

ただ、母さんが抱っこして、「ルカのためなの、お願い」と言うと涙をいっぱいためながら、僕の顔をじっと見てコクンと頷いてくれた。

アリーチェが僕に手を伸ばしてきたので、母さんから受け取りアリーチェを抱っこするとアリーチェはスリスリしながら「あしたはずっとありーちぇとなの」と言うから「うん、約束」としっかり答えた。母さんにアリーチェを渡し、僕達は行ってきますと家を出た。

家から出て塀の外側をぐるりと回ってトシュテンさんの馬車で正門から入り、近くにある馬小屋に馬車を預けて、僕とレナエルちゃんは学校の制服で中央街まで来ていた。その時ちょうど街に鐘の音が響き渡った。

もちろん、一度塀の外に出なくても中央街に続く道はあるけれど、トシュテンさんが言うには「正門から入れば一直線に前を見てください。そうすると旦那様のお住まいが見えますので、それもここの名所ですよ」ということだった。

制服なのは、これならどんなドレスコードがあったとしても引っかからないし、トラブルにも遭いにくいってことらしい。

デート用の服なんて持ってないからちょうど良かったかも。

それとレナエルちゃんの左の肩口についているおじいちゃんの紋章は、布を巻かれて隠されている。

変に注目を浴びないようにするためらしい。トラブルがあった時は逆にそれを見せて回避すればいいということだ。

それからトシュテンさんは「少し用事がありますので離れますが、その後はここでお待ちしています。二人も陽が沈む頃の鐘が鳴る前に戻ってきてください。あまり早く戻っては駄目ですよ」とたっぷり時間を使って遊んでこいと念を押してから僕達を見送ってくれた。

さっきも聞こえてきた通り、この街では時間を知らせる鐘が鳴る。この世界も前世の一日と変わらず二十四時間で一日が過ぎる。鐘の音は六時、九時、十二時、十五時、十八時の時間に鳴る。ここでは普通に鳴る順番と回数で呼んでいる。一の鐘とかね。今さっきのは二回鳴ったから九時の鐘、つまり二の鐘だ。

この街に来てからは大雑把だけど鐘の音で時間が分かるようになった。

学校には時計台、『クラス』には時計があるから細かい時間も分かるんだけど、そこまで細かい時間は学校とか貴族とか以外はあまり気にしていないらしい。

村にいた時は陽が昇ったら始まって、陽が沈んだら終わりだったからね。細かい時間どころか大雑把な時間も気にすることもなかったよ。基本的に太陽に合わせて動くのが農村あるあるだ。

トシュテンさんの言う通り、正門からまっすぐ見ると通りがあって、その先に開けた場所で噴水がある広場を過ぎると、更に通りがある。

その先を見上げると、奥の高い丘におじいちゃんのお城が街を見下ろすように建っているのが見える。

確かにここから見るお城は荘厳でどこか神秘的なものを感じさせる気がする。こういう権威も必要なんだろうなとも思った。

時間を知らせる鐘がある塔は僕の右斜め前方向にちらりと見えるんだけど、中央からずれているのはおじいちゃんの城の見た目を少しでも邪魔しないよう少しずらして建っているからで、それは貴族が管理しているので貴族街にあるらしい。

近くに住むのはうるさいんじゃないかなと思ったけど、鐘近くに住むというのは辺境伯様に重要と認められているということらしいので、鐘の音も気にならないどころか、うるさいくらい近い方が自慢になるのだとか。まあ、夜や頻繁に鳴るわけじゃないし、そんなもんなのかな?

そして便宜上おじいちゃんのお城を北側で入り口を南側と言うけど、その二つと噴水広場を合わせて本通りと呼ばれる場所だということをトシュテンさんから聞いた。

トシュテンさんがこの本通りのことだけ教えてくれたんだけど、それは本通りには僕達が見るものはあまりないからだということだ。確かに正面入り口からしばらくは馬車も止められる広い馬小屋付きの高そうな宿屋がズラッと並び、それ以外は噴水広場周りの建物と北側の本通りも含め色々なギルドなどのお役所がある場所になる。ここからでも見える本通りの奥にはまた塀と門があり、その奥は貴族街で貴族もしくは貴族並みの立場を持っているか、その人達から招待されない限り普通は入れないらしい。ついでに言うと僕達の家はその貴族街の塀と外の塀に挟まれた特殊な奥まった場所に建ててあると聞いた。僕達の家の周りの塀は、入り口以外は家の塀ではなく街の塀だったわけだね。

ここ中央街と言われる場所は街の中央にあるという意味ではなく、この街で暮らすための生活の中心の場所という意味らしい。

まあ正面の門からすぐに中央街だもんね、その奥にも横にもこの街は広がってるみたいだし。

歩いて南の本通りを抜けた先に噴水広場があり、その広場から放射線状に道が走っており、その道に沿うようにお店が立ち並んでいた。

広場から延びる道は本通りも入れて八本あり、円を綺麗に八等分した形で道が分かれている。道は石畳で出来ていた。

噴水の周りには吟遊詩人みたいな人が弦の少ないギターみたいなのを弾いていたり、大道芸人でジャグリングをしている人や銅像の姿をしてピクリとも動かない芸をしている人もいる。

この賑わいようはとてもじゃないけど二年とちょっと前に出来たようには思えないけど、建物とかは建てたばっかりだからすごく綺麗なんだよね。

あ、言い忘れていたけど、この街の名前は森の希望《フォレスト・ホープ》と言うらしく。すぐ近くにある魔の森に対する希望の街ということらしい。

「初めて来たけど本当に人が多いわね。村の人口の何倍かしら」

「どうだろうね、賑わっててみんな楽しそうだけど、はぐれないようにしないと」

この人の多さと行き交う人のレナエルちゃんをチラチラと見ていく目を見たら、おばあちゃんが言った通りちゃんとエスコートしないといけないと思った。

「じゃ、じゃあ。ルカ手でも繋ぐ？　なんちゃ――」

「あ、それがいいね」

僕はレナエルちゃんの手を握るとはぐれないようにしっかりと指を絡ませて手を繋いだ。

「あう」とレナエルちゃんは変な声を出して俯いた。

変な声を出したので、どうしたのかと思ったけどレナエルちゃんの手の甲に出来物が出来ていた。プツッとした感触があったのでこれに当たったせいかと思い、それを避けて手を繋いだ。

「レナエルちゃん、どこへ行こうか？　僕もレナエルちゃんも中央街のことあまり知らないよね」

「うん」

「じゃあ、ぶらぶらと歩いて何があるか見てみようか」

「うん」

適当に選んだ一本の道に沿ってぶらぶらと歩くと食料品ばかり売っているお店ばかりになっていた。

見た目は中世の街並みって感じで、建物が立ち並び、その軒先で屋台みたいな天幕を貼り、その下で食料品を売っていた。建物は倉庫か住宅かなんだろうか？

「ここらへんは食材売ってるね。見たことない物ばっかりだ」

「うん」

「あ、あの果物。おじいちゃんが村のお祭りの時、持ってきてくれたね」

「うん」

「あ、ごめん。食材見ててもあんまり面白くないよね。ここ抜けようか」

「あ、違うのよルカ。ちょっとボーッとしちゃっただけ」

ずっとレナエルちゃんが生返事だったから別の道へと行こうとすると、レナエルちゃんは慌てたように首を振っていた。

「人多いもんね。人混みに酔っちゃったかな。お水飲む？」

「お願い」

コップと水を素早く出すと、レナエルちゃんは手を繋いだまま片手でクピクピと可愛らしく飲んでいた。

あ、しまった。何かジュースでも買えば良かった。お金使うチャンスを逃した。

「いけない。このままじゃ、またいつものルカのペースになっちゃう。頑張らなきゃ」

お水を飲んで「ふぅ」と息をついたレナエルちゃんが何か小声で言っていた。

「なんか言った？」

「なんでもないわ、行きましょう」

「うん」


人酔いも治ったのか落ち着いたレナエルちゃんとぶらぶらと散歩に近い街巡りをする。こういうのを街ブラって言うのかな。

最初に入った場所が南東に当たる道で、先程も言った通り食料品ばかり並んでいる通りになっていた。

進んでいくと扉が開いてある門があり、その先に続く石畳の色が変わっているのが見える。

そして案内用の立て看板があり、今まで歩いていた道が食品通りでここが終点と書いてあった。

この先は何か気になって歩いている人に聞くと、最初に聞いた若い男の人はレナエルちゃんと手を繋いでいる僕を見て、舌打ちしながら去っていった。

気を取り直してお姉さんに聞くと書いてある通り、この先は住宅街で東側は農民が住む家が多いらしい。それは街の東側の外が農地や牧場になっているからだそうだ。お姉さんにありがとうと言うと「いいわね若いって」と言いながらガハハハと豪快に笑いながら去っていった。うん、お姉さんだったよ。


「ここで折り返しだね。どうする？　疲れてない？」

「まだ全然疲れてないけど、結構広いわね。魔力使い続けるの、まだ慣れてないのよね」

「あ、そっかごめんね。気が付かなくて」

「えっとまだまだ平気よ」

「そうじゃなくってね。最初だけ違和感あるかもしれないけど」

「えっ？」

そう言ってレナエルちゃんの魔力を全身に行き渡り、安定するように僕が操作する。

そして、アリーチェだけじゃなく、双子の魔力を入れ替えつつ同期させた経験からか、僕から人へ魔力を送ることも少し理解出来るようになった。

でも、魔力を送るとしても少しだけにしている。あまり送りすぎてパンクしたら怖いもんね。

「きゃっ、これってルカが？」

「そう、少しは楽になった？」

「ええ、いいわね、これ」

レナエルちゃんは軽くぴょんぴょんと飛び跳ねて楽しそうにしていた。

「これなら全部回っても楽々かも」

「あ、じゃあさ。今日のデートは中央街の探索ってことにしようか。そこで色々見たり聞いたり買ったりしようよ、レナエルちゃん」

「う、うん……ル、ルカもデ、デートって思ってくれてたのね」

「えっと、どこからどう見てもデートだよね？」

僕は来た道を戻りながらレナエルちゃんにそう言うと、レナエルちゃんは僕に少し体を寄せながら、こくんと頷いていた。

前世でも妹に言われてたっけ。妹だろうとなんだろうと女の子とのお出かけはデートなのよって。いや、別の女の子と出かけた時はただの買い物でしょ？　デートじゃないわとも言われたたな。

そんな他愛もないことは置いといて、早速だけどここでも少し買い食いをしようと話す。

「レナエルちゃんは何がいい？」

「そうね、ここの名物料理とかないのかしら」

「そんな物あるのかな？　この街、出来てそんなに経ってないよね？」

「あ、そうだったわね。あまりにも賑やかすぎて忘れてたわ」

そうだよね、僕も忘れそうになる。

「でもせっかくだし、一応あるかどうか聞いてみようか」

「そうね、あ、さっきの」

本当だ、さっきのお姉さんがまたいる。ちょうどいいから聞いてみよう。

「あら、さっきぶりねぇ？　どうしたの、またお姉さんに聞きたいことがあるの？」

「はい、ここの名物の食べ物とかないんですか？」

「いい質問ねぇ、ちゃんとあるわよぉ」

「そうなんですね。なんて名前なんですか」

「その名もカリスト様饅頭よ」


え？

僕は一瞬思考が止まった。

「あのそれって？」

「そうよね。本当は辺境伯様饅頭ってつけたいわよね。でも流石に無礼が過ぎるわよね。だから謎の冒険者や謎の辺境伯様の使いと言われているカリスト様の名前を借りたのよ」

「でもそれってカリスト様が辺境――」

辺境伯様ってバレてるって言おうとしたら、貼りついたような笑顔でシッ！　と言われてしまった。

ぶっちゃけ怖い。レナエルちゃんもちょっと震えてる。

「あのそれってどこに売ってるんですか？」

「この通りならどこの店でもあるわ」

「えっ？」

「当たり前なの」

「は、はい」

それじゃあねとお姉さんはノッシノッシと足音を立てながら去り、最後に振り向いてこう言った。「この通りの名物は魔力草を使った物もあるわ」と。

いや、最初にそれを教えてほしかったな。確かにチラホラと魔力草焼きと書いてある小さな屋台がある。

後でこの人のことを聞くと、おじいちゃんは苦虫を噛み潰したような顔で目頭をもみ、ため息をついた。

そのまま黙っておじいちゃんは答えてくれなかったので、おばあちゃんが笑いながら教えてくれた。

辺境伯領地内ではこういう人は結構どこにでもいるらしい。

今までの活躍や領地経営、そして長い時間生きてきたため勝手に崇められて出来たおじいちゃんの信者と言っても過言ではないらしく、表立っては行動しないけど——おじいちゃんが嫌がるので——裏での団結力は半端ない。だからこうやって名物に食い込んでくるんだとか。カリストって名前だし、悪気は一切ないからおじいちゃんもやめてくれと言うわけにもいかないらしい。

カリスト様饅頭は置いといて魔力草か、僕達のトレイム村のやつなのかな？　それと他にまだ作ってるところがあるのかな？　貴重だって言ってたような気がするから、あったとしても少ないんだろうけど。


「魔力草だって。僕達のところのやつかな？」

「そうよ」

「断言したね。レナエルちゃん知ってるの？」

「私のクラス、やっぱり貴族様とかもいっぱいいるのよ」

「うん」

レナエルちゃんが言うには貴族の女性は血筋がしっかりしてるので、別の貴族の侍女になって結構立場のある侍女になったりするとか。

なるほどね、確かに何かの本でそんな話は読んだことがあった。

そしてこれは貴族でも平民でもそうだけど、「辺境伯様の学び舎で侍女としての勉強をして参りました」ってのは大きなアドバンテージになるみたい。

そんな話をした後レナエルちゃんは「話がずれたわね」と言って、魔力草の話に戻る。

「それでね、辺境伯様の領もそうなんだけど、他の貴族様の領でも魔力草が安定して入ってきているみたい。特に二年くらい前からって話よ」

「他の場所に作ったのが、成果が出たのかもしれないよ」

「それもないわ。『普通はそんな簡単に出来るものじゃないし、どこでも出来るものでもないの。しかも供給量は二年前から今までで段違いに増えたのよ』って言ってたもの」

「うん、なるほど。僕達だね」

何せ二年で魔力草の農地面積は十倍になったからねぇ。僕が一番広げたけど開拓メンバーみんなで頑張ったもんね。

まあ、僕はボーンが使えたからちょっと反則技みたいなもんだったけどね。

そういえば、アダン君も物凄く頑張ってて、最初は「ルカには負けねーぞ」って言ったけど少し経つと「お前なかなかやるな」ってことを言われて、そこらへんかな？　アダン君と仲良くなってきたの。

それから少し経ってかな、僕にも教えてくれるように言ってくれと頼み込んできて、アダン君が父さんに剣術を教えてもらうようになったのは。ゲインさんに腕が一番立つのは父さんだって教えてもらったからとかいう話を聞いた。

「頑張った成果ってちゃんと出てたんだ」

「何言ってるのよ、当たり前じゃない。ルカはいつだって頑張ってたんだから」

ちょっと思い出に浸りたい気分だったけど、そろそろここから出ようかな。さっきの話が聞こえていたのか、周りのお店の人達がお饅頭の箱みたいなのを取り出してこっち見てるから。

ちらりと見えた箱にはカリスト様饅頭って書いてあって、魔法使いや旅装束、冒険者っぽいキャラのイラストも付いていた。すべてのキャラはフードを被って若干のシルエットはあるけど顔が見えないようになっている。結構、繊細に描き込まれたイラストで力が入っていた。

「そろそろ次行こうか、お饅頭は今は荷物になるから、帰る前でいいよね」

「う、うん。そうね」

　そう周りにも聞こえるように言うと、仕方ねーな、だが後で絶対買いに来いよというような目線を浴びながら、ちゃんと後でおじいちゃんと父さんにお土産として買おうと心に決めた。渡したら面白そうだしね。

　ちなみに名物の魔力草焼きというのは、汁を搾ったり効能だけを抽出したりした魔力草は本来捨てるのだけど、それを捨てずに再利用するらしく、溶いた小麦粉に野菜と混ぜて焼いた、いなほ焼きみたいなやつだった。ソースはなくて塩で食べるんだけど、味はまあ普通だった。

　値段は銅貨二枚で、レナエルちゃんが美人だから二人で銅貨三枚でいいぞと言われて三枚渡した。家を出る前に使いやすいようにと金貨とは別に銀貨と銅貨も貰った。それで、銀貨と銅貨はこれまた用意されていた肩掛けの鞄の中に、金貨は僕の制服の懐に入っている。

　でも僕、お金の価値ってまだ分かってないんだよね。

「どうだった？　レナエルちゃん」

「うーん、まあまあ？」

「だよね。でも悪くはないかな」

これがソースとマヨネーズどっぷりだったらもっと良かったのかな？　でも本来捨てる物が再利用出来るなんてエコだよね。無駄がないのっていいことだ。

僕達は二人でもぐもぐしながら食品通りを抜けた。

次に東の道に入ると見た目こそ食品通りと変わらないけど、売っている物はてんでバラバラだった。雑貨を売っているお店もあれば包丁や鍋とかを売っているお店がある。

聞いた話だとここは自由らしく、食料品以外ということ以外には制限はないらしい。あ、今度聞いたのはあのお姉さんじゃないよ。

ここは結構目移りしちゃったけど、途中にあった髪飾り屋さんでレナエルちゃんとアリーチェ用の髪飾りを買った。

早速レナエルちゃんにつけてあげると「ありがとう大事にするわ」と喜んでくれたので購入したかいがあった。

ちょっとここは時間をかけて見ないと何があるか分からないから、またの機会にすることにした。

また来ようねとレナエルちゃんに言うと、何度も頷いて同意してくれた。

奥まで行くとここもさっきと同じように門があって石畳の色が変わり、同じように看板があって終点で、ここの通りの名前は自由市通りだった。この先もさっきと同じ住宅街なんだろう。

そして北東側の道はこれまた雰囲気がガラッと変わり、先程の露店からうって変わってきっちりとしたお店が並んでいる。どうも高そうな物が売っている雰囲気がする。

道に入るとすぐにポーション屋さんが見えた。手前側はポーションとか売っているお店が集まっているみたいだ。

結構賑わっていて人の出入りも多い。大体のポーション屋さんは垂れ幕とか張り紙があって、『辺境伯領の魔力草仕様』とか『採れたての辺境伯領の魔力草を厳選』とか書いてあり、さっきのお姉さんに聞かずとも、ここに来ていれば魔力草が名物なのだろうというくらいは分かったと思う。

垂れ幕だけでも何となく分かるけど、ここらへんはポーション屋が多く、その数軒は「元祖」とか「本家」とか「本舗」的な意味合いのことが書いてある。名物争いでよくあるやつだよね、世界が変わってもやってることが変わらないことが少し面白かった。


「ちょっとポーション屋さん入ってみようか」

「そうね。ルカが興味を示すなんて珍しいわね」

「そんなことはないよ。僕だって……」

「ほら、行くわよ」

興味あることを言おうとしたけど、家族に関して以外は何も出てこなかった。首を傾げているとレナエルちゃんが手を引っ張って近くのポーション屋さんに入ったので、そのことはとりあえず置いておくことにした。

最初入った時、女性の店員さんが子供が入ってきたと思ったのか顔を顰《しか》めたけど、僕達の制服姿を見てすぐに笑顔で「いらっしゃい」と言っていた。

店員さんの態度が悪いのか制服の効果がすごいのか、どっちかなと思ったけど、少なくとも店員さんはあまり間違いではなかったね。

だってポーションめっちゃめちゃ高い――と思う、多分――だから子供が入ってきたなら冷やかしと思ってもおかしくないからね。

一番安いのは軟膏で銀貨三枚と書いてあった。魔力草成分配合率一％的なことも書いてある。効能は擦り傷とか吹き出物とか皮膚に出来たちょっとした物用っぽいね。

でも、銀貨三枚ってどのくらいの価値なんだろう。さっきは言われるまま払ったけど、やっぱりお金扱ったことないから分からないや。

「レナエルちゃん」

「何？　それ欲しいの？」

「そうじゃなくって銀貨三枚っていくらくらい？」

「へ？　銀貨三枚よ」

あ、僕の聞き方が駄目すぎた。レナエルちゃん的には百円っていくら？　って聞かれたようなもんだよね。そりゃ百円って答えるよね。

「ごめん、銅貨と比べていくらって聞きたかったんだ」
「ああ、そうなのね……って。ルカ今まで知らなかったの？」
「うん、恥ずかしながら。お金使ったことなかったから」
「……大丈夫、恥ずかしくなんかないわよ」

レナエルちゃんは繋いだその手をもう片方の手で包むように、握ってくれた。——なんか今ちょっとドキッとしたかも。

「チッ」っと舌打ちのような音が聞こえたので、聞こえた方を見ると店員さんがニッコリと笑ってる。あれ気のせいだったかな？

「でも、単純よ。銅貨十枚で銀貨一枚、銀貨十枚で小金貨一枚、小金貨五枚で金貨一枚よ。で、ルカが持ってるのは……うん、小金貨」

レナエルちゃんは僕の制服の内側に手を入れて、懐にある金貨の入った革袋を外からもぞもぞと触り、大きさを確かめて小金貨だと分かったみたいだった。でもあまり女の子が男の懐に手を入れたりしない方がいいと思うけど……。

「チッ」

あれまた？　やっぱり店員さんはニッコリと笑ってる。家鳴りかな？

「そうなんだね。ありがとうレナエルちゃん」

「後は、金貨二枚で大金貨とか、貴重な金属と宝石を使ったお金とかあるみたいだけど、私達にはまず関係ないわよ」

耳打ちで「お祖父様に言えば見せてくれるかもしれないけどね」と追加して、なんてねとクスクスと笑ってた。また家鳴りが聞こえたけどもう気にしない。

ちょこちょこと見ていると軟膏もランクがあって、傷の深さによって使い分けるのがいいみたいだ。全部説明文に書いてあった。

軟膏を塗ってもすぐに治るものじゃなくて、傷口の保護と回復促進が主らしい。それでも高いやつは金貨一枚とか書いてある。

よくイメージされるポーションっぽいポーションもあった。即効性回復ポーションと書いてあって一日三回までを基準にお使いくださいと書いてある。これも金貨一枚だった。効能を高めて回数制限が少なくなるやつとかその逆とか、効能が高くて回数制限も多く値段も跳ね上がるやつとか。七日に一回まで回数絶対厳守！　とか種類もいっぱいだった。一番高いので大金貨五枚と書いてあった。確かに高い。

あとポーションには全部「見本です」って書いてある。店員さんに聞くとバックヤードに劣化しないよう保存してあり、ここのはただの色水だそうだ。

軟膏の方は劣化しないようだけど、ポーションは保存方法をちゃんとしないと一ヶ月ほどでダメになるとか。

これで全部かな？　と思って、軟膏の安いのを少しと一番高いのを一つ買っていくかなとカウンターに向ったら、その奥、店員さんの後ろに『本日入荷！　巧緻《こうち》の指・オルカ・ベルトルカ謹製高純度ポーション』とひときわ目立つように書いてあって大金貨二十枚と書いてあった。

「店員さんの後ろの張り紙のポーションは？」

「ああ、これですね。書いてある通り巧緻の指様の特製ポーションですよ。その制服なら知っているとは思いますが、今、この街に居られるんですよ」

「でも聞いた話だと商人って」

「そうです。確かにご実家は大商家ではありますが、一族の上の方達は商人であると同時に超一流の職人でもあるんですよ。錬金術とか裁縫師とか薬師とかですね。そして巧緻の指様は錬金術が主体でその他色々と修めている職人です。この店もベルトルカ商会の直営店なので、こうやって巧緻の指様の特製ポーションが入ってくるのです。他のお店にはありませんからね、ポーションを買うならウチが一番ですよ」

店員さんのセールストークの部分は聞き流しつつ、錬金術師と薬師の違いを教えてもらった。

錬金術師は必要な要素を集めたり加工したりして基礎となる素材を作り、薬師は薬としてその効能を発揮させるのだとか、錬金術師が作り出した基礎素材は薬だけではなく、その素材次第で多方面に利用出来るということだ。

ああ、この服を生地にしたのがオルカさんで制服にしたのが仕立て屋のキャサリンさんだもんね。そういえばキャサリンさんのお店、この道にあるのかな？　前は馬車で目の前まで行って、その馬車で帰ったんだから場所はよく分からないや。

ちなみにこれの効能は綺麗に切断された肉体ならくっつくくらい強力だそうだ。これだけじゃないけどポーションを使う時は回復魔法と併用する方が効果的で傷も綺麗に治るらしい。あと純度が高いポーションは劣化しないということだ。そして多分、今日中には売り切れるだろうとのこと。

「ありがとうございました」

軟膏を数個買ってお店から出ていく。軟膏は安いのが母さんとレナエルちゃんとアリーチェ用と保存用、高いのは父さん用だ。アリーチェには必要ないけど仲間外れにするのは可哀想だから買っておいた。僕が魔力で保持してスベスベだから要らないんだけどね。

お店の名前を見るとベルトルカ魔法薬店と書いてあった。

「魔力草を使った軟膏なんてあったのね。店員さんは一番効能が低い方が普段使いには良くて、女性にも人気って言ってたわね」

「うん、でも普段使いにはちょっと高いよね？」

サイズは◯ベアの一番小さいサイズくらいだ。内容量も同じくらいだろうと思う。入れ物の素材は木製だけどね。

「多分ね、父さん達がお昼に食べているパンが一本銅貨四枚くらいらしいわよ」

うーん、バゲットが銅貨四枚か。銅貨一枚、百円くらいなのかな？　となるとこの安い方のニベ…じゃなかった、魔力草の軟膏は三千円くらいか、そう考えるとやっぱりちょっと高めなのかな。

「行商人さんがたまに来てたんだよね？　そこには軟膏なかったの？」

「なかったわよ。そんなのうちの村に必要ないもの。小さい怪我をしたら家の鉢植えの魔力草を一枚ちぎってすり潰してベシャッよ。大きい怪我をしたら神父様がすぐに治してくれてたでしょ……回復魔法でね」

「鉢植え？」

「知らないの？　まあ、うちもだけど開拓に行っていた人は少し自由に貰えてたもんね。それで、鉢植えなんだけど、開拓してると石とか色々混じった土、廃棄するでしょ？」

「うん」

「それを拾ってきて鉢に魔力草を植えると一回だけ育つのよ。開拓地にある魔力草みたいに質は良くないし、一家庭一個までだったけどね。庭に土を撒けばいくらでも増えるんじゃ？って試した人は種が駄目になって嘆いてたわね」

「へーそうだったんだね」

「まあそれも私達が村から離れる頃にはなくなっていたけどね。廃棄の土もなくなったってこともあるけど、そもそも私達に分けてもらえる分も十分すぎるほど増えたから」


　そんな話をしながら街ブラを続ける。

　歩いていると僕達が服を作ってもらった仕立て屋――今日は休みっぽかった――、ポーションのオン以外が売っている薬屋、錬金術素材屋、木工製品屋、革製品屋とか色々あった。

ドドンドンさんは工房がとか言ってたから、鍛冶屋さんがあるのかなと思ったけど、どこにもない。

　通りすがりの人に聞いてみると、武具屋は別の通りにあって、鍛冶屋そのものは住宅街を抜けるとある東門から出て少し行ったところにあると聞いた。なんでも年がら年中うるさいのは分かっているから最初から外に作ってあるらしい。うるさいのが分かっているギルドは大体そこにあるってさ。まあ、今回は行かなくてもいいか。

　中央街の他の二つの道を最後まで歩いた感覚で、大体この道ももうすぐ終わりかな？　と思っているとかなり大きいお店が見えてきた。

「レナエルちゃん、あそこ大きいお店あるよ」

「あっ、本当に大っきいわね、なんていうお店かしら？　森の、の集《つど》い二号店って、真ん中読めないわね。分からない簡易魔法文字だわ。ルカは読める？」

「えっと、森の叡智の集い《フォレスト・ウイズダム・ギャザー》二号店って書いてあるね」

　レナエルちゃんの読めなかった文字は、村のシスターで巫女様のウルリーカさんの本に載っていたのを見たことがある。

「あ、そうね。思い出したわ。確かにウルリーカさんにそう教えてもらったわね」

「うん、そうだね」

　見てたのか、ちょっと特殊な本だったのに。少年と少女と男性の三角関係の話に載っていた。あ、三角関係の矢印の向きはご想像にお任せするよ。

　お店に入ってみるとまず懐かしいという感傷が湧き上がった。僕の記憶が少し呼びさまされる。ざっと周りを見てみると『新刊入荷！』『○○先生最新作』『あのウルリーカ女史垂涎作』『店員のオススメ』とか色々書いてあった。……なんか今、変なもの見たような。

少しあたりを見渡すだけですぐに分かるくらい、物凄い数の本が売っている。何よりも物凄く明るい。炎とかで明るくしたくらいではなくて、太陽光が降り注いでるのかと思うくらいだ。うん、超大型の本屋さんだこれ。

異世界に来たみたいだ……いや、ここ異世界だった。

一冊の本を取って「あ、これ。ウルリーカさんの趣味のやつ」とボソリとレナエルちゃんが呟いた。

僕達が少し呆然としていると、女性の店員さんが話しかけてきてくれた。エプロン姿だった。


「いらっしゃいませ。初めてご来店されましたか？」

「は、はい。分かりますか？」

「ええ、初めて入られた方は大体そんなお顔をされてます」

「他のお店と全然違うんですね。ここ」

本屋さん以外のお店は、ファンタジーの漫画とかにあるお店を想像してもらえば大体その通りだけど、ここはファンタジーじゃなくて、日本にあった超大型の本屋さんを想像しないといけない。〇タヤとか〇伊國屋とかだ。

「そうなんですよ。私達ハーフエルフもお手伝いしてるんですけど、オーナーはエルフの方達がやっていまして、あの方達が全力を注ぎ込んでこうなっています」

店員さん、ハーフエルフだったんだ。丸耳だったから分からなかった。

そう思っていると店員さんは「ふふっ」っと含み笑いのようなものを漏らした。

「どうしました?」

「いえ、貴方達は私がハーフエルフと言ってもなんの反応もしないんですね」

「?　えっと、よく分かんないんですが」

ハーフエルフだからどうしたの?　ほら、レナエルちゃんもよく分からずぽかんとしている。

「ここに来る人はもう慣れていますが、エルフやハーフエルフという言葉を聞くだけで恐怖を抱く方もいらっしゃいますので、そうじゃなくても直接会うとなるとやはり……」

「ああ、僕達家族にも知り合いにも、ハーフエルフがいるのでそれでですよ」

「あら、そうだったんですね。――でも、私はなんでいきなりハーフエルフとバラしたんでしょう？　何故か、安心するというか」


最初、謎掛けかと思ったけどそうじゃなくて独り言だったみたいだ。

あ、もしかしてこの制服のせいかな？　アリアちゃんが最初に現れた時ウルリーカさんも感極まってたし、エルフには何か影響力あるのかな？

そう思っていた時に奥の方で扉を叩きつけて開けたような大きな音が聞こえたと思ったら、こちらに走ってくる足音と道を空けてくれという大きな声が聞こえた。

「オーナー？　こんな早く起きるなんて珍しい」

奇行に対しては特に言及はないってことは、それは珍しくないんだ。

音がする方を見ているとすぐに、足首まである貫頭衣を着て腰のあたりを帯で縛っている服装をして、長身でスラリとして、緑色の髪を短く揃えて恐ろしく顔の整っていて、長くて先が尖っている耳の男性が現れた。魔力もすごいから多分エルフさんかな。

そのまま僕の方へ来ると、僕の前へ滑り込むように両膝をついて僕より頭を低くして見上げるようにその整いすぎた顔で僕を見た。間近で見ても整いすぎてるので違和感があるくらいだ。


「お初にお目にかかります、私はアルルアケスのへアルトワルでございます。お分かりとは思いますがエルフです。お名前をお伺いしても？」

「えっ、えっと、ルカと言います。こっちはレナエルです」

「ありがとうございます。お二人共とてもいいお名前です。ささっ、こんなところより奥にいらしてください、お茶を淹れますので」

　立ち上がり僕の背中に手を添えようとしたけど、ビクッとして背中には触れず少し離してた。逆の手ではこちらへと本屋さんの奥を示して僕達を促そうとしていた。

　唐突なことでついていいけないけど、これ、丁寧なフリをした誘拐じゃないよね？

「ちょっとオーナー駄目ですよ。お客さん連れてっちゃ」

「何を言うかね店長くん。この方、……いや、こんな場所で話すことではないのだよ。文句があるなら君も来なさい」

「すみません、オーナーの奇行です。私の代わりを誰かお願いしますー」

　店長くんと呼ばれた人は腕を掴まれて僕と一緒に連れて行かれるけど全く慌ててなく、少し大きめの声で遠くに話すと、奥の方から「はーい」とこれまた冷静な声が聞こえた。いや僕は自分で歩いてるんだけどね、僕が止まると僕の背中にエルフさんの手が付きそうになって、その度にビクッとするのがちょっと可哀想だったから。

そして、僕達は部屋に招かれて言われるがまま椅子に座り、目の前のエルフさんから挨拶を受けた。

部屋は普通で特にエルフっぽいとかはない。自分で言っといてエルフっぽい部屋ってのは僕にもよく分かんないけどね。


「改めましてアルルアケスのヘアルトワルでございます。ルカ様、レナエル様」

「初めまして。あの、様付けはやめてもらえるとありがたいんですが」

「なるほど、可愛らしい方がよろしいですか？　ルカちゃん、ルカっち、ルカたん、ルカきゅん、ふむルカきゅん。ではルカきゅ――」

「くん、でお願いします！」

「分かりました、ではルカくんとお呼びします。そちらはレナエルさんで良かったかな？」

「はい。……ルカきゅんか」


危ない、予想外にひどい呼び方されるところだった。

レナエルちゃんもやめてね、その呼び方。

そこにこの部屋に着いてから一旦出た店長さんが「お茶お持ちしました」と、ティーポットと人数分のカップを運んで戻ってきた。

「ありがとう店長くん。ちゃんと私の秘蔵の物を入れてくれたかね？」

「言われた通りにしましたよ」

「うむ、君も座って飲み給え」

「ええ、もちろん飲みますよ。それよりもこの子達を何故連れてきたんですか？」

「何故……か、なるほど、それは哲学的な意味でということだね？」

「いえ、普通になんの用があったかと聞いていきます」

「初めてお会いしたのに、御用があるわけないだろう」

「用もないのに連れてくるって誘拐ですか？」

僕達にお茶を淹れてくれた後、店長さんとヘアルトワルさんの掛け合いが始まった。それを見ながらお茶を飲むと……うわっ何これ美味しい。この街でお茶といえば大体紅茶で、こっちに来てからは家でも紅茶だった。


でも家で飲む紅茶とは、茶葉の質が圧倒的に違う。ほんのりとした渋みとしっかりとして嫌味じゃないコク、嫌なニオイなんてなく熟成された葉っぱのいい香りだけが口と鼻の奥に広がる。隣のレナエルちゃんも「ほわぁ」っという声を出してうっとりしていた。


「このお茶とても美味しいです」

「そうですか、それは良かった。お気に召されたのならば、後でお渡ししますのでお持ち帰りください」

僕がお茶を褒めるとヘアルトワルさんは店長さんと喋るのをやめて、ニッコリと笑い茶葉をあげるとまで言い出した。

隣の店長さんが初めて表情を変えたので珍しいことなんだろう。


「いえ、そこまでしてもらわなくても」

「いいえ、私はもう貰いすぎましたから、そのお返しです」

「え？　何もあげてませんけれど」

「制服……いえその聖なる服、世界樹の枝と葉、それにハイエルフ様の樹木創造の根から作られた生地で制作されていますね。その服が香りと魔力を放ち、私達が森に住むよりも遥かに好ましい空間に変えていてくれるのです。そして何よりもその服を纏《まと》えるあなたに会えたことが私は嬉しいのです」

「僕は何もしてないですし、生地のことは貰っただけでよく知らなかったんですが……えっと、ありがとうございます」

「ええ、ですので遠慮なく受け取ってください。出来ればあと六十日ほどで飲みきってください。込められた魔力が抜けきってしまうので」

「分かりました、有り難くいただきます」

それにしても、この制服にそんな効果があったんだ、空気清浄機みたいな感じかな？

店長さんは僕とヘアルトワルさんが話している間、黙っていると思ったら俯きながら少し震えているけど、どうかしたのかな？　と思うと、いきなり顔を上げて「ハイエルフ様の‼」と叫んだ。

シュッと音がしたと思うくらい素早く店長さんが僕の近くに来て、「こ、このかほりが世界樹とハイエルフ様の」と呟きながら、自分の顔に向かって手を扇いでクンカクンカと嗅ぎ始めた。今までクール系女子だったのに……僕はドン引きした。レナエルちゃんもドン引きしてる。ヘアルトワルさんはドン引きした僕達と店長さんを見て「エルフなんてこんなもんですよ」とウンウンと頷いていた。

しばらくすると店長さんがスッと自分の席に戻り「とりあえず満足しました。これを」と、すっとどこからかデカイ金貨を出してきた。レナエルちゃんが「これ大金貨よ」と教えてくれた。これ一枚で僕が持っている小金貨の十枚分あるのか。いいもん見たなとすっと返す。

「お金は受け取れませんよ」

「しかし私はオーナーのような価値のある茶葉とかは持っていないのです。どうか納めてください」

やっぱりあのお茶、高いのかな。でも流石に僕は何もしていないのにお金を直接ってのはね。

あ、そうだ。入ってすぐここに来たので本屋さんのこと分からないからそれを教えてもらおう。

そのことを伝えると、その程度ではと渋っていたけどヘアルトワルさんが「ここのすべて、経理や従業員の情報など、更に裏の裏まで話していい」と言ったので、店長さんは分かりましたと頷いていた。いや、そんな話聞きたくないよ。

まずここは本屋だそうだ。いや当たり前だけどね。それでここは二号店で一号店は辺境伯の都にあると聞いた。多分ウルリーカさんが本を手に入れていたのはそこからかな。その他、お店の名前は違うけど、各大陸の大きな街には必ずこういったエルフが出している超大型の本屋があるらしい。

店内が明るいのはヘアルトワルさんの創造魔法だとか。温かな光だけを出す魔法でこれによって本が劣化したりとかはしないらしい。こんなに明るいのは、明るい方が本を見つけるのも本の内容を確認するのも良いからだそうだ。

これだけの大量の本をどう作っているのか、そしてこれだけの物語をどうやって書いているのかというと、まず大量の本はエルフが間引きや森の外周部で栽培した木材を用意して、ベルトルカ商会が製紙技術をエルフから授かり紙を大量生産し、これまたエルフから授かった印刷技術で印刷して製本し、ベルトルカ商会が全大陸に発送していると教えてくれた。ポーションのところから引き続き名前が出てきたベルトルカ商会は、エルフの技術とエルフの本の流通で五大商会の一つまで上り詰めたということだ。

で、肝心の作者は殆どがエルフで、執筆の経緯なんだけど、森の中で暮らし外敵の存在も問題ないくらい強く、食料さえもほぼいらないエルフ達が何不自由なく、心に余裕がある日々を過ごしていくと、やはり不足になっていくのは娯楽だ。

睡眠も食事も殆ど必要なく微睡《まどろ》むことで時間は潰せるが、それでも娯楽に餓えているエルフ。

そんなエルフ達が本に嵌まるのは、ヒューマン族の書いた物語を読んだのがまず第一のきっかけだった。

その想像の世界を読んで衝撃を受け、その想像の世界での物語にどっぷりと嵌まることになったエルフ達だったけど、そのうちの一人が自分も書くと言って物語を書き出したのが第二のきっかけになる。

延々と籠もることが全く苦ではないエルフにとってはまさに天職だったのだろう。

その流れはあれよあれよと広まって、大陸を越えてエルフ全体に広まっていく。そのうち流通が弱く、少量しか出回らない本のせいで自分達の森と交流のある者しか、すぐに本が読めないことに業を煮やしたエルフが革命を起こす。その際にどうすればいいのかと考えに考えて出てきた案が大量生産だ。そしてそのための製紙技術と印刷技術が開発された。

その雑務を自分達がやると創作や読むための時間が潰されていくのでそれを嫌がり、その代わりをしてくれる者を探した時にベルトルカ商会が選ばれたのだけれども、それは完全な偶然だった。近くにいたとか、たまたま目についたとかそんなんだったとか。

ただ、当時その荒唐無稽なはずのことを商機と見て掴んだのがまだ小さな商会だったベルトルカの転機だった。

この世界で紙や印刷に関する技術だけ変に進んでいるのは、エルフが自分達の娯楽のためだけに異様な執念を持って発達させていったためであり、それが今の本の歴史だった。

本とは関係ない余談だけど、森に住むエルフの家は、森の木を避けながらすべて繋がっているそうだ。つまり物凄いデカイ平屋建てだ。その方が紙とか本を雨や朝露で濡らさずに安全に持ち運びも出来るし、全体の管理もしやすいし何よりも籠もりやすいとのことだ。図書館やみんなが集まって黙々と本を読むためだけの部屋とかもあるらしい。

レナエルちゃんが、本の物語にあったように家は木のウロとか高い木の枝に作ってるんじゃないですかと訪ねたら、「現実と物語を一緒にしてはいけないよ、ウロに住むと汚れるわ虫もいるわで大変だからね？　雨風あんまり防げないし、それに紙が湿気てしまうからね。高い枝にある家？　不便だよ」と一刀両断だった。

夢が破れたレナエルちゃんはへこんでいた。

そして、アルルアケスのヘアルトワルと名乗られたけど、アルルアケスって森の名前のことですかと聞くとやっぱりそうらしい。

ただ、その後の台詞がまあひどかった。

「ええ、私が所属している森は一般向けを作っていますから、今はその名前ですね」と、最初はえ？　一般向けってなんのこと？　と理解出来なかったが、ふと思いついたことがあって、まさかこれじゃないよねと思いながらも「もしかして傾向《ジャンル》のことですか？」と聞くと流石はハイエルフ様の、と言い笑顔で褒められた。正解だった。……嫌な正解だった。

そして今のエルフの森の名前はすべてジャンル名になっており、この本屋の棚も森別に並んでいるそうだ。あ、もしかしてこの本屋の名前、いろいろなジャンルの本を集めたって意味？　それを聞くとグッとサムズ・アップされた。本当にひどい話だった。

気を取り直して少し気になったことを聞く。


「本に載ってる挿絵とかもエルフさん達が描いているんですか？」

「いないとは言いませんが、我々エルフは絵を描く者より、物語を書く者の方が圧倒的に多いため、ハーフエルフや外部の方に頼っているのが現状ですね。彼女もそうですよ」

「ちなみにここの名物のイラストも描きました」

「イラストってことはカリスト様饅頭の？」

「はい」


店長さんは真顔でドヤ顔をするという器用なことをした。あの絵、店長さんだったんだ。

あのイラストは細部まで描かれていて、画風は違うけど記憶にある前世で見たイラストレーターさん達の絵とも遜色はなかった。

「あの方達の報酬は大変良いのですが、その分ご注文が多くてですね、最終的に残ったのが私でした」

「ちょっとしか見えませんでしたけど、とても素敵なイラストでしたよ」

「ありがとうございます。そう言っていただけると嬉しいです」

「描いているのはイラストだけなんですか？」

「ええ、私にも物語を書く才能があれば、お店で働かなくとも欲しい本をすべて買えるのですが」

「いいえ、そうではなくて、絵本とかま——」


って、この世界に漫画ってないよね？　聞いている感じでは漫画そのものがなさそうだった、というか絵本も怪しい。アリーチェのお土産用に絵本でもあればなと思ったのと、ここの本屋があまりにも日本みたいだったので、つい口を滑らせてしまい慌てて口を閉じた。


「絵本？　絵本とはなんですか？　聞きたいことがあればなんでも聞いてください。これは店長くんのお礼なのですから」

「えっと、文字を読むのが苦手な子供のためとかに、絵が基本で後は少しの文章だけで書かれた本ってないのかなーってですね」

「絵と少しの文章だけですか……申し訳ないですが、私は聞いたことがありません。無理をせず文字が読めるようになってから読めば良いのではないのでしょうか？」

「――待ってくださいオーナー。ルカくん、その話を詳しく聞いてもよろしいでしょうか？」

「え、ええ。でも、ちょっと思いついただけのことですよ」

「かまいません」


絵本と口を滑らせたから、誤魔化しつつ聞いてみて絵本も漫画もなかったということは分かったけど、店長さんは真剣な顔で更に詳細を聞いてきた。どう誤魔化しながら話そうと思いついたのが、村にいた頃に僕の考えた――ということになっている――童話を妹に聞かせていたけど、その時に絵があれば良いなと思ったということにした。ただ、レナエルちゃんは僕が棒人間で再現していたのは知っているので、不思議そうな顔でこちらを見ていたけど、特に突っ込んではこなかった。


「なるほど、幼児教育向けということですね、我々にはその発想はありませんでした。エルフの子供の期間はヒューマンとさほど変わらず非常に短いですので……私達の感覚で言えばないと言ってもおかしくないくらいです」

「オーナー、変わらなくはないです。エルフが成長するまでヒューマンの二倍はあります。エルフはこのずれがあるから私達ハーフエルフはエルフの森では暮らせないのです。放置しているつもりはなくても結果的に放置されて子供だと衰弱しちゃいますし、そもそも食料があまりありませんからね」

「森の中じゃなければ、少しは合わせられるんだがね」

「本当に少しだけなんですが……ここでオーナーが開店時間からいたのは、起きた時間が偶然に合った二回だけですよ。それに数日出て来ないこともありますよね」

「……話がずれてしまったようだね。すみませんルカくん、それでその絵本というのは……」


ヘアルトワルさんは誤魔化すように僕に話の続きを聞いてくる。

今のこの世界にないだけで、これだけの小説を書く人が大勢いるのなら、絵本が出てくるのも時間の問題だろうと、絵本とついでに漫画がどういうものかを伝えようと思った。

大量に置いてあった紙を断ってから貰って「二つほど思いついていたことがありまして」と前置きをして、僕は大した絵は描けないから、絵本は雑な背景と人物を描き、そこに簡単な物語を書く。鬼退治のやつは、改変に世界樹を使っちゃってるのでエルフにはまずいかな？　と思い、亀を助ける漁師の話にしておいた。短く終わらせるため最後は変更して、海の中で幸せに暮らしました。で終わる話にしたけどね。

「すみません、僕、絵はあんまり得意じゃないので」

「いえ、なるほど。こういう表現方法もあるのですね」

ヘアルトワルさんはなるほど、と言いながらも見た感じそれほど心に刺さってはいなかったけど、店長さんは絵がメインなので、僕の拙い絵本をじっと見て少し心惹かれたみたいだった。

次に漫画はどう描こうかと思ったけど、とりあえず棒人間なら動きを表現しやすいからそれでいこうと思い、これを人だと思ってくださいと、走ったり、ジャンプしたりする棒人間を描いた。ヘアルトワルさんは「簡易表現ですね。面白い」と棒人間には少し食いついた。

それから物語は……うん、さっきあったことでいいか。

本屋に入店した時からこの部屋に連れてこられるまでのことを、棒人間の動きと台詞と漫画的表現で、紙一枚にコマ割りをして描いてみた。

うーん、少し分かりづらいかなぁ、こういうの描いたの初めてだしね。

あれ？　二人共反応なしだ、やっぱり僕の画力じゃ伝わらなかったかな？

反応してくれたのはレナエルちゃんだけだった。

「へー、面白いこと描くわね。さっきのことよね？」

「うん、分かってくれた？」

「ええ、もちろんよ。私はいつもルカの――」

「素晴らしい‼」

レナエルちゃんが何か言っていたけど、それはヘアルトワルさんの大声でかき消された。

「なるほど、なるほど、なるほど！　これは素晴らしい！　新たな表現方法ですね。私達エルフは既存の物を利用したり、改良したりするのは得意と言えますが、こういった新しい発想というのを思いつくのが非常に苦手なのですよ！　これは私達にとっての天啓となりえます」

「えっ⁉」

あれ？　僕、余計なことやっちゃった？　僕なんかやっちゃいました？　……ま、まあ、広まったとしても、小説があるところに絵本とか漫画が出来るだけだもんね。平気だよね？

その間に店長さんは一心不乱に何か描いていたらしく、一枚の紙を僕に突き出し見せてきた。

僕がさっき描いたやつのラフ画だった。ラフだったけど棒人間が人間になっていて僕達の特徴がバッチリ掴めていて更に背景も付け足してある。

僕が描いた拙い漫画より遥かに分かりやすくなっている。えぇ、巧すぎるし漫画的表現を掴むの早すぎない？

「こういうことですよね⁉」と店長さんは興奮気味だ。そういうことだけど、もうすでに漫画としても僕の描いたものなんか比べものにならない。

「ああ、もっと私にも物語を書く力があれば、今この胸に宿った情熱をぶつける場所が出来るのに」

「さ、最初は、好きな本の物語を絵として描いてみたらいいんじゃないんですか？」

「それです！　オーナーが書いた本からでいいですよね？　私はこれから出来上がるまで休みます」

「ああ、もちろんだ、頑張り給え。後は誰かがよろしくやるだろう」

「はい、それではルカくん。このご恩はいつか私のすべてをもって返したいと思います。それでは」


と、なんかとんでもなく重いことを言った後、慌ただしく店長さんは出ていこうと扉に手をかけたけど、その手がピタリと止まった。

僕が「どうしたんですか？」と聞くと僕に近づいて――「すみません最後に」と、僕の制服にギリギリまで顔を寄せてズゴーっと音がするくらい鼻から息を吸って、「くぅ～効きます」っと言って今度こそ出ていった。

僕は二回目だったから軽く引いたくらいですんだ。

店長さんの台詞が気になったのかレナエルちゃんは僕の肩あたりに顔を近づけてくんくん

と嗅いできた。「いつものルカの匂いしかしないわね」と首を傾げた後、ハッとして自分がしたことが恥ずかしかったのか真っ赤になっていた。そりゃ、いくら僕だからと言っても男の匂い嗅ぐ行為ってのは、はしたないからね。

今ので一旦話も収まったので、そろそろこの辺でと言うとまた来てくださいとヘアルトワルさんから茶葉を渡され、部屋を出る。

流石に本屋巡りする気力は残っておらず、ジャンルは問わないので今オススメの本をと聞くと三十冊ほど用意されたので、とりあえず全部購入した。

量が多いので明日にでも家に送ってくれるとのことだ。ちなみに一冊銀貨一枚ほどだった。娯楽品としては他の物に比べて安いと思う。

そして、お金を払おうとすると頑なに断られたので、お金は使えなかった。いや、買ったことにしとけば誤魔化せるな。小金貨三枚分減らせたぞ、うんうん。

ヘアルトワルさんから見送られつつお店を出て、その後一応端っこまで行くと他の二つの通りと同じく門があった。

住宅街とは少し石畳の色が違い、案内板には職人通り終点と書いてあった。ここの門には二つの通りとは違いフルプレートアーマーを着た兵士さんが二人、門番として立っていた。

流石に答えてくれないかな？　と思いつつも兵士さんに今中央街に何があるのか探索中なんですと前置きをして、この先は何があるのかということを聞く。

僕の考えとは違い、いきなりこんなことを聞く僕達にも警戒することもなく聞いたことを教えてくれた。

先にあるのは職人用の工房兼住宅地で職人は基本的に工房に詰めており、お店の方に職人はあまりいないということだった。

他の二つも見てきたなら知ってると思うが中央街は通りには門があり、それ以外はぐるりと周りを塀で囲まれている。そして、ここ職人用の住宅地も農民用の住宅地とは塀で分かれており気軽には出入り出来ないようになっているとのことだ。

見学をしたいのなら兵士に案内させるがどうする？　と聞かれたので、今日は中央街の探索だけで来ましたのでと兵士さんにお礼を付け足してから断る。

そして、前に父さんの言っていたことを思い出した。「任務中は無駄な魔力を使いたくない」と言っていたはずだ。だからお礼にお水でも出しましょうか？　と聞くと、何故か兵士さんの一人が笑いだした。

そして、兜を外し水筒の水を飲み干すとこちらに渡してきた。あ、この人。

「ここに来る時、僕達の御者と護衛をしてくれていた兵士さん」

「はい、お久しぶりですね」

予想外の再会だった。前と同じように水筒に水を入れ、もう一人の兵士さんの水筒にも水を入れた。

そして、前と同じように最敬礼をされて僕達はそこを後にした。

第三話

フォレスト・ホープ・ガイドブック 西側編

第三話 フォレスト・ホープ・ガイドブック 西側編

「この職人通りも終わったってことは本通りを除けばこれで半分だよね。レナエルちゃん、体は疲れてないよね」

今言ったように僕もレナエルちゃんも体は疲れていないと思うけど、この通りではいろいろなことがあった。

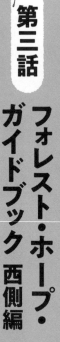

「大丈夫よ。ルカがずっと助けてくれてるもの……別の意味では疲れたけどね。エルフはもっと神秘的だと思ったのに」

「うん、それは僕も思ったよ」

いやでも、ハイエルフのアリアちゃんもウルリーカさんも自分の興味あるものには目の色が変わるもんね。あれってエルフの特徴だったのか。

いやいや、決めつけるのもまだ早い。僕はもっと神秘的なエルフもいるはずだと思い込むことにして、とりあえず気を取り直してから今度は南西の道へ入る。

「あ、ここは冒険者用かな？　歩いている人達の服が全然違う」

「そうみたいね。お店は武器とか防具とか売っているみたい」

冒険者ばかりのせいか、ちょっとこの道はガラが悪い。流石に抜き身で持っている人はいないけど、殆どの人が武器を装備している。

これからクエストにでも出かけるのか完全装備している人もいる。

通りの奥の方からは喧嘩しているような騒ぎも聞こえるし、それに制服姿の僕達は結構ジロジロと見られてる。特にレナエルちゃんが。

「ここやめとこうか、危なそうだし」

「そうね」

少し入ったけど危なそうだと、踵を返したその背中に声を掛けられた。

「ルカ君？　そう、確かルカ君でしたよね」

その声に振り返ると、目をつぶった巫女服っぽい女性が立っていた。

「あ、サクラさん。昨日はありがとうございました」

「いいえ。本来はこちらが逃したと責められても、おかしくないくらいですから」

「でも、父さんが言ってましたよ。向こうは最低限の礼儀は取った、こちらの獲物になった時点ですべてこちらの責任だって」

「あら、冒険者心得ですね。お父様は昔？」

「昔、冒険者をしていたと聞きました」

「そうなのですね」


それから、サクラさんと昨日の話と少し世間話をしていると「ちょっとルカ」と、手をグイグイと引っ張られた。レナエルちゃんのほっぺがぷっくりと膨らんでる。

あ、しまった。紹介もせずにほったらかしにしちゃってた。


「ごめんねレナエルちゃん。この人はサクラさん。冒険者をしてる人で昨日お世話になった人。こっちはレナエル、僕の幼馴染です」

「あ、えっと、初めましてレナエルです」

「これはご丁寧に、サクラと申します。これはまた……物凄く可愛い子ですね。ここまで可愛い女の子は私も初めて見ました。素敵な恋人で良かったですね、ルカ君」

「そんな可愛いって、私なんて普通ですよ。それに恋人って……ね？　ルカ」

「あ、えっと、んー」

　この場合どうすればいいんだろ。一応学校の中では付き合ってることにしているんだよね。レナエルちゃんの虫よけとして。

　冒険者ってアダン君みたいに学生と繋がりがあったりもするから、バレたらまためんどくさいことになりそうだよね。

　あ、よく見るとチラホラと若そうで学生っぽい人もいるな。だったら――。

「はい。可愛い恋人なんです」

　とりあえずそういうことにした。


「ちょっとルカ、何を言ってるのよ」

「いや周り見てよ。こっち見てる人の中に多分うちの学生いるよ？　何人か見たことのある顔がある」

「そ、そうなの？　じゃ、じゃあしょうがないわね」

　僕とレナエルちゃんがコソコソと話している姿を、温かい目でサクラさんが見ていた。目をつぶっているけど。

　その目をつぶっている理由とかもレナエルちゃんに教えたら、珍しそうにしていた。

「へぇ、目をつぶっていても見えてるんですね……てっきり神父様みたいな糸目かと思ったわ」

「ええ、そうです。気配を感じているのだろうとか言われますが、ちゃんと皆さんと同じように見えているのですよ。例えば、レナエルさんがギリギリうちのパーティーに入れそうな髪の色をしているのもちゃんと識別出来ています」

「へ？　髪の色？」

「ああ、サクラさんのパーティーは赤い髪が加入条件なんだって、でもレナエルちゃんピンク色なのにセーフなんだ」

「髪の色でパーティーメンバー決めてるの？　だったらアダンなら即合格しそうよね」

これは僕に向って話したんだけど、しまったな。話の流れでアダン君のことが出てきてしまった。

「ええ、アダン君は即合格でしたよ」

「え？」

「え？」

二人共不思議そうに首を傾けていたけど、僕知らない。サクラさんが話の流れを作ったんだもんね。

約束通り僕は黙ってたよ。アダン君が女性ばっかりのパーティーに入ってるなんて。いや、まだ女性ばっかりとはバレていない。

余計なことを口走らないようにしないと。


「アダン君のことですよね？　ルカ君の友達の」

「ええ、そうですけど」

「うちのパーティーで頑張ってくれてますよ」

「冒険者になったとは聞いたけど、パーティーに入ったとは聞いてないわよ。何よ水臭いじゃない、あいつ」

「はは、そうだよね、水臭いよね。そういえばサクラさんはどうしてここに？」

僕は乾いた笑いを出しつつ話を変えて、なんとかこの場を流そうとした。

「ここで待ち合わせなんですよ」

「あ、サクラさんもデートですか？」

「そうだったらいいんですけどね」


よし、なんとか誤魔化せたかな？　後はじゃあ僕らはこの辺でとか適当なことを言ってこの場を去ろう。

そしてアダン君にサクラさんのことだけバレたから、他の人のことはレナエルちゃんにバレないよう何とか誤魔化してくれと言うんだ。

「待たせてしまったか？　みんなそこで会ってな、偶然だったぞ」

げっ、この良く通る声は聞き覚えがある、しかもすごく最近と言うか昨日。

「お、昨日の少年じゃないか。確か名前はロ、ロ、ロ？」

最初から間違ってますよ。僕の名前二文字なんだから間違えにくいでしょ。

僕と同じことを思った人がいるらしく、リスの耳としっぽを持った……リムさんだったね。

その人がリーダーさんにツッコミを入れていた。

「リーダー最初から間違ってる。昨日の子はルカ君」

「あ、そうだったな。ロカ少年だ」

「もういい」


聞こえてくるコントみたいな会話に僕は少し笑ってしまった。

そしてその声の方向に振り返ると、――あ、終わった、アダン君が。

パーティーメンバー全員集合しちゃってるな。……アダン君も含めて。


「じゃあ僕――」

「や、やぁ、皆さんも昨日ぶりです……アダン君も」

「うむ、昨日ぶりだな、ロカ少年」

「ルカです。ルカ」

「すまない、人の名前を覚えるのは苦手でな。ルカルカルカ。よしこれで今日のところは忘れない」

それでも「今日は」なんだ。その台詞には他のパーティーメンバーの人達はいつものことだからか平然としていた。

唯一平然としていないのは、アダン君だった。リーダーさんの台詞とは関係ないけど。

「ル、ルカとレナエルちゃん、なんでここに、いやそうじゃない。レナエルちゃん違うんだ。俺だってエドさんみたいな人のパーティーに入りたかった。あ、いや。そんなことはスカーレットのみんなに失礼だ。え？　でもレナエルちゃんに硬派じゃないのバレた？　いやなんでそもそもここに二人が？　あっ幻覚か、そうだよな、あんな恋人繋ぎみたいな手の繋ぎ方を……へっ？　恋人？　いや幻覚？」

いや、これ平然としていないどころじゃない。完全にパニクってる。

「落ち着けアダン！」

リーダーさんがアダン君の肩をガッと掴んだ。このままビンタでもして、気付けをするのかと思ったらそのまま顔を近づけて――。


「うぉぉ、アンタ何してんのよ」

「リーダーそれはいけない」


その寸前で魔法使いのマインさんが杖でリーダーさんの顔を押しのけ、リムさんが横からタックルしていた。


「アンタ！　イタイケな少年を汚そうとするな！」

「リーダー捕まるよ？」

「い、いや私はだな、気付けを」

「だったらビンタでもしたら良かったでしょ！」

「バカを言うな！　仲間を傷つけられるか！」

「アンタのは心にキズがつくんだよ！」


リーダーさんを止めた後、マインさんとリーダーさんはギャーギャーと言いあっていた。

アダン君を見てみると確かに気付けにはなったみたいだった。効きすぎて呆然としちゃってるけど。

そしてこの騒ぎを見物していた野次馬達からざわめきが聞こえ、その中から聞こえたのは「流石は冒険者であること以外捨てた女だ」とか「冒険のみの完璧主義者」だとか、学生っぽい冒険者に「いいか、冒険者として動いている時のアイツは見習え、街にいる時は見て見ぬふりをしろ」と教えていたり、単純に悪口の「バカの中のバカ」だという散々な言われようだった。

「えっと、あの、楽しそうなパーティーですね」

戸惑ったようにレナエルちゃんからそう言われたサクラさんは、顔を真っ赤にして俯いていた。

「そっか、ルカの家族が心配してこうなったのか」

「うん、レナエルちゃんも僕が巻き込んじゃったんだよ」

なんだかんだで、落ち着きを取り戻したアダン君に僕は冒険者通りから少し出たところに移動して今回のことを説明する。

レナエルちゃんはスカーレットの皆さんが近くにいて保護してくれている。

ちらりとだけ横目で見た様子では、少し年上だけど女性同士だからか、楽しそうに話していた。

「それでゲインさんはなんともなかったよね」

「体はな、ちょっと昨日家に行ったんだけどよ。めっちゃ落ち込んでた。ルカとエドさんに合わせる顔がないって言ってたんだ」

ちょっと昨日じゃなくて、毎日帰ってるのはゲインさんがバラしたから知っているけど、今はそこを突っ込む雰囲気じゃない。

ゲインさんが落ち込む必要なんて何もないのに、ぶっちゃけ僕が偶然気付いて偶然魔術が使えて偶然助けられたのに。最後の魔獣がぶつかったのも偶然身を捩《よじ》ったせいだけなのに、あれ？　偶然多いな。

魔術のことは、家に帰って口にするだけで発動出来る全属性分の魔術を試してみたけど、やっぱりうんともすんとも言わず発動しなかった。

「僕も父さんも気にしていないよ。ゲインさんが無事で良かったとしか思ってないから」
「多分親父もそれは分かってんだろうけど、それでも自分が許せねぇんだろうな」
「うーん……そうだ！　だったらみんなでパーッとやる？　明日中、僕はアリーチェを楽しませないといけないし、そのついでって言うのはアレだけど僕の家の庭で、でっかいお肉でも焼いてお酒もみんなで楽しく飲んだら、嫌な気分なんて全部吹き飛ばせるんじゃない？それでゲインさんに食材とお酒を奮発して持ってきてもらえば、ゲインさんも気が紛れるんじゃないかな？　アリーチェもお祭り騒ぎは楽しいだろうし」

「お前……おっさんみたいな発想だな」

「せっかく考えたのにひどいや」

「わりぃわりぃ冗談だ冗談、いい考えだな。でもいいのか？　それに今日明日で用意出来るのか？　準備とか色々あるだろ？」

いきなりでも、食材以外はなくてもなんとでもなるかな？　焼き台とかも僕が生活魔法で創れる。鉄板じゃなく石焼きになるけど大丈夫だろう。

炭もあるし、もしなくても生活魔法で代用出来る。テーブル、椅子も食器も足りなくても全部創ることが出来る。うん、食材さえあれば僕の家じゃなくても、少し広い場所さえあればどこでもバーベキューが出来るな。あ、どこで出来てもバーベキューの後のゴミはちゃんと持ち帰りましょう。

「考えてみたけど大丈夫だよ。一番心配なのはみんなの時間があるかどうかだね」

「そっか、親父のために色々悪いな。親父だけは何があっても連れてくるから頼んでもいいか？」

「うん、もちろんだよ。あ、でも交換条件があるよ」

「おう。何でも言ってくれ」

「明日、アリーチェと遊んであげてね」

アダン君は一瞬ぽかんとしたけど、僕の肩に手を回して「任せとけ！」と笑っていた。

「話は終わった？」

「うん、終わったよレナエルちゃん。それでね明日、アダン君一家を呼んで庭でお肉でも焼いてパーッとやろうって話になったんだけど、やっても大丈夫だよね」

「明日？　多分、ルカが進んですることなら反対はされないと思うわよ。でもなんで急に？それにアダンの家族？」

「あ、えーと……」


そういや、昨日のことはレナエルちゃんには詳しく話してなかった。終わった話で無駄な心配を掛けないためにも、黙っておこうってことになったんだった。

ちょっと困って目が泳いで、アダン君を見ると任せろとばかりに頷いてくれた。


「親父のやつがちょっとへましちゃってへこんじゃってさ。明日ルカがアリーチェを楽しませるために、庭で何かやるって言うからさ、親父を元気づけるため俺達も混ぜてもらおうかなって、俺が無理矢理頼んだ」

「へー……って、アダンがご飯食べたいからじゃないでしょうね」

「へへっ、それもあるぜ」

「やっぱりね」

レナエルちゃんは呆れたような声を出したけど、どうやらうまく誤魔化せたようだった。

アダン君はレナエルちゃんに見えないように僕にサムズ・アップしてきたので僕も返した。

「でも、ルカ、早めに伝えといた方が迷惑かからないと思うわよ？　一度戻る？」

「うん、そうした方がいいかな？」

「いや、ここは私達に任せてくれ」

戻ろうとした僕達を止めて、任せろと声を掛けてきたのはリーダーさんだった。

「リーダーさん？」

「キミのリーダーではないからな。マートレと呼ぶといい、ルカ少年。それで伝言なら私のチームのリムに行かせよう」

「分かりました。マートレさんですね。でも、そこまでしてもらわなくても、僕達が戻りますので」

「遠慮することはない、昨日は少し貰いすぎたからな。少しでも返しておかないとばつが悪いのだ。いいなリム」

「分かった」

伝言か手紙かどっちがいいかと聞かれたので、家族が顔も知らない冒険者のリムさんの言葉より、僕の字で書いた手紙の方がいいだろうなと思い、手紙にすると言うとアダン君が肩にかけていた鞄から紙の束と鉛筆みたいな物を渡してくれた。

手紙には明日、庭で焼肉パーティーをやること、アダン君達を呼んでゲインさんを励ますためにみんなにも協力してほしいということ――あ、そうだ。


「マートレさん達も来ます？」

「私達もか？」

「はい、アダン君のパーティー加入おめでとう会も一緒にしようかなって」

「おい、俺のことはいいって」

「せっかく集まるんだし、もうさ、派手にいこうよ」

「アダンのためか、ならば、我々も新メンバーのために参加せざるを得ないな」


スカーレットの他の人達も賛成してくれたので、その旨も手紙に書く。これだけ大賑わいになればアリーチェも喜ぶだろう。

手紙も書き終えたから、じゃあこれでと住所を教えリムさんに渡すと、小さく「任せて」と呟いて音も立てずに屋根へジャンプして上り、そのまま駆けていった。

「すごいなぁ」と独り言のように呟くと、それが聞こえたのかマートレさんは嬉しそうに「うちのリムは俊敏さならば誰にも負けんさ」と自慢げに胸を張っていた。

「ではリムが戻るまで少し案内しよう」

「そこまでしてもらっていいんですか？」

「いいさ、君達だけでは冒険者通りは危ないからな。何せ、ここには冒険者という荒くれ者が集まる」

「僕達も危なそうだったからここはやめようかと話してたんですよ」

「手前を見てそう思ったのならそれが正解だったぞ。危ないところには不用意に近づかない、冒険者の基本だ。だが今は私達がいる、安全に完璧に案内しよう。では、マイン頼んだぞ」

「へーへー、そりゃアタシでしょうね。アンタが店覚えてるわけないもんね」

「……すまん」


「アタシも全部は知らないから大体ね」と、前置きをして案内を始めてくれた。さっきのマートレさんが言った、手前を見てそう思ったのなら、というのは、手前のお店は高級な武器や防具、道具を置いていて、奥に行けば行くほどランクの低い武具屋になる、そしてそのランクに合わせた冒険者が集まるらしく、奥は治安が悪くなるからだそうだ。

　ただ、ここの通りは外壁から監視されているらしく、表立って暴れたりするとこの街の兵士がすぐに駆けつけて、下手をすると追放とか痛めつけられた挙げ句、牢に入れられる羽目になるので、女の子一人で歩くとかしない限りは、そうそう被害に遭ったりはしないらしい。

ただ荒くれ者が多いのは事実だから用心はしないといけないぞ、とマートレさんは言っていた。


「ま、私がいれば誰も絡んでこんがな」

「アンタ容赦しないもんね。ホントよく捕まらないわね」

「当たり前だ、しっかりとギルド規則を守って制裁している」

「リーダーは、そういうところは完璧ですよね」

「はっはっは、サクラよ。そう褒めるな」

「はいはい、すごいすごい」


スカーレットの人達の掛け合いを聞きつつ案内をしてもらう。

手前の道具屋とかにはポーションも売ってるみたいで店頭に貼り紙があったりする。

職人通りの方にもありますよね？　と聞いたらこちら側、つまり噴水を挟んで西側から出ると、武器を装備しているのが基本の冒険者達はあまりいい顔はされず、この冒険者通りにあるお店の方で揃えることが基本になるので、こちらにもポーションを卸しているみたいだった。

ここには高級なポーションは売っていないけれど、C級以上になれば中級冒険者として色々と認められるので、C級以上なら職人通りに完全装備で買いに行っても咎められないらしい。

それ以下だとチンピラ程度にしか思われないため、西側から――出来るならこの通りからはあまり出てくるなということだ。

今は他の住民とのいざこざがあったりするわけじゃないけれど、態度の悪い冒険者に我が物顔で歩かれると後々の対立になるため区分されているみたいだった。そんなこと気にしない人達がいざこざ起こすんじゃないのかな？　と思ったけど上の冒険者が睨みを利かせているから何も起こってないとのことだった。


「一番手前のここがこの街で一番いい品揃えをしているベルトルカ武具屋よ。ミスリル級のドワーフ鍛冶師が作った武具を卸している唯一の店ね。バカみたいに高いけれど、その分性能もいいわ。殆どが貴族に買い上げられていくドワーフ武具が普通に売っているなんて物凄く珍しいことなのよ。それ以外にもエルフとの繋がりがあるみたいで魔術師用のものもいいのが揃っているわ」


マインさんが冒険者通りに入ってすぐにある大きなお店を指さしながら教えてくれる。ベルトルカってここもか、ポーション屋に武具屋に本屋にも関わってるよね。結構この街に食い込んで商売しているなぁ。多分探せばもっとありそうだ。

高級店らしく、お店の前には武器を持った警備員だか冒険者だかが二人立っていた。

指をさしたマインさんに手を上げて挨拶していたから顔見知りかな。

「その貴族様がこっそり来て買い占めたりしないんですか？」

「無理ね。ここに入るにはB級以上の冒険者のライセンスが必要だもの。まあ、逆に言えばB級ライセンスを持っている冒険者を連れて来たら貴族でも買えるんだけどね。でも、ここは辺境伯様の息が掛かってるからね、普通の貴族は普通に買うだけならまだしも、買い占めるなんて無茶な真似、恐ろしくて出来ないわよ。それよりも入ってみる？　ここの武具さえ見とけば、後は店に入って見るほどの物は殆どないわよ。道具屋も職人通りを見てきたのなら同じね」

「えっと、どうする？　レナエルちゃん」

「……ちょっと見てみたいかも。でもいいんですか？」

「普通はダメだけど、ワタシ達と一緒でその制服なら咎められないわ。ね？」


「ね？」という声はお店の前に立っている二人に掛けていた。その二人は揃って首を縦に振っていたから本当に大丈夫みたいだったので、全員でお店に入った。

入ったお店の感想としては正しくファンタジーの武具屋って感じだった。アダン君も思わず「この中ってこうなってたのか、すげぇな」と呟いていたから入ったのは初めてだったんだろう。レナエルちゃんをちらりと見たけど目をキラキラとさせて店内を見回している。こういうの好きだったんだ。

マートレさんは入ってすぐにお店の奥まで行き、このお店の店員と思しき人に話しかけていた。


「店主、何日かぶりだな」

「これはマートレさん、うちの商品に何か不具合でも？」

「いやそうじゃない、あの盾はなかなかに体に馴染む。使い古した私の剣と違い無駄な音も立ちにくいしな」

「そいつは良かった、それで今日の御用は？」

「うむ、未来ある少年少女のため少し見学させてはくれんか？」

　マートレさんはそう言うと僕達をちらりと見た。簡単に冷やかしをさせてほしいという台詞に店主さんは少ししかめっ面をして考え込んだ。

　そこにマインさんが横に来て、マートレさんを軽く肘で突っつきながら話に入っていった。

「リーダー駄目よ。店主さんも商売なんだから。店主さんアレを十本ほど貰えるかしら？　それとソレを入れるベルトもね」

「へへ、毎度あり。もちろんスカーレットのリーダーのマートレさん、副リーダーのマインさん二人の言うことに嫌なんて言うわけないですよ。好きに見ていってください」

「感謝する、少しは手に取っても構わんな？」

「……乱暴にはしないでくださいよ」

「もちろんだ」と言うと、店主さんが投げナイフみたいな物とベルトをカウンターの上に置き、その金額を告げると、マートレさんはマインさんに確認してから払っていた。

　僕達はマートレさん達が戻ってくるのを待って、小声で聞く。

「いいんですか？　そこまでしてもらって」

「いいのよ。それにコレは元々買うつもりだったからね。タダで何かするってのは冒険者に付け込まれるからね、ちょっとした小芝居よ。店主さんも分かってるわ」

　マインさんは小声じゃなく普通の音量で喋り、その説明を受けて店主さんの方を見ると、先程渋った顔とは思えないくらいのいい笑顔で、こちらを見て頷いていた。

「ま、ワタシ達と繋がりがあるのなら、後々お客さんになるかもしれないからね。店主も先行投資よ。だからアンタ達も気にしなくていいわよ」

「はい、ありがとうございます」

　その後みんなバラけて店内を見て回る。高級店と言っても全部が高そうに飾ってあるやつばかりじゃないらしくて、お店の入り口近くには数打ちの剣として適当に並べている物もあった。僕がそれを見ているとマインさんから声を掛けられた。

「数打ちと言ってもここのはドワーフの工房製だからね。質はいいはずよ」

「あっ、ドワーフ鋼とかいうやつですか？」

「ふふっ、流石に違うわよ。ドワーフ鋼で作られた武具は基本的にオーダーメイドだし、今この街でドワーフ鋼を作れるのは、ドドンドンっていう工房長しかいないんじゃない？　階級は――」

「あ、確かミスリル級の鍛冶師って」

「お、キミよく知ってるわね。そう、ミスリル級よ。相当な凄腕ね」

「そうなんですか？」

「そうよ、鍛冶師の階級ってのはね――」


マインさんが教えてくれたのは、ミスリル級っていうのは上から三番目のランクだけど、冒険者のランクとは違い鍛冶師の階級というのはミスリル級の三つ下、準アダマンタイト級という名前からしか名乗れないらしく、階級が付くこと自体が鍛冶師としての最大の名誉で、鍛冶師はその打てる金属によって階級が決まるとのことだ。

魔力のない金属の基本が鉄、銅、銀、金で、魔力がある金属――魔法金属――が魔法鉄《アダマンタイト》、魔法銀《ミスリル》、魔法金《オリハルコン》、魔法銅《ヒヒイロカネ》だそうで、発掘される貴重さも魔力の通りやすさもその順番通りだそうだ。

そして、ドワーフ鋼とは魔力のない金属を、貴重すぎる魔法金属を目標にドワーフが編み出した鍛錬方法で造る準魔法金属のことを言うそうだ。魔法金属の魔力の通りやすさを百、通さない金属を一とすれば、準魔法金属は鍛冶師の腕によるのでブレはあるけど良くて三十くらいらしい。鍛冶師の階級で例えばミスリル級に準が付く場合は、銀のドワーフ鋼——準ミスリルもしくはドワーフ銀という——が造れるという意味ということだ。

ついでに教えてもらったのが高位貴族と名乗るのに魔力操作のギフトが必須だというのがあって、準ミスリルのインゴットに魔力を通すことが必須条件になるんだとか。

「へー、そうなんですね」

「そうよ、それで階級——称号とも言うわね。それが付けば自分の工房を作れるし、一流の鍛冶師として認められるわ。ミスリル級までいけば超一流よ。ホントよく自分の国から離れられたわね」

「素材につられたって本人は言ってましたけど」

「へーよく知ってる……って、キミ会ったことあるの？」

「まあ——」

「——ただいま、帰りました」

同じクラスですし、と言おうとしたら後ろから声を掛けられてビクッとしちゃった。

同じくマインさんも軽く飛び上がってびっくりしていた。

「ちょ、ちょっと、いつも言ってるでしょ、気配なく後ろに立たないでって」

そう抗議の声を上げるマインさんをスルーしてリムさんは僕の前に跪いた。えっ？　なんで？


「えっと、どうしたんですか？　立ってください」

「いえ、このままで。マインあなたも」

「何言ってんのよ、リム」

「マイン、貴族様に対して失礼に当たる」

「キミ貴族だったの⁉　言われてみれば確かにその制服も……」

「い、いや違いますって、ただの平民ですよ。多分家を見てそう思ったんでしょうけど、あそこはちょっと事情があって用意された家なんですよ。この制服もそうです」

僕がそう否定してもリムさんは聞いてくれず、マインさんに早くしろと促すばかりだ。

「マイン、早く」

「何言ってんのよ。このコが平民だって言ってるじゃない。冗談でもワタシが平民に跪いたら家の沽券がとか、あの馬鹿がうるさい――《カロリーナ様》」

「手紙を届けに行くと辺境伯様の肖像画と側近の侍女様がお出迎えに……」

マインさんは「ひっ」と声を上げると、青ざめてリムさんの横に同じように跪いた。

こんなことをしているから、みんなこちらに来てしまった。レナエルちゃんも「どうしたの？」って首を傾げている。

「だから、違いますって。その人はそこにいるレナエルちゃんのおばあちゃんなんですよ。詳しくは言えないんですけど、僕の父さんがあるところで成果を出したので、辺境伯様に責任者として特別待遇で呼ばれてレナエルちゃんの家族も仕えるために一緒に来ることで、あの家を用意されたんですよ。それでたまにおばあちゃんとして遊びに来てるだけなんです。自画像も僕達は平民だから他の貴族の言うことを無理矢理聞かされないために見えるところに飾っておけと、譲り受けたんですよ」

「……ホント？」

「本当ですよ、ね？　レナエルちゃん、アダン君」

「ええ、そうですよ」

「そ、そうだぜ」

前もってあの家に住んでいる理由を聞かれたらこう話せと言われていた設定の話をして、その話はレナエルちゃんやアダン君も言い聞かされていたので同意をした。急に振られてアダン君はちょっと動揺していたけどね。

それを聞いた二人はなんとか納得してくれたみたいだった。マインさんは汗を拭いつつ心底ホッとしたように、深く息を吐いた。

レナエルちゃんの制服の紋章を隠していて良かったな、おじいちゃんの紋章が見えてたらもっとこじれた気がする。


「もーびっくりしたわよ。それならそうと言っといて頂戴。心臓に悪いわ」

「すみません」

「一番驚いたのは、わたし。扉が開いた瞬間チビるかと思った」

「ちょっと、汚いわね。ホントに漏らしてないでしょうね?」

「……多分」


目の前でリムさんが短パンに手を突っ込んで、もぞもぞとし始めた。後ろでアダン君の「ひょえ」っていう変な声の後、僕の目の前に手のひらが現れて目隠しをされた。この手はレナエルちゃんだな。その後すぐに「やめなさい」と言うマインさんの声と、パンッという何かを叩いたような音が同時に響いた。


「いたい」

「マインが正しいぞ。はしたないのはいかんな、リム」

「リーダーにだけは、言われたくない」

「何故だ……それでリム報告は？」

「『すべて任せなさいと伝えてください』と言われた」

「だ、そうだ。ルカ少年、これで大丈夫なのか？」

「ええ、大丈夫です。ありがとうございます」

「なあ、ルカ。カロリーナさんが聞いたってことはその明日……」

アダン君が小声でこわごわと聞いてくるけど、おじいちゃんが来るかもって思ってるのかな？

「いや、それはないよ。来るとしてもおばあちゃんくらいじゃないかな？」

「そ、そうか。ならいいんだけどよ」

おじいちゃんがそんな空気の読めないことをするわけがないからね。

そこでマートレさんが「さて」と前置きをして、お店の奥に声を掛けた。

「店主すまんな、少し騒ぎすぎた。我々はこれで失礼させてもらう」

マートレさんに促されてお店を出る時に、ありがとうございましたとだけ店主さんに声を掛けて出た。

「ふむ、マイン。見るところはここだけでいいか？」

「そうね、何があるのか知りたいのなら教えるけど」

「えっと、この先は何があるんですか？　えっと門があるのは聞きましたのでその先です」

「ああ、こちら側の塀の向こうは冒険者用の安宿や安酒場があるわ、それと中級以上の冒険者パーティー用に作られた住宅ね。パーティー用のは向こう側の職人用と同じく塀に囲まれているから、宿場通りの奥からしか入れないわよ。C級以上から借りることが出来て、B級以上なら買うことも出来るわよ。もちろん空いていればの話だけど。あ、ウチのパーティー用もあるわよ、そこに住んでるのはリーダーとリムだけだけどね。門の向こう側はそんな感じよ」


この通りの先だけ聞いたんだけど、マインさんは全部教えてくれた。……ちょっと楽しみが減った気もするけど、冒険者の安宿ってことはここより治安が悪そうだったから、近寄らなくてよさそうだ。他の武具屋とかも見なくても、かな。別に武器は欲しくないし、必要ならおじいちゃんが良いものを用意するとか言ってたし、ここはこれでいいかな？


「こんなところかしらね」と説明を終えたマインさんは、満足そうに頷いていた。

その時、不思議そうな顔をしたマートレさんが口を開いた。

「なんだマイン、知らないのか？　それだけじゃないぞ、安酒場が集まる場所の更にその奥には娼館が――」

「バカか、アンタは！」

娼館という言葉に、慌ててマインさんはマートレさんの口に杖を突っ込んで塞いだ。マートレさんは「もごぉ」と変なうめき声を上げ、アダン君は「しょうかん？」とよく分からなそうにしていた。

レナエルちゃんは僕から目を逸らして少し赤くなっていたから知っていたみたいだった。うーん、ウルリーカさんの本のせいだと思うけど、レナエルちゃんはだいぶ耳年増になってるよね。そんなこと口に出して突っ込めないけどね。

マインさんが慌てていたので僕は話を逸らすように、他の人のことを聞いた。


「えっと、他の皆さんはどうしてるんですか？」

「……キミ、ありがとね。ワタシとサクラは別よ。二人共弟がこの街に来ているからね、弟と一緒に住んでるわ」

「私は普通の貸家ですけどね。マインさんは貴族なので貴族街の方ですよ」

「へ、貴族様だったんですか？」

「よしてよ。その貴族の役割は弟に全部任せたわ。ワタシは気楽な冒険者よ。A級様と言ってもいいけど貴族様とは呼ばないで……そうよ、ワタシはA級冒険者様なのよ、ざまーみろクソ親父」

なんか最後は僕にじゃなく遠くを見ながら親父さんを罵倒していた。いきなりのことで少し呆然と見ていたら、サクラさんが笑いながら「マインさん、この国にいる時にご実家とは色々とありましたから」と言っていた。

僕はそれに対して返す言葉はなく「そうなんですか」とだけしか言えなかった。

マインさんが落ち着くのを待ってお礼を言って解散しようとしたけど、先程杖を口の中に突っ込まれたのに何も気にしてないかのようなマートレさんから「待て、今、三の鐘が鳴る。飯の時間だな。明日のお礼代わりに奢るから一緒に食べるぞ」と言われて、言い終わると同時に三の鐘が鳴る。

何も見ずにいきなりピタリと時間を言い当てたので驚いている隙に、半ば強引に連れて行かれた。驚いた主な要因はさっきまでのポンコツさとのギャップだったけど。

連れて行かれた場所は、冒険者通りから出て噴水広場に面したところにある大きな建物で、ここに来た時にもちらりとだけ見たけど冒険者ギルドだ。

テンプレ通りのことが起こりそうで、あんまり入りたくはないけどマートレさんが大丈夫だと言うので付いていく。

冒険者ギルドに入ると三分の二以上は食堂兼酒場になっていて、そこで大勢の冒険者が食事をしていた。真っ昼間からお酒を飲んでいる人もいる。

入ってきたグループに女性が多いのを見て、スケベそうな目線を向けるので僕はレナエルちゃんの前に立ってその目線を遮った。

ただ、その目線の大半はマートトレさん達の顔を確認するとぎょっとした顔になり、慌てて顔を伏せたり、そむけたりしていた。わざとらしく口笛を吹いて誤魔化してる人もいた。

それでもマートレさん達を知ってか知らでか、木のジョッキを片手にヘラヘラと笑いながら近づいてくる冒険者もいた……いたけど慌てて周りに取り押さえられていた。

そして「やめろ、A級《バケモノ》だぞ、死にたいのか」「俺達を巻き込むな」「制裁の宣言をされたらどうするんだよ」「死ぬなら魔の森に入って一人で死ね」「俺達全員でかかっても一人にも敵わないのに全員揃ってやがる」「見るなよ、絶対見るなよ」「全員揃って来るとは珍しい」「おお、『完璧な戦士』『疾風怒濤』『四元使い』『微笑む凶龍』揃い踏みとは、これは拝まないと」と大騒ぎになり、冒険者ギルドのテンプレなんて起こる暇もなかった。

……この騒ぎの中ご飯食べるの？　僕こんなところで食べるくらいならご飯抜くよ。レナエルちゃんも嫌だろうし、と流石にここは嫌だとマートレさんを見る。

「安心しろ、ルカ少年、ここじゃない。こっちだ」

そう言うと、マートレさんは騒ぎを横目に十くらいある窓口で一つだけ誰も並んでいない窓口に行って、一言二言喋ったと思ったら何かを受け取り、その脇にある階段を上り始めた。

僕達も付いていき二階に着くと、一階の椅子もなく丸テーブルしかない食堂とは違い、少し上等そうなテーブルと椅子があって、そこにも冒険者が座って食事をしていたけど一階の人達より一目で分かるくらい身なりがいいし、こちらをジロジロとは見てこない……最初から目を伏せている人もいるけど。ここならまあ落ち着けるのかな？

「二階にはC級以上が使える食堂と、奥にはB級以上が使える小部屋があるがここでもない」

顔見知りがいるのか、何人かがマートレさんに手だけで挨拶をしてから、マートレさんもそれに返しながら、また階段を上り始めた。

三階に着くと今度はテーブルとかはなく、個室のものだと思われる扉が並んでいるだけだった。その一つに近づいてガチャリと扉を開けていた。

開けた扉から見える部屋は広く、二十人くらい入れそうで、テーブルと椅子も豪華ではないけど、かなり上質なものが数セット設置してあった。

小休憩や会議の部屋って感じだった。そして入った途端、外のざわめきが消えた。ここにも僕の『クラス』と同じような防音の魔法陣が設置してあるのかな？

「入ってくれ、ここはA級しか使えんから変なやつも来ないぞ」

「おお、ここがA級パーティー用なんですね」

「そうだぞ、アダン。お前にはまだ早いが今日は特別だ」

「はい」

アダン君は嬉しそうに部屋を見て回っていた。

レナエルちゃんが居辛そうに立ちっぱなしになっていたので、真ん中のテーブルにある椅子を引いてレナエルちゃんを呼ぶ。

「レナエルちゃん、ここに座ろうか？」

「うん。ありがと、ルカ」

僕もその隣に座るとサクラさんが微笑ましそうに見ていた。その笑みで思い出したけど、そういえばさっきの騒ぎで二つ名みたいなことを言っていた人がいたな。

確か『完璧な戦士』『疾風怒濤』『四元使い』『微笑む凶龍』だったよね。そしてこの中の一つが気になったんだけど。他の三つは誰のこと言っているのか分かるんだけど、最後の一つが目の前の人とどうも合わない。

「あのサクラさん」

「はい、どうかしましたか？」

「あのさっきの騒ぎで二つ名を言っている人がいまして」

「ああ、私達のですね。確かに聞こえました」

「他の人のことはなんとなく分かるんですけど『微笑む凶龍』って」

「……私のことですよ」

「やっぱりそうなんですね。でも回復魔法使いじゃないんですか？　あんまり合わないというか」

微笑むは分かるし龍はドラゴニュートからきてると思うけど、凶の一文字が分からない。

微笑む龍で良かったんじゃないかな？


「それは違うぞ、ルカ少年。サクラは回復魔法も使うが、弱体魔法も使える」

「弱体魔法ですか」

「そうだ、つまりサクラは生命魔法使いだな。生命魔法を相手に掛ける時は触れなければならない。そしてサクラはドラゴニュート、その肉体の強さは折り紙付きだ。つまり導き出される答えは？」

「前衛で殴りながら弱体魔法をかける？」

「素晴らしい解答だ。笑みを絶やさず前衛で戦っている姿から名付けられた二つ名だ。我々の中で肉体の強さだけで言えばサクラが一番強い。戦うとなると私が勝つがな」

「私は可愛くないから、あまり好きじゃないんですけどね」

「二つ名とは自然に付くようなものだからな、仕方がない」

「あの、じゃあ昨日持ってた杖みたいなのは」

「ああ、錫杖ですね。あれはちょっと特殊な杖でですね、杖を通して生命魔法を掛けられるのです。素手の方が魔法の通りはいいんですが、流石に素手だけだと魔物相手に不利ですから」

まさかサクラさんが前衛だったとはね。微笑みながら魔獣と殴り合っている姿や錫杖で殴っている姿を想像した。うん、二つ名も分からなくもないな。

そんなことを考えていたらレナエルちゃんが慌てて声を上げた。

「あ、あの！　生命魔法って神父様とか神様に認められた人しか使えないんじゃ⁉」

「そういえば俺も教会でそう聞いたっけ、忘れてたぜ」

僕はおじいちゃんから聞いていたから、神様を信じてないと使えないのは違うと知っていたけど、そういえばレナエルちゃんは教会でしか魔法のことって教わってないんだった。アダン君も教会で聞いたことはあったみたいだけど、単純に覚えてないだけだった。――今、僕、アダン君と一緒に教会で聞いたような気がしたけど記憶にはない。その思考もマートレさんから声を掛けられたことにより止まる。

「あ、いや。――ルカ少年、この子に言っても平気なのか？　その信者だとか」

「いえ、信者ではなので。えっと、多分」

　宗教関連だからかマートレさんが言いづらそうにしていたけど、レナエルちゃんが信心深そうにしているところは、今まで見たことはなかったから平気だと思う。

　マートレさんは僕の返答に頷き口を開いた。

「サクラ頼む」

「はい、レナエルさん、会った時に言いましたが私は龍眼を持つドラゴニュートです。先程、目をつぶっていても見えるとは言いましたが、龍眼そのもののことは知っていますか？」

「い、いいえ」

「龍眼とはこれです」

　そう言うとサクラさんがゆっくりと目を開け、昨日も見た金の目に黒い瞳孔が現れる。

　レナエルちゃんが「きゃっ」と小さく叫ぶと僕の手を握ってきた。驚いたせいか少し魔力が乱れているので僕も握り返して少し操り、魔力を落ち着かせるとレナエルちゃんも落ち着いてくれた。

「ご、ごめんなさい。驚いちゃったりして」

「いいんですよ。この目は人の肉体が持つ生命力を見ることが出来る目です。生命力の悪い変化の場合、濁っていたり淀んでいたり薄くなっていたりして見えるのが龍眼です。そしてその見えた状態を判断し魔力によって回復、強化します。敵の場合は弱体化ですね、それが生命魔法です。見る、すなわち知ることが生命魔法を使えるということに繋がっていると私達は考えています」

「それじゃ、龍眼を持っていたら」

「そうです、龍眼を持って生まれたドラゴニュートは全員、生命魔法を使うための技を継承しています。――いえ、ギルドではギフトでしたね。龍眼を持つ者は生命魔法のギフトを貰っているのですよ。――神様に祈ったからというものではありません」

「そんな……」


レナエルちゃんはショックを受けているみたいだった。あまり信心深そうには見えなかったけど、神様をそこまで信じていたんだろうか？

その後ご飯が運ばれてきたけど、レナエルちゃんは黙り込んだままモソモソと食べていた。ご飯はホーンラビットのもも肉で、それを山賊焼きみたいにしたのが出てきたけど、僕の顔より大きいそれは僕にはちょっと多かったので少しだけいただいて、残りはあっという間に自分の分を平らげていたアダン君に食べてもらった。

食べ終わった後は、アダン君も含めたスカーレットの人達は本来の集まった用事を済ませるために出ていくことになったけど、レナエルちゃんの落ち込みようがひどかったので僕達はしばらくここで休むことにさせてもらった。

鍵も返しておくので後は何もせずにそのまま帰っていいと言われ、レナエルちゃんの様子に後ろ髪を引かれるアダン君を引っ張って出ていった。最後に部屋を出ていくサクラさんに深く頭を下げられた。僕が多分って言ったせいだからサクラさんは何も悪くないと僕もごめんなさいと頭を下げた。

スカーレットの人達が出ていっても俯いて椅子に座ったままのレナエルちゃんだったけど、しばらくすると僕をじっと見つめてポツリと呟くように言った。

「あのねルカ、私諦めていたの」

「……何を諦めていたの？」

「神父様が神様を信じていれば、神様が宿って魔法を使えるようになるって教えていたでしょ？」

「うん」

「でもね私、神様を全く信じていなかったの」

「えっ？」

レナエルちゃんの口から出た言葉は、僕がさっき考えた真逆のことだった。

「教えてもらったし知識としては神様のことも分かっていたのよ。ただ、信じてはなかったの。私、村の時ずっと思っていた。ルカを助けてくれないのなら神様なんていないって」

「えっと、僕？　僕は今まで何もなかったけど？」

僕はレナエルちゃんの言っていることがよく分からず、首を傾げる。

「いいの、ルカはそれでいいの。でも私は駄目だったの、ソニアおばさん達みたいに普通になんて出来なかった。神様なんて信じていなかったから魔法も使えないんだって、私が回復魔法を使えたらルカを癒やしてあげられたのにそれも出来ないと諦めていて、いつもボロボロのルカを見るのが辛くて何も出来ない自分を知りたくなくて、何でもないふりをしてルカが帰ってくる前に自分の家に戻っていた。でも、それなのに神様なんて関係ないなんて……」

「でもそれはレナエルちゃんのせいじゃなくて」

僕は赤ちゃんの時を除いて、アリーチェが生まれて僕に微笑んでくれるまでの記憶はかなり曖昧だ。それからもあの悪魔の襲撃が終わるまではところどころ記憶は虫食いだ。

確かに僕は俺だった頃の記憶があった赤子の時に見てしまった、あの時に終わる家族の結末を変えたくて、自分の色々なものがボロボロになっていったような気もする。

でもそれはなんてことない日常の一幕だ。ただ、僕がやりたいことをやってきた結果なだけだ。

感情的になって涙を流しているレナエルちゃんをなだめるため、涙を拭った後、両手を両手で包み、さっきと同じく感情で荒れる魔力を穏やかにしていく。

「それでもルカ、私使いたかったの。才能なんてなくても少しだけでも使ってあげたかった。使えなくても頑張ることくらいは出来たのに。でも、もう使えないんだと諦めちゃって何もしなかったの、ごめんなさい」

「レナエルちゃんがそんなことを思ってくれていたなんて、ごめん全く気付かずに」

「気付くわけがないわ。ずっと誤魔化して、そのこと、そのものを忘れたふりをして、心の奥底にしまい込んでいたんだもの。そんなふりを続けて自分でも分からなくなるくらいには」


心に鍵をかけて忘れていた気持ちを思い出させるくらいには、回復魔法に神様への祈りはまるで関係ないという事実は、レナエルちゃんにとって衝撃的なことだったんだろう。

もう一度謝りながら僕の胸に顔を埋め、レナエルちゃんが絞り出すように「ルカを癒やしてやりたかった」と言ったその時に、レナエルちゃんの魔力に変化を感じる。

魔力が消費され、その力が僕とレナエルちゃんを覆う感覚だ。何か魔法が発動した？　レナエルちゃんと魔力を繋げて制御しているから分かったけど、胸のチャクラの場所、生命魔法の場所の魔力が……いや、これはレナエルちゃんの魔力構造かな？　それが強く反応して魔力が消費されたようだった。

なんでいきなり魔法が使われたのかは分からなかったけど、すぐに僕の手の感触で分かった。……さっきまであったレナエルちゃんの手の甲の出来物が治ってる。

「レナエルちゃん、手の出来物治ってるよ」

「何よもう、こんな時に変なことを言って、ルカは相変わらずなんだから」

レナエルちゃんは泣き笑いのような表情になってから笑っていた。少しは落ち込んだ気分から直ったみたいだった……って違う。

「そうじゃなくて、出来物治ったんだよ。ほら」

そう言って僕はレナエルちゃんの手を持ち上げて見せる。

レナエルちゃんは残った涙を自分で拭って、自分の手の甲をじっと見た。

「あ、ほんとね」

「なんでそんな冷静なのさ、さっきまで使いたいって言ってたのに」

「――そんなまさか、冗談はやめてよ」

「冗談なんかじゃないよ。さっきレナエルちゃんの体に活性化と消費を感じたんだ。この場所に」

僕はレナエルちゃんから片手を離して、心臓横の胸の中心をトントンと叩いた。もちろん自分の胸のだよ。

「本当に？　――いえ、試してみないと分からないわ」

　そう言うとレナエルちゃんはいきなり自分の親指の腹を「えいっ」と歯で思いっきり噛んだ。


「いったぁい！」

「そりゃそうだよ、何やってるの」


　レナエルちゃんの親指から血が流れて、床にポタポタと落ちてしまっている。

　血は少し流れたけど見る感じ傷は表面だけだ。全然深くない。


「でも、これで試せるわ。治れー治れー。……って治らないじゃない。騙したわね」

「騙したって、自分でやっといて何言ってんのさ、ほら血を拭くから」

「その前に魔力をほわーっとしてよ。痛いの誤魔化すために」

「自分でも出来るでしょ」

「いいじゃない、ルカのがいいのよ」

「はいはい」


　レナエルちゃんが噛み切った手と逆の方、今までずっと僕と握り合っていた手の方から魔力を操る。

レナエルちゃんはまだ治れー治れーとやっていた。表面上は元のレナエルちゃんに戻ったようだけど、細かく震えながらもガチガチに力が入っているこの手とそこから感じる魔力の震えでまだ立ち直ってないのが分かる。

震える手を包むようにして魔力を操る。レナエルちゃんの魔力が少し減っているので補充して、体内の魔力を安定するように体に行き渡らせると、ずっと治れと言っているレナエルちゃんの胸の位置で何かがまた強く反応して魔力が消費され魔法が発動する。

それを感じた僕はレナエルちゃんの指に付着している血を拭ってから、傷を見るとそこにはもう傷はなく綺麗に治っていた。

「出来た。出来たわよルカ!」

喜ぶレナエルちゃんを後目に僕は少し考える。さっき使えなかったのは魔力が足りなかったのかな? それとも魔力を纏わせてないと駄目だったからかな? とか考えていたら、感極まったのかレナエルちゃんは嬉しそうに僕に抱きついてきた。

それで考えが途切れて、僕はレナエルちゃんの背中を良かったねとあやすようにポンポンと軽く叩きながらしばらくそうしていたが、レナエルちゃんが何か気付いたようにハッと顔を上げた。

「そうよ、私を治せても駄目なのよ。ねえルカ?」

僕はちょっと嫌な予感がしながら、「何?」と聞いた。

「試させて？　ね？　お願い」

「……はい」

断ろうという思いが頭をよぎり色々言い訳を考えたけど、レナエルちゃんの期待や後悔やその他色々な感情がぐちゃぐちゃに混じってそうなその目を見ていると、やりたいことを好きにやらせた方がいいと思い、ちょっと戸惑ったけど否定することなく認めた。

同じように親指の腹を少し噛むかと考えていると、「やったぁ」と僕が行動する前にレナエルちゃんは自分の口に僕の親指を運び噛もうとする。

その行動に驚いた僕と、僕の身体強化がレナエルちゃんの歯を弾き返そうとするけど、僕はギリギリでコントロールしてそれを受け入れた。

強化していない僕の指にブツリと歯が深く入り、僅かな痛みの後、指から血が出るのが分かる。

深く食い込んだ歯の感触に驚いたのか、レナエルちゃんは口を離して「あっ、どうして？そんなに力入れていないのに」と呟き、溢れる僕の血を見て慌てながら「ごめんなさい」と言うと、僕の親指をもう一度口に含み血を舐め取る。

いや、レナエルちゃん、慌てたとしても流石に警戒心なさすぎでしょ。男と女で、しかも二人っきりのこの部屋でそんなことするなんて、襲われちゃってもおかしくないよ？——僕じゃなかったらだけど。何せこの世界の僕は性への欲求というのを十二歳になったというのに未だ一切感じない。女の子にモテたいとかそういうのも含めてだ。

「どうひよう《どうしょう》、るか《ルカ》、ひ《血》、とはんあい《止まんない》」

レナエルちゃんはモゴモゴと僕の指を咥えゴクリと僕の血を飲みながら、涙目で僕に謝ってくる。

どうも出すぎている血に動揺しすぎて、回復魔法のことは頭からどっか行っちゃっているみたいだった。

「レナエルちゃん落ち着いて、回復魔法使ってくれるんでしょ？」

「そ、そうだったわ、治ってお願い」

ようやくチュポンという音を立てながら指を口から離してくれた。

レナエルちゃんの口から離れる寸前に、傷から出る血は身体強化でなんとか止められないかなと思ったら何とか止められたよ、不思議！　血が完全に止まったのでよく見ると、この傷、さっきのレナエルちゃんのと違って表面だけじゃないし、全然浅くないな、これ。別に大して痛くはないからいいんだけど。

血はなんとか止められたからそれを言うとレナエルちゃんは少しホッとして、回復魔法で治そうとしてくれたけれど魔法は発動しなかった。

「——あ、あれ？　使えない」

回復魔法が発動しなくてレナエルちゃんは焦っているけど、発動しなかったのはレナエルちゃんの傷の時と同じく僕がレナエルちゃんの魔力を見ているだけで制御していないからだと思う。ちょっとどうなるかが見たかったからだ。


「うん、やっぱりそうなのかな？」

「え？　どういうこと？」

「レナエルちゃん、自分で魔力を纏ってみて」

「ええ、そうすればいいの？」

「うん、まだ分からないけどね」


「やってみる」とレナエルちゃんは体の中にある魔力を高め、全身に行き渡らせるために集中し始めた。

この魔力を高め全身に行き渡らせるというのは、僕が生まれてから今までずっとやってきたあれだ。本来の名前を知ったせいで、あまり考えにも出さなくなった魔力励起と内外循環のことだ。

何もしないままの魔力は、体とその周りにあるだけの状態だ。

自分の意志で魔力を活性化させ全身に行き渡らせることをいわゆる魔力を纏うと言っている。武器に魔力を纏わせるのも同じことだ。

この状態だけでも疲れにくくなるとか体の強さとかは上がるけど、更にその魔力を体の魔力構造に制御して行き渡らせて、纏わせるよりも遥かに強くなるのが身体強化だ。

　僕は七つのチャクラの場所――魔法が宿る場所を活性化させ魔力を高めているのを魔力励起と言っているけど、この世界で言われている本当の名称は魔力の圧縮という。その本当の名称を知っても、実は今までその言葉が僕の感覚的にピンとこなかった。けど、レナエルちゃんに触れ、魔力を感じているとようやく納得出来た。

　レナエルちゃんは自らの全身の魔力の密度を高めることで、魔力の活性化をして魔力を纏わせていた。……確かにこれは圧縮だ。なんてすごいんだろう、僕そのものの魔力は纏わせるほどの魔力量が存在しないというのに。

　だから、魔力励起と内外循環でようやく体に魔力を纏うということが出来ていたのに、それって普通は自分の魔力だけで出来るのか。

　ま、まあ、ちょっとやり方が違うだけで結果的に同じことが出来るようになったわけだし、結果オーライだよね？　うん、そうだそうだ。

　今は僕のことなんてどうでもいいから、そういうことにしとこう。

　僕がそんなことを考えている間、レナエルちゃんは失敗しないように慎重になっているのか魔力の圧縮は非常にゆっくりとやっていた。

　しばらくして魔力の圧縮が終わり、もう一度「治ってお願い」と言うと前の二回と同じ量の魔力が消費され回復魔法が発動した。

「あ、レナエルちゃん。成功したよ。レナエルちゃんだけで回復魔法発動出来てる」

「え？　でも、ルカの傷は全然……」


うん、傷は全然塞がっていない、いないけれど傷の奥がほんの少しだけど確かに治った。

それが今のレナエルちゃんの回復魔法の力なんだろう。

村にいた頃の神父様や昨日サクラさんに回復魔法を受けた時に感じたほどの精度がなさそうだ。使う魔力をまだ無駄遣いしている感じだ。

でも、零じゃないならなんとでもなる。一でもきっかけがあったのなら、そこからいくらでも広げることが出来るだろう。後はレナエルちゃんの頑張り次第だ。もちろん僕が出来ることなら手伝うけどね。

レナエルちゃんは使うコツを完全に掴んだのか、この後も問題なく何度か回復魔法を使った。ほんの少しずつ治っていったけど、僕の傷が完治することはなかった。回復魔法の使用で疲れたのかレナエルちゃんは肩で息をしていた。

でもこの数回で、一つ気付いたことがある。回復魔法が発動する時は全く同じ魔力量を使っていて、その回復魔法は僕とレナエルちゃんの全身に掛かっちゃってる。


「レナエルちゃん、ちょっと分かったんだけどね。回復魔法が僕とレナエルちゃんの全身に掛かってるみたいだから、試しに今度は僕の指にだけ集中してもう一回使ってみて」

「そうだったのね。でも、もうそんな魔力ないわ」

「あ、ごめんね。先に魔力の回復だね」

「う、うん。少し待ってて頂戴」

　僕はレナエルちゃんが外の魔力を使って回復するのを待つ。別に僕がやってあげてもいいけど、今レナエルちゃんは自分の力で回復魔法を使おうとしてるんだから、どうせなら全部自分でやった方がいいよね。

　僕は外の魔力を自分の魔力として利用することを内外循環と言ってるけど、これも本来の言葉は吸収、混合という。これは魔力の圧縮と違って理解出来る。外の魔力を吸収して、自分の魔力をほんの少しだけ混ぜるとそれが核となって、自分の魔力として扱うことが出来ることを指すんだろうからね。さっきも言ったけど、僕は自分の魔力がそんなにないからこうやって魔力を作り出している。


「——やっぱりあんまり回復出来てない。ちょっと、気持ち悪くなってきたし」

「大丈夫？　もしかして苦手だった？　それか僕の血を飲んじゃったせいじゃないの？」

　確か血を飲むと吐き気がするんだよね。どのくらいの量かは調べたことないから分からないけど、とりあえず薄めた方がいいと思いレナエルちゃんにコップとお水を出して渡した。

「お水ありがとう。ルカの血のせいじゃないと思うわ……むしろ美味し……い、いえ。なんでもないわ！」

お水を飲んだレナエルちゃんが何か小声で言って、聞き返す間もなく慌てて大きな声を上げていた。

それから気を取り直してポツリと話す。

「……多分苦手なんでしょうね。回復は出来るけど、吸収と混合をやりすぎると気持ち悪くなって吐いちゃうのよ」

「そんなことになるの？　僕が魔力足した時は大丈夫だった？　実はその時から気持ち悪くなっていたとか？」

「えっ、ルカそんなことしたの？　と言うか出来たの？」

「うん、一番最初に回復魔法使った時に魔力減ってたからその時なんだけど」

「全然気付かなかったわ、なんともなかったし」

「そっか、良かった。僕がやれば何もないなら、今回は僕が補充してみようか？」

「うん、お願い」

僕はずっと呼吸のようにやっている、内外循環の外の魔力を取り入れる量を少し増やす。

魔力には最小単位の魔素と外の魔力の『色』というべきものとそれ以外の不純物みたいなものが一緒にくっついていて、それらも一緒に吸収されるのでその外の『色』と不純物を分けて廃棄する。廃棄するとそれは外の魔力に溶けていった。

そうやって出来た純粋な魔素で構成された魔力は僕の魔力と一つになろうとするので、今度は僕の魔力を操って一つになるのを止める。

前の疑似スタンピートの時に王族で双子のファニオさんとファニアさんの魔力を繋いだみたいに、レナエルちゃんのお臍の下に手を当てた方がもっとやりやすいけど、僕からレナエルちゃんだけになら手からでも大して変わらないしずっと手を繋いでいたので、そのままレナエルちゃんの手に魔力を流し込んだ。

使った回復魔法は五回かな？　さっき足した時は一回分だったから気持ち悪くならなかっただけかもしれないので、今回は様子を見ながら魔力補充した方がいいよね。

そう思って少しずつ補充していると、さっき自分でやった魔力回復でレナエルちゃんの顔色はちょっと悪かったけど、送り込む魔力が増えていくと顔色も良くなっていった。その様子を見て大丈夫そうだったので、回復魔法を使う前までの魔力量に戻るまでそのまま魔力を送った。

レナエルちゃんに魔力がどこまで入るのかが分からないから、前の魔力量まで戻すのが一番安全だろうからね。

「終わったけど、どうかな？」

「すごい、回復してる。それに気持ち悪いのもなくなったわ」

「なら、もう一度試してみようか」

「うん」

今回レナエルちゃんは僕の指を集中するようにじっと見る。するとレナエルちゃんが、真っ赤になってポケットをごそごそし始めた。

ポケットからハンカチを取り出して僕の指を拭いてから戻し、照れ隠しのように「コホン」と咳払いをして改めて僕の指に集中していた。

あ、そういえばレナエルちゃんが咥えたから、唾液と僕の血で濡れちゃっていたね、そのせいか。

もう慣れ始めたのか言葉を発さずとも回復魔法が発動する。

今度の魔法は僕の指だけとはいかずとも腕一本分までは範囲が狭まっていた。

そして、その効果は目に見えて違っていて、僕の傷はスッと消えていた。

「治ったわ！」

「うん、綺麗に治ってるね。すごいよレナエルちゃん」

僕の親指にさっきまであった深めの傷は綺麗サッパリ治っちゃって、傷があったことすら分からなくなっている。

回復魔法は受けたことがあったけど、傷を治してもらったことはなかったから、目の前で見るとなんか感動する。改めて思うけど魔法ってすごいよね。

レナエルちゃんにまだ練習するかと聞くと、後は家で頑張るとのことだった。

……もしかして回復魔法の練習って人体実験しかないんじゃ？　とこの時は不安に思ったけど、後々、回復魔法の練習方法として植物の葉っぱを切ってそれを治す方法が一般的だと聞いて、この不安は解消した。


「悪かったわね、変なことといっぱい言っちゃったし、ひどい怪我までさせちゃって」

「変なことなんて言われてないよ。傷だって治してくれたじゃない。僕はレナエルちゃんのこともっと知れたし、嬉しかったかな」

「もう……ルカはそんなだから私は」

「私は……何？」

レナエルちゃんは僕をじっと見つめて恥ずかしそうに人差し指を唇に当てて内緒と呟いた。

それから少しの沈黙が訪れた後、「よし」と声に出してレナエルちゃんは立ち上がった。

「そろそろデートの続きに行きましょうか？」

「そうだね、レナエルちゃん」

「うん」


レナエルちゃんの名前を呼んで僕は手を差し伸べた。レナエルちゃんは僕の綺麗に治った指を見て嬉しそうに笑いながら頷き手を繋ぐ。

　静かだった部屋の扉を開けると外のざわめきが戻る。階段を降りる時はジロジロとは見られたけど、そのまま何事もなく冒険者ギルドからも出た。

「ご飯食べたはずだけど、安心したせいか少しお腹すいちゃった」

「心ここにあらずって感じだったもんね。まあ、それよりもアダン君が殆ど食べちゃったせいなんだけどね」

　そう、アダン君は自分の分と僕が分けた分でも足らなかったらしく、食欲のなさそうなレナエルちゃんのまで食べていた。

「あいつ～」

「一応確認はしてたけどね。レナエルちゃんも生返事だったけど頷いていたよ」

「そ、そうだったかしら？　まあ、今回は許してあげるわ。それよりもご飯食べるところないかしら。冒険者ギルドは嫌よ」

「うん、僕も嫌かな」

　冒険者じゃない僕達が食堂を使えるかどうかも分からないし、使えたとしても僕達だけで行くとしたらあの一階だろうし、あんなところで食べる気なんてないからね。

こういう時は目に入った通りすがりのお姉さんに聞くに限る。

「すみません、お姉さん。ここら辺でちょっと軽食程度を食べるところってありますか?」

「おや、お姉さんだなんて素直な子だね。そうさね、宿場通りに行けばいい店はあるよ」

買い物袋を持ったお姉さんがそのたくましい指でさす方向はまだ行っていない北西の道だった。

マインさんに宿場通りの名前だけ聞いていたけど、北西の道だったか。

「ありがとうございます。行ってみますね」

「ちょいとお待ち、私も戻るところだったからね、案内してあげるよ」

「いいんですか? ありがとうございます」

「……坊や。そんなに素直だと悪い大人に騙されちまうよ」

「大丈夫です。人を見る目はあるつもりなので。ね? レナエルちゃん」

「……ルカがぁ? すぐ騙されそうよ」

「えー」

とんだ裏切りだ、実際に今まで騙されたことないもの。

人と関わることも殆どなかったけど。

僕はぶつくさ言いながらお姉さんに案内されるまま付いていった。

お姉さんは宿場通りに入り、少しだけ歩くと足を止めてこちらを向いた。


「ほら、坊や。悪い大人に騙された」

「え？　お姉さん、まさか」

「そうさ、軽食屋に案内するなんて嘘さ」

「確かにここは……」

ここはご飯屋さんじゃない。漂ってくる匂いが違う。

「ここは、私の店。甘味処さっ！」

「な、なんだってー」

僕は衝撃を受けたかのように大げさに驚く。そんな小芝居をする僕達を見てレナエルちゃんは「……何やってるのよ」と少し呆れていた。

「あっはっは！　坊やノリがいいねぇ。ほら、入んな、飯は食ったんだろ？　だったらウチがいいさ」

「じゃあ、おじゃまします」

「はい、いらっしゃい」

お姉さんが閉店中と書いてある看板が掛かった扉の鍵を開けてくれ、店に入りなと案内された。その際に通りすがりの人にもう開けるのか？　と聞かれてまだだよ、後少し大人しく待ってなとお姉さんは返していた。

お店に入ると見た目はオシャレで小さな食堂みたいだったけど、漂ってくる匂いがお店の前よりも更に甘い。甘くて香ばしい。

レナエルちゃんが「ほわぁ」と言って匂いにうっとりしていた。

「いい匂いだろ？　うちの自慢はパイ生地を使ったお菓子さ。……あんたー！　帰ったわよ。お客様にうちの自慢のやつを出して頂戴！」

お姉さんがお店の奥に大きな声を掛けると、奥から「分かった」というくぐもったような声が返ってきた。

「もうすぐ開ける時間だったからね。すぐに出来るから大人しく座って待ってるんだよ」

「はーい」

待ってる間、少しだけこのお店の話を聞いた。このお店は『銀の羽』というお店。お姉さんが入る前に甘味処とは言ったけど実際はスイーツにも力を入れている食堂兼宿屋みたい。

この国じゃなくて隣の国からやって来た人達みたいだった。今はこちらにも普通に輸出しているけど、かなり昔は砂糖を独占に近い感じだったらしい。その経緯もあって隣の国ではスイーツが発展しているのだとか。この宿屋は値段的には真ん中くらいだけど、本通りの宿屋を抜かせばウチが一番いいさ、と自慢げにしていた。

そんな話を聞いていると奥から「出来たぞ」という声が聞こえ、お姉さんが取りに行ってお盆にお皿を二つ載せてすぐに戻ってきた。

お皿に載っているのは5センチ角の四角いパイ生地だった。

「さあ、お食べ」

僕達が一緒に運ばれてきたフォークでサクリとパイ生地を割ると、中から湯気とトロッとしたカスタードクリームがこぼれ出てきた。それを口に含むとカスタードのガツンとした甘みと香りに、サクサクとした歯ごたえの香ばしくて甘くないパイ生地のコントラストが、口いっぱいに広がった。

「うわっ、これすっごく美味しいですよ」

「だろ？　なんてったって王家御用達だよ。今だって銀の姫様のために筆頭護衛騎士様が、わざわざウチの店に買いに来るくらいさ」

あー、セレスさんのことか。なんとなくだけど甘いの好きそうだもんねと、ほわほわした雰囲気のセレスさんが優雅にスイーツを食べているシーンが頭をよぎった。

そんなことを考えていたら、「なくなっちゃった」と向かいに座っているレナエルちゃんから寂しそうな声が聞こえる。

どうやら一心不乱に食べていたらしく、こぼれていたカスタードクリームまで綺麗に拭って食べて、フォークを咥えながら僕のお皿をじっと見ていた。

「お行儀悪いよ、レナエルちゃん。お姉さん、もう一つ頼むことって出来ますか?」

「うーん、ちょっと待っておくれよ」

少し悩みながらそう言うと、お姉さんは宿屋の受付に入って紙を取り出して、その紙を見ながらもう一度「うーん」と悩んでいた。

「すまないねぇ、一個くらいならないとは言わないけど、店を開けるのはこれからなんだ。ウチも少し余裕を持っておきたいんだよ。次が焼ける時ならいいけど、結構掛かるよ」

すぐには食べられないと知ったレナエルちゃんはしゅーんとしていた。

そんなレナエルちゃんを見て、僕はお皿をレナエルちゃんの方に動かす。

「ほら、僕のも食べていいから」

「いいの!」

「いいよ。ひとくち食べたら満足したよ。今度はゆっくり食べてね」

「うん！」

レナエルちゃんはパッと明るい表情になった。

僕はお皿ごと交換して僕の分を渡すと、僕が言ったように今度はゆっくりと味わって食べていた。

「坊や、いいのかい？」

「いいんですよ。僕は少食ですし、それにほら、人が美味しそうに食べてるのを見るのは幸せじゃないですか」

「その気持ちは、この商売しているから分かるけどさ。坊や、本当にお人好しすぎやしないかい？」

「そうですかね？」

僕の性格はずっとこんなだった。それでも、前世でも今世でもその性格で別に悪いことは起こったことないし——まあ、前世では目を付けられてちょっと死んじゃったけど——でもそんなことより、僕は僕が好きな人が幸せそうにしている、こういう時を何より大切に思う。

「それで、五の鐘が鳴る前くらいでいいんですけど、家族にお土産として買いたいんですが九個買うって出来ますか？」

「五の鐘で九個か、うーん四個くらいならなんとか用意出来るけど、九個は厳しいかもね」

家族全員分買っていこうと思ったけど、厳しいか。まあ、僕の分は別にいいし、おじいちゃんもいつ来るか分からないよね。なら男は我慢してもらうとして、おばあちゃん、母さん、アリーチェ、レナエルちゃん分があれば大丈夫か。

「じゃあ、四個でお願いしてもいいですか？」

「それでいいならいいさ、作っといてあげるよ。でも大丈夫かい？　ウチのは高いよ？」

「高いって二個はもう食べちゃったんですけど、お金持ってなかったらどうするつもりだったんですか？」

「だから言っただろ、悪い大人に騙されるって。騙されてタダで食わされちまったのさ、あんた達は」

お姉さんは、にっと人好きのする笑顔で僕達に笑った。ほらやっぱり良い人だった。まあ、レナエルちゃんはスイーツに夢中すぎて全く話を聞いていなかったけど、それを見た僕達は今度は声に出して笑った。流石にレナエルちゃんも笑い声には気付いて顔を上げたけど、なんで笑っているのかは分からずキョトンとしてその姿が笑いに拍車をかけた。

ちなみに、お菓子は一個銀貨二枚だった。本当に高かった。

「あの、お茶ってありますか？」

口の中の甘い感じを流したかったから、お茶があるか聞いてみた。

「あるよ。旦那はお茶が好きでねぇ、まあこれがこだわってるんだよ。それで高いのも安いのもあるけど、どっちがいいかい？」

「あ、失礼かもしれませんが、お茶好きと言うならこれ試してみませんか？　ここにもあるかも知れませんが」

僕は肩掛け鞄から、本屋さんでヘアルトワルさんから貰ったお茶の入った木の筒を出した。紅茶好きで貰った茶葉が貴重なら、少しは代金の代わりになるとも思ったからだ。

「貰い物なんですけど、なんでも貴重なお茶らしくて。淹れてもらった代金は払いますので」

「そんな細かいこと気にしないでもいいさ。淹れてあげるよ。代金もいらないさ、その代わりに、その貴重なお茶を旦那に飲ませてくれるんだろ？」

「はい、旦那さんだけじゃなく、二人共飲んでください」

「ありがとね。じゃあ、旦那に確認してもらうかね。あの人、匂いで大体分かるって言うんだよ」

「私にはさっぱりだけどね」と言いながら、僕の手の中の筒をヒョイッと持って奥に引っ込んだ。

レナエルちゃんも食べ終わったみたいで、満足気にため息をついていた。

「美味しかったぁ」

「良かったね、レナエルちゃん。今、本屋さんで貰ったお茶淹れてもらえるか――」

頼んでるところと言おうとしたら奥から「ちょ、ちょっとあんた!?」という声が聞こえて、エプロンを付けたスリムで背の高い、物凄いダンディな英国紳士風の男性が出てきた。お姉さんもその後に続いて出てきた。

旦那さんは大人の色気に満ち溢れている人だった。その人が大事そうにお茶の筒を抱えて僕の前に立った。

「失礼する。私がこの店の店主なんだが、このお茶は君が？」

「は、はい。貰い物ですが」

すごい、声もバリトンボイスで渋いぞ。こんな人、女性にとっては毒なんじゃない？　そう思ってレナエルちゃんをちらりと見たけど、僕を見ながらニコニコしているだけだった。
これ、まだスイーツの余韻に浸ってるな。

「本当に私も飲んで良いのかね？」

「え、ええ。お店のお茶を頼まなくて悪いんですけど」

「そんなことを気にする必要はない。そうか、飲めるのか……」

そう言って視線を上げたかと思うと、片手で両目を押さえ、その隙間から滂沱《ぼうだ》の涙を流しながら語り始めた。

「私は十数年前、一度だけこの香気を嗅いだことがある。口にすることは出来なかったがその時の記憶が焼き付いたままだ。今までどんな茶葉を追い求めようともその時の記憶に刻まれた香りに勝てるものなどいなかった。だが、今この瞬間、私の記憶は塗り替えられた。そうだ、あの時の匂いより鮮烈なものを感じたのだ。これもあの時と同じエルフの森でエルフの手によって大切に育てられた茶葉だろう。茶葉こそ同じだとは思う、だがあの時の上を行く、なぜだ……いや思い出せ、あの時、国王様はなんと言った？　これより貴重なものがあると、それは初めて採れるもの……そうか‼　分かったぞ、これはファーストフラッシュだな！　新芽だけを集めたというそれだ。そうだな！　少年‼」

「いや、知らないですけど」

「何故だ‼」

ガバッと僕の肩を掴んでぐわんぐわんと揺さぶりまくってきた。

揺さぶられながら思う、ダンディな人かと思ったら変な人だった、と。

「ちょっと、ルカに何するのよっ」

「あんた、いいかげんにしな！」

僕に掴みかかった店主さんに対して、レナエルちゃんがスネを蹴り、同時にお姉さんがお盆で頭を叩いていた。

「ぐぉっ」と言ってうずくまりそうだった店主さんだったけど、片手にお茶の木の筒を持っていたからプルプル震えながらも筒をテーブルの上にそっと丁寧に置いた後、改めてうずくまった。

「すまないね、うちのが」

お姉さんがバツが悪そうに僕に謝ってくる。店主さんは奥でお茶を淹れてきなとお尻を叩かれてさっき追い出された。

「いえ、大丈夫ですよ。それに、あのお茶がそこまでのものとは思いませんでした。――話は変わるんですが物凄くモテそうな旦那さんですね。びっくりしました」

「あー見た目だけはね。普段は無口で無愛想だし、口を開いたと思うとあんなんだからねぇ。でも、ありがとね。あの人ずっとあのお茶を追い求めていたからね」

「いえ僕はたまたま貰っただけなので」


あの様子だと、本屋さんで貰ったと言うと押しかけかねないので勝手に教えるのはやめておいた。

しばらくすると、奥から「淹れたぞ」という声が聞こえて、お姉さんがお茶と筒を持ってきてくれた。

お茶の筒は返してもらい鞄にしまう。そして、淹れてもらったお茶をレナエルちゃんと口にすると……本屋で飲んだ時よりも更に味が繊細に、香りは濃厚になっている気がする。店主さんの腕がいいおかげかな。

「悪いんだけどさ、終わったら好きな時間に出ておくれ。私も奥で旦那とお茶をいただくからさ、多分あの人さっき以上に話をしたいだろうから、聞いてあげないとね」

「あ、じゃあ。先にお菓子の代金を」

「それなんだけどね、旦那に絶対に貰うなって言われたんだ。お菓子は用意しておくからさ、ちゃんと取りに来ておくれよ」

「え、そんな。悪いですよ」

「旦那にとっては比べものにならないほどの価値があるってさ。金で払うのも失礼だから全身全霊で作って返すって言ってたよ」


僕は「でも」と言うけど、お姉さんはこの話はこれでおしまいと奥に引っ込んでしまった。お金を貰わないなら茶葉を分けてやりたいけど、これは貰った物だから勝手に人にやるのも失礼だよね。

しかし、なぜだ、またお金を使うチャンスがなくなった。いや、ここも一応小金貨二枚分ほど使ったことにして別に分けとこう。

そして、スイーツの美味しさを嬉しそうに話すレナエルちゃんとお茶をゆっくりと堪能した後に、僕達は一応、声を掛けて出ようかと思ったけど、奥から聞こえてくる店主さんの止まらない話し声に邪魔したら悪いかなと思い、ご馳走様でしたと呟いてそのままお店を出た。

お店の前にはぞろぞろと人が集まり始めていて、一番前にいた人が僕達を見た後に扉に掛かった閉店中の看板を見て「まだか」とため息をついていた。僕達のことは宿泊客だとでも思ったのかな？

先に食べさせてもらったことと、店主さんのあの語りようから少し開けるの遅れるんだろうなと申し訳なく思いながら、お店の前の人混みを抜けてから一応端っこまで行くと、東側と同じく門があって、この奥はマインさんに聞いた通り冒険者パーティー用の住宅みたいだった。

来た道を戻り、更に人が集まっていたお店の前を通りすぎて噴水広場に出ると、鐘の音が四回響き渡った。


「あ、四の鐘鳴ったね」

「そっかまだそんな時間なのね、もう帰る時間かと思ってた」

「色々あったしね」

「本当にそうだったわ」

「家だとこんなに人にいっぱい会ったり色々あったりとかしないもんね。のんびりとした時間もいいけどたまにはこういうのも必要なのかな」

「そうよ、もっと外に出ないと！　……って、私が言えることじゃないけどね、私も殆ど家から出てないし」


まあ、レナエルちゃんは仕方ないけどね。レナエルちゃんみたいな子がホイホイとこういうところに来たらすぐにトラブルに巻き込まれそう。

そんなことはここでもだけど、この街に来てからずっとジロジロとレナエルちゃんを見る男達の目を見れば分かる。その目に本人は気付いているのかいないのかは分からないけど、全く気にしていないってのは確かだ。入学式の時にアダン君が言ってたようにレナエルちゃんはもう少し自覚した方がいいと思う。

だから、レナエルちゃんが自分で選んで、レナエルちゃんを守ってくれる人が現れるまで僕がしっかりと守ってあげなきゃね。

そう心に誓いながら最後の西の道へと入っていった。

「おー、ここは向かい側の自由市があったとこよりすごいね」

あっちはまだお店って感じだったけど、ここは例えるならフリーマーケットみたいだった。建物の前の地面で商売しているみたいだった。地面にマットを敷いてお手製のアクセサリーを売っていたり、宝石の原石っぽい物を売っていたり、マットなんて敷かずに直接地べたに置いて、よく分からない物を並べて売っていたりする。その中にはぶっちゃけゴミかな？ってのもある。


「ここも向かい側と同じで、色々ありすぎてよく分かんないね」

「どうする？　ここもちゃんと見るのは次にする？」

「そうだね。じゃあ適当に見つつ端まで行って戻ろうか」

「うん、分かったわ」

同じようにブラブラと歩き回って分かったことは、どれもこれも怪しい売り込みだ。

ダンジョンで取れた武器とか、才能が分かる魔道具とか、着けると魔獣も喜んで従う服従の首輪とか、死人も蘇る神秘の秘薬とか、明らかにここで売っていていい物じゃないくらいの物を、声を高らかにして説明しながら呼びかけて売っている。

まあ、よく聞いているとダンジョンで取れた武器は、ただの武器をダンジョンで拾っただけとか、首輪は丹精込めて作ったから大げさに言ってるだけとか、死人も蘇るというのは比喩で精力剤だったりするみたいだけど。あ、才能が分かる魔道具は普通に嘘でぼったくりだった。

首輪は革で出来ていて鈴がついている可愛らしいのがあったので、みゃーこにもお土産ないとねと思ったから購入した。首輪を嫌がったら着けないけどね。

ここはそんな適当で大げさな売り文句を楽しむものであり、そのための嘘はエンターテインメントとしてついてもいいらしい。

でももし、騙すためだけの商品を暴利で売っていたら、才能が分かる魔道具を売っていた人みたいになる。

ボコボコにされて連れ出された人なんて僕は知らないよ。ほら、レナエルちゃんもいつまでも見てないの、え？　回復魔法の練習台にしたい？　いやいや関わり合いになるのはやめておこうよ。

名残惜しそうにするレナエルちゃんを引っ張ってそこから離れた。

端っこまで行くとここは門がなく塀があり、行き止まりになっていて、ここ露店市通りの道の終わりで、冒険者通りか宿場通りに行けば、その先に通じる門があると書いてあった。塀の向こうにある冒険者の安宿からは直接この通りに入れなくしているみたいだった。

全部見終わった僕達は噴水広場まで戻る。

そこにあったベンチに二人並んで座る。噴水広場はまだまだ人通りが多く、大道芸の人も何人かは入れ替わってはいたけどまだ芸をしていた。

僕達は手紙を書いた後に余った紙をアダン君から貰っていた。

筆記用具は持っていなかったから、指の先から色を変えた水の生活魔法を出してペン代わりにし、この中央街の簡単な地図を描きながら今日あった出会いと出来事をレナエルちゃんと話す。

正門から入ってのここ噴水広場を含む本通り、そこから見える辺境伯《おじいちゃん》の城、食品通りのカリスト様饅頭と魔力草焼き、自由市通りの色々な物が入り混じったお店、職人通りのポーションヨン屋とその他色々な専門的なお店とエルフの本屋さん、冒険者通りで再会したスカーレットの人達と武具屋での金属の知識、宿場通りでのスイーツ、今さっきまでいた露店市通りの煩雑さ、そして何よりも冒険者ギルドでのレナエルちゃんの回復魔法のことを思い出しながら話す。

「まさか今日いきなり回復魔法を使えるようになるとは思わなかったわ」

「そうだよね。あのさ、回復魔法使うってどんな感じなの？」

「そうね、魔力を纏って使いたいって思えば、胸の生命の神様――いえ、神様じゃないのよね。生命魔法の場所がじわっと熱くなる感じがした後、回復魔法が使える感じになって、使うと念じれば使えるわ。ルカも使える身体強化と感覚としては同じよ」
「身体強化と？　どういうこと？」
「え？　身体強化も力の魔法の場所が熱くなる感じがして、使おうと思ったら使えるでしょ？　魔力を纏うのが身体強化の一歩手前と思っていたけど、魔法そのものを使う一歩手前だったのね」

僕はレナエルちゃんの言っていることがいまいち理解出来なかった。なんか僕の認識とちょっとずれてる気がする。

魔法の場所が熱くなるという感覚は分かるけど、僕はそもそもずっとそうしている。じわっと熱くなる感じというのは魔力を七つのチャクラに集中させ開いた時と同じ、そして外の魔力を取り入れながら魔力を励起させて魔力を覆わせている。でも、そこから身体強化なんて使ってはいなかった。

身体強化は励起させた魔力を、自分の魔力構造に自分でコントロールして流し込んでから使っていた。その状態を身体強化魔法って言ってたし、言われてたからそうだと思ったけど、もしかして本来は使いたいと思ったら使えるもんなの？　それが魔法なら僕、実は身体強化の魔法すら使えてなかったんじゃ。

いや、でも今は何もしなくても身体強化かかってるしなぁ。でもこれも使おうと思ったら使えるってこととは違うよね。うーん分かんないな。今の僕の状況も含めて謎が深まっただけだった。

頑張れば誰でも使える身体魔法も実はそれっぽいことをしていただけで実は使えてなかったし、昨日やった魔術も、実は魔術っぽいことをしていただけなのかな？

いや、結局同じことが出来れば一緒だし、魔力の操作——後、生活魔法ね——には少し自信があるんだから、身体強化と同じように魔力を操作して、あの衝撃を出す魔術の構成を直接操作れば実は使えたりして、とか適当なことを考えているといきなり肩をガッと掴まれた。

「ちょっとルカ！　またぼーっとしちゃって！」

「うわっ！　ってレナエルちゃんか」

完全に思考の世界に入り込んじゃっていたので肩をいきなり掴まれたからびっくりして声が出てしまい、おまけに考えていたこと通りに魔力を動かしてしまった。

その瞬間「バチン！」と空間の爆ぜる音が広場に響いた。

その音に驚いたレナエルちゃんが「きゃっ」と僕に抱きついてきて、広場にいる人達は「なんだなんだ」と振り向いた。ジャグリングをしている大道芸の人は音で取り落としたりしていたけど、動かない大道芸をしている人は目線すら微動だにしなかった。すごいプロ根性だ、後でお金を入れとこう。音だけで何もなかったので振り返った人達も首を傾げながら元に戻っていった。


「何？　いきなり近くで音がしたけど」

「……ごめん」

「ルカがやったの⁉　もう！　変ないたずらしたら駄目でしょ！」

「そんなつもりじゃなかったんだけど……いや、ごめんなさい」


暴発しちゃってレナエルちゃんに怒られたけど、出来ちゃったよ、魔術っぽいの。それからもう一度レナエルちゃんに謝りながら、今度はバレないように手の中に弱めた衝撃魔術を発動させてみた。うん、成功する。これ、生活魔法で同じことするのと比べると殆ど魔力を使わないね。生活魔法と違い一瞬のため、集中する必要もなく思考だけで発動出来る。

なんだろう、動作が軽いと言えばいいのかな？　最適化されてるというかデータ量が少ないというか、そんな感じ。これならどれだけ同時に使っても脳も熱くならなそうだ。

とにかく、僕は魔術（っぽい何か）を覚えた！　と頭の中でファンファーレを鳴らした。

――っていけないいけない、また妄想癖が出そうになってレナエルちゃんにじっと見られてた。

それからもこの街であったことを話しながら、僕はこの中央街の簡単な地図を描き終えた。

「それでルカはこれどうするの、お部屋に飾る？」

「明日アリーチェと遊ぶ時に使おうかなって。その後は特に考えてないかな。部屋には飾らないとは思うけどね」

「じゃあ、ルカが何も考えてないなら私にくれない？」

「いいけど、見ての通り下手くそな地図だよ？」

「下手なんかじゃないわよ。それでくれるの？　くれないの？」

「そんなに念を押さなくても欲しいならあげるよ」

「絶対よ。約束したからね。明日やっぱりアリーチェにあげるとかは、なしよ」

「う、うん。分かった」


レナエルちゃんの剣幕に僕は少し押されながら、地図を渡すことを約束する。

レナエルちゃんは本当に嬉しそうに「宝物にするわ。二人の思い出ね」と僕に向かってニッコリと笑った。

そろそろいい時間だから、僕達は噴水広場から離れようと話した。その前にさっきの大道芸の人の元に行き、地面に置いてある帽子に小金貨を入れた。お金を入れた瞬間、大道芸の人は操り人形のような動きで、僕達に握手を求めてきたので僕は握手をする。レナエルちゃんは本物の銅像だと思ってたらしくビクッとした後に、僕に促されて握手をした。その後は大道芸の人は元のポーズに戻り、またピクリとも動かなくなった。

　握手をした後、あれが本当の人間なのか疑うレナエルちゃんと話しながら、食品通りに行ってカリスト様饅頭を数個購入し、少し用が出来たので職人通りの本屋に向かいエルフのへアルトワルさんと話す。

　その後に宿場通りに向かい、パイのお菓子を貰いに行った。貰ったお菓子は四個ではなく最初にお願いした九個用意されていて、更にお茶の感動で思いついたということでパイ生地の表面がキャラメリゼされて甘香ばしい匂いが更に増していた。その魅力はレナエルちゃんの目がお菓子の入った箱から離れなくなるくらいだった。

　多分相当気合い入れてくるだろうなと思っていたので、先に本屋に寄って許可を貰っておいて良かった。

　僕はお姉さんに茶葉をあげてもいいと許可を貰ったので、と前置きをしてから渡す。その際に六十日以内に飲みきってくださいとへアルトワルさんに注意されたことも伝えた。

　僕が伝えている途中、お店の奥から感謝の言葉を述べつつ、滂沱の涙を流しながら現れた店主さんに抱きしめられる。それでも店主さんは自分の感情を持て余したのか僕にキスをしてこようとしたので、店主さんはまたレナエルちゃんとお姉さんのお仕置きを食らっていた。ディープなやつはちょっと困るけど、普通のキスくらい別にいいのに。

　正気を取り戻した店主さんとお姉さんに見送られて僕達はお店を後にする。

　そして、ゆっくり歩きつつ暮れていく街並みをもう一度見ながら、僕達はトシュテンさんが笑顔で待つ馬車に戻り、今日のデートは終わりを告げた。

家に帰り着くと僕は挨拶もそこそこに自室に戻る。

そこにはアリーチェとみゃーこが寝息を立てて眠っていた。寂しい思いさせちゃったかな？　とアリーチェの髪を優しくとかす。

するとアリーチェは目が覚めたようでパッと起き上がった。アリーチェがこんなに目覚めがいいのは珍しいな。

起き上がったアリーチェは僕の顔を見るとすぐに抱きついてきて、嬉しそうにこう言った。


「おかえりなさい、おにいちゃん。きょうはありーちぇだいぼうけんしたの」

「すごいね、何をしてきたの？」

「おふろでいっぱいはなすの！　いまはおにいちゃんをぎゅーするの」

「そっか、楽しみにしてるね」

「あい！」


みゃーこもすり寄ってきたので抱き上げて撫でる。

妹達を撫で続けていると、扉がノックされ外から母さんの声が掛かった。

「ルカ、アリーチェご飯よ」

僕とアリーチェは綺麗に揃って返事をし、みゃーこに加えてアリーチェも抱き上げて食堂に向かう。

食堂に入るとおじいちゃん以外の六人が席についていたので「やっぱり、おじいちゃんはいないか」と呟いた。それが聞こえたみたいで、アリーチェが不思議そうに見てきたけど「なんでもないよ」とだけ告げて笑いかけた。

夕食はアリーチェのお望みだったらしいお魚さんだったが、いつもよりだいぶ少なめに用意されていた。

ご飯少ない？　とアリーチェが首を傾げて不思議そうにしていたけど答えは食後に分かるだろう。

僕が買ってきたパイ生地のスイーツが出るからだ。

普段通りだとお腹いっぱいでせっかくのスイーツが美味しく味わえないから、母さんが食事の量を減らしたのだった。

そして食後には、あのスイーツが運ばれてきた。


「ふわーいいにおいなの」

「でしょ、ルカがいつの間にか頼んでたのよ」

「いつの間にかって、僕レナエルちゃんの目の前で頼んだよ？　その時レナエルちゃん夢中で聞いてなかっただけでしょ」

「そ、そうだったかしら。ま、まあいいじゃない。いただきましょ」

「先にお茶淹れるよ」

この場にいる八人にパイ生地のスイーツが配られる。おばあちゃん、母さん、レナエルちゃん、アリーチェの女性陣四人組は甘香ばしい匂いに釘付けになっていたので、僕が茶を淹れて戻ってきた。

お菓子はお昼のより砂糖のパリパリとした食感と甘さが足されて完成度が高くなっていた。美味しいものは食べてきたと思うおばあちゃんでさえ、その出来栄えに驚いていた。

問題はその後に飲んだお茶だった。匂いを嗅いでトシュテンさんが焦ったように「まさか」と呟き、飲むと珍しく驚いた声を上げていた。おばあちゃんも同じような行動だった。二人以外はめちゃくちゃ美味しいお茶に普通に驚いていただけだった。


「ル、ルカ。これはどこで手に入れたのですか？」

「え？　本屋にエルフさんがいて、その人から貰ったんだけど」

「エルフが渡した？　王族だろうと殆ど譲らないこのお茶を？　しかもこれは魔力が抜けきっていないのに」

「どうしたの？　おばあちゃん？」

「いいえ、そうですね。アリア様の寵愛を受けるルカなら、おかしくはないのですね」

慌てていたおばあちゃんはすぐに冷静さを取り戻し、僕を見る。

「ルカ、すみませんが、そのエルフの方からルカが貰った茶葉を分けてもらう許可を貰ってはくれませんか？」

「えっと、エルフさんは僕にあげたので好きに使ってくださいと。あまり飲まれなくなるのは悲しいですがって言われたけど」

「そうですか、良かったわ。……あなた、こういう時はどのくらい分けるのがいいのかしら？」

「旦那様の立場だと嗜好品の献上の場合は七：三ですね。旦那様が七でこちらが三。ただし、これはエルフ様からいただいたものですので、それを加味して三：七がちょうどいいでしょう」

「ルカ、悪いですけどいいですか？」

「別にいいけど、おじいちゃんにあげるなら普通にあげればいいんじゃない？」

おばあちゃんとトシュテンさんが話し合いをしている中、僕はおじいちゃんにやるなら普通にやってもいいと思ったけど、どうやらそういうわけにもいかないらしい。

「エドワード、これは後日貴方が直接旦那様へ献上なさい。会見の許可と献上用の容器などは私が用意しておきます。貴方は正装して届けるだけです」

「へ、どういうことだ？」

「エドワード様、ルカ君が手に入れてきた茶葉は王族だろうと手に入れられないものです。これを献上することによりエドワード様の手柄になるのですよ」

「手に入れたのは俺じゃないぞ」
「それでもです。エドワード様、これは家長の役目ですよ」
「う……わ、分かった」

僕はなんかめんどくさいことを父さんに押し付けたみたいで父さんに謝ったけど、おばあちゃんとトシュテンさんから謝る必要はなく、結果的にみんなのためになることだと逆に褒められた。

ちなみにこの間、母さんとレナエルちゃんとアリーチェはスイーツに夢中になっていて聞いていなかった。アリーチェを見ると口の周りをカスタードクリームでベタベタにしていたので拭き取ってあげる。

自分の分は食べきって物欲しそうにする母さん達に男性陣はやっぱり弱く、半分ほど献上させられることになった。僕はひとくち食べてアリーチェに少し、その残りはレナエルちゃんに分けたよ。アリーチェはお腹いっぱいになったからね。結局レナエルちゃんはロジェさんの分も半分奪ったので、レナエルちゃんが一番食べたことになったね。

お昼にも食べたのに、やっぱり女性にとって甘い物は別腹かな。

食事が終わるとおばあちゃんは戻るらしいので、スイーツとカリスト様饅頭をおじいちゃんに届けるよう頼む。おばあちゃんはカリスト様饅頭を見るとニヤついて、ルカもなかなかやりますねと言われたので、これも父さんに持っていってもらって献上した方がいいかな？

と冗談で返すと、おばあちゃんはカリスト様饅頭を恭《うやうや》しくおじいちゃんに渡すシーンを思い浮かべたらしく、それがツボには嵌まって吹き出し、お腹を抱えて大爆笑してトシュテンさんに窘められていた。

それでもカリスト様饅頭を見ると笑いが止まらないらしく帰る時まで笑っていた。

おばあちゃんが帰った後はお風呂に入る。

アリーチェと自分の体を洗った後でアリーチェを抱き上げ、一緒に湯船に浸かりアリーチェの大冒険の話を聞く。

アリーチェはたどたどしいながらも頑張って『だいぼうけん』の話をするので、僕はその姿が可愛らしくて楽しく聞く。今日はみゃーこもお風呂に入るらしく、僕の近くでプカプカと浮いて気持ちよさそうにしていた。

「おしまい、なの！」

『だいぼうけん』を話し終えたアリーチェに僕は拍手をしながら「おおーっ」と少し大げさに驚き、アリーチェを褒める。

「だいぼうけんを終えたアリーチェはもう僕よりこの家のこと知っているね」

「あい」

「明日、僕にも案内してくれる？」

「まかせてなの」

「うん、ありがとう」

僕がお願いするとアリーチェは「えへー」と嬉しそうに笑い、僕の腕に抱きついてきたので頭を撫でる。

湯船に漂っているみゃーこにも「お供、ありがとうね」とお礼を言って撫でた。

アリーチェはだいぼうけんのことをまだ話したいらしく、お風呂の間はずっと話していたので、今日はゲームとかは何もなしでアリーチェの話を聞いていた。

満足するまで話をしたアリーチェとお風呂に満足したみゃーこを連れてお風呂から上がり、二人を乾かしてあげる。後はもう寝るだけだ。

みゃーこも入れて二人と一匹でベッドに横になる。アリーチェは僕の隣、みゃーこは僕のお腹の上だ。

今日はアリーチェが結構お昼寝していたみたいだから寝付きが悪いかと思ったけど、布団の上から鼓動に合わせてポンポンしてあげるとあっという間に眠りについた。

うん、今日もいい日だった。おやすみなさい。

第四話

アリーチェとお供と大冒険

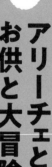

第四話 アリーチェとお供と大冒険

――時間はルカとレナエルが出かけた直前まで遡る。

そこには覚悟を決めてキリッとした顔（本人主観）のアリーチェがいた。

今日は大好きな兄が、大好きな姉と出かけてしまったので、アリーチェも一大決心をした。

「きょうはだいぼうけんなの！」

アリーチェは両手を胸の前でギュッと握り、頑張るのと決意する。

ルカと一緒に家の中を一通りは見たけれど、アリーチェ一人では見たことはなかった。

大きい家をすごいと思ったけれど、やはりその大きさは小さいアリーチェには怖くも感じられたからだ。

いつもソニアが家事をしている時は、ルカが作ってくれた積み木をしたり、辺境伯から貰った人形で遊んだり、みゃーこがいる時はみゃーこで遊んでいる。

だが今日はちがうぞっと自分の決意を食堂で掃除をしていた母に伝える。エドワードもロジェも、僅かに残った計画範囲の木の伐採に出かけたので今はいない。

「おかあさん、ありーちぇだいぼうけんにいってくるの！」

「そうなの？　何をするのかお母さんにも教えてくれる？」

「おうちのなかのぼうけんなの」

「あら、それは大冒険ね、お母さんも一緒に行こうか？」

「ありーちぇのだいぼうけんだからひとりでいくの！」

「そう、でもアリーチェ、お外には出たら駄目よ。それと危ないことはしないって約束出来る？」

「あい！」

「約束破ったらお兄ちゃんにいっぱい叱ってもらうからね」

「……あい」

　母親のソニアはアリーチェが自分よりも夫のエドワードよりも兄のルカに叱られることを怖がっているのをよく知っていた。ルカは普段はベタベタに甘いけれど、アリーチェのわがままがあまりにひどいと諭すようにしっかりと叱る。それに少し前に強く叱られたこともまだ心に残っていた。

　今のアリーチェはルカに嫌われることが一番怖い。悪い子になったら嫌われると思っている節もあるので――傍から見ていると絶対にありえないことなのだけど――少し想像しただけでも今みたいに元気がなくなる。

「アリーチェが危ないことしなければ、大丈夫よ。ほら大冒険にいってらっしゃい」

「あい」


アリーチェの背中を優しく撫でた後、いってらっしゃいと軽く押すソニアはこっそり見守った方がいいかしらと思ったけれど、どこからか現れた白いふわふわが面倒臭そうにアリーチェの後ろを付いていくのを見て、そのふわふわにアリーチェを任せていいだろうと納得するように頷いて掃除に戻った。


アリーチェは一旦玄関扉の前まで来た。

「おそとはでちゃだめ」

扉を見ながら自分を説得するように呟いて、扉を背に玄関から見た家の中に目を向ける。

その玄関から見て先程の食堂は家の右手前に位置する。

アリーチェの正面には大階段があって踊り場がある。そしてそれに繋がる、二つに分かれる二階へと続く階段が見える。大階段の踊り場の壁には祖父である辺境伯の肖像画が飾られている。辺境伯の権威の下にあるという証とのことなのだが、アリーチェにはなんでおじいちゃんだけなんだろう？　としか分からなかった。

部屋は一階も二階も同じく、コの字を九十度反時計回りさせたような形の周りに並んでいた。

アリーチェが改めて家の形を確認していると、白いふわふわが兄に飛び乗る時とは違い、やる気がなさそうにこちらに来るのが目の端に見える。

「どうしたの、みゃーこ？　あ、おねえちゃんのおともをしたいのね。いいわよなの」

白いふわふわは猫のみゃーこだった。

アリーチェの喋り方がおかしいのは、お姉ちゃんぶりたいアリーチェがレナエルの真似をして喋っているからだ。

みゃーこはアリーチェが言っていることが分かったのか分かってないのか、足元から少し離れて座った。

アリーチェは一人で大冒険するつもりだが、お供は大丈夫らしい。

「おともにはきのみをあげないといけないの」

アリーチェはルカが前世の昔話をする時に、お供にきびだんごを与えて仲間にするのを、世界樹の実というルカが適当に考えたものに置き換えて話していたことを思い出していた。適当に置き換えたということは、アリーチェには知る由もないことだが。

しかし、アリーチェは兄が作ったキラキラしたものしかみゃーこが食べないと分かっていたので困ってしまった。

その時、みゃーこの目線が自分の胸元を見ていることに気付く。いつも付けている、自分のためだけに兄が作った魔力結晶が、母が編んでくれた紐に結びつけられたペンダントに、だ。

「こ、これはだめなの！　おにいちゃんがつくってくれたありーちぇだけのたからものなの‼」

ルカの魔力を感じるのでただじっと見ていただけで、みゃーこにはそんなつもりはなかったがアリーチェは慌てて服の中に隠す。

その時、上着のお腹のところにある大きなポケットからチャリという音が聞こえた。

「あ！　そうなの！」

今朝、渡された後は一緒に付いていくとグズったので忘れていたが、兄がみゃーこともっと仲良くなれるかもと、兄がカリカリと呼ぶキラキラをポケットに入れてもらったことを思い出した。

「すごい、さすがおにいちゃん。なんでもおみとおしなの」

もちろん、ルカには全くそんなことは分かっていなかったけど、ルカの知らないうちにアリーチェの兄に対する株は上がるのだった。

「ほら、みゃーこ。たべさせてあげるわなの」

貰ったカリカリのうち一個だけ手のひらの上に置いて、みゃーこに差し出す。

みゃーこはじっと見た後、今までルカの手からしか食べなかったカリカリを口にした。

「みゃーこ、くすぐったいの」

手のひらに当たる少し湿った鼻と舌の感触にくすぐったさを感じながら、アリーチェはこれでちゃんとお供になったと頷き喜んでいた。

「まずはひだりから！」

左側の三分の二ほどを占める部屋には扉はなく、大きく入り口が取られていて、中にはテーブルとソファーが並んでいる。どれも豪奢な作りで、見る人が見ればその人物の名前も出てくるくらいには有名な職人が作った物だと分かるくらいの名品だ。

もちろんそんなことは何も知らないアリーチェは一番近くにあるソファーに飛び乗るように座って、そのフカフカの感触を楽しむように体を弾ませた。

続いてみゃーこも飛び乗り、アリーチェの横で丸まった。飛び乗り、丸まったというのに床やソファーには、不思議と毛は一本も落ちていないし付いてもいなかった。

アリーチェがしばらくフカフカとした感触を確かめていると、その気持ちいい座り心地と朝から泣きながら駄々をこねて体力を使ったこともあり、アリーチェはまだ一つ目の部屋だというのにウトウトし始め、眠気に負けてソファーに横になり、みゃーこを枕に夢の世界に旅立った。みゃーこは重いだとか苦しいだとかの様子もなく、面倒臭そうに一瞥しただけでアリーチェと同じく目を閉じた。

たった今アリーチェがよだれで汚しているソファーがあるここは、初日にエドワード達が居心地悪そうに座っていたサロンだ。

応接室にして談話室であり、貴族を歓迎するための部屋だ。あまりにも豪華なテーブルや

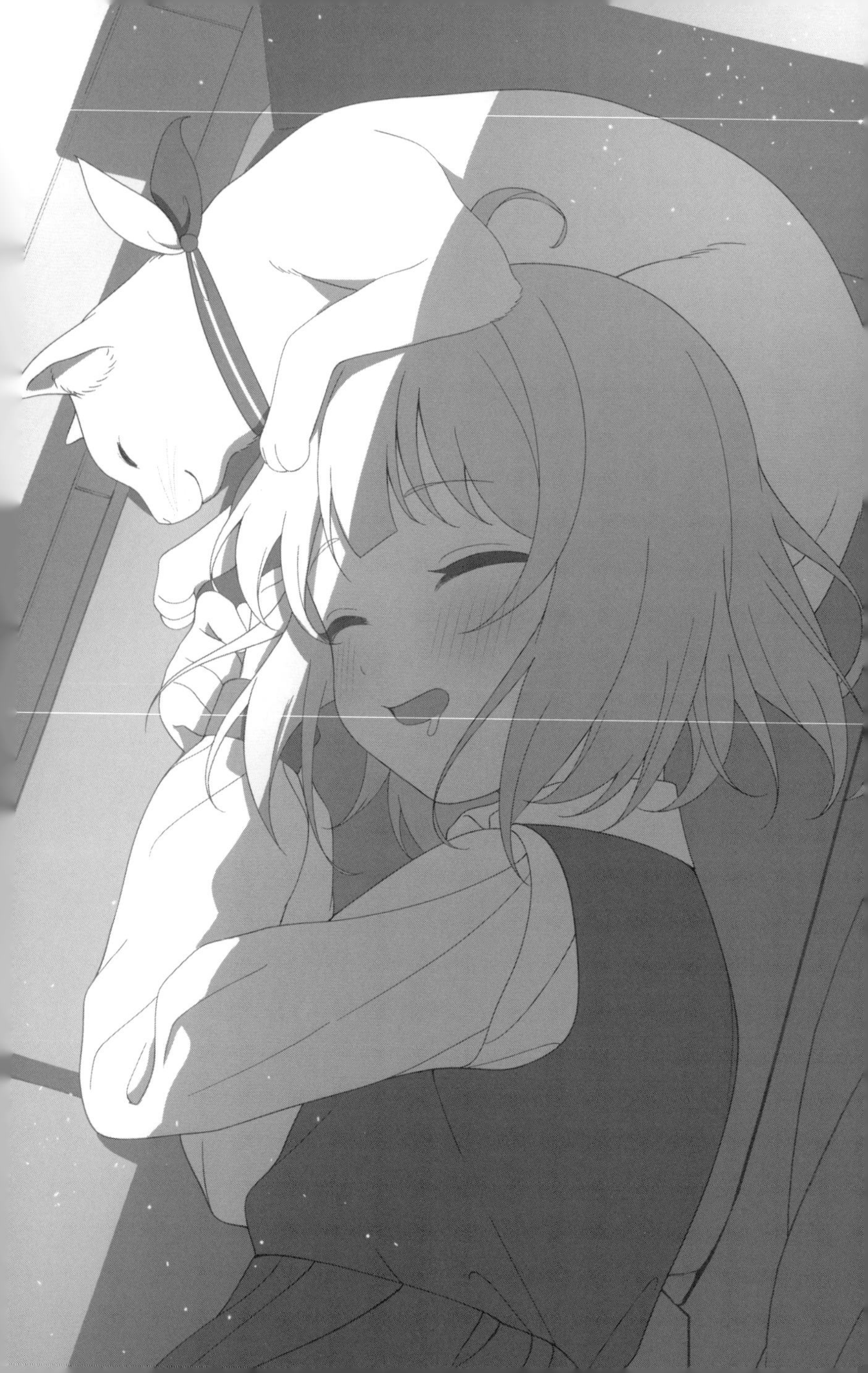

椅子があるのでソニアではなく、辺境伯の城で一応側近の侍女という立場で勤めているカロリーナがここにも毎日来て掃除をしてくれていた。ここに高級な家具があるのは掃除するため訪れるという名目を作るためでもある。

今朝の様子から分かる通り辺境伯《おじいちゃん》が来ても、使われるのは基本的に食堂だった。

アリーチェが寝ている間、長い時間にわたって静かすぎて心配になったソニアが様子を見に来て発見し、安心したのはいいものの、アリーチェのよだれで汚れているソファーを見て青ざめる。今日はルカとレナエルに付いていったトシュテンの代わりに滞在しているカロリーナを呼ぶ。

呼ばれたカロリーナは青ざめるソニアに大丈夫よと笑ってアリーチェにタオルケットを掛け、ソニアを連れてアリーチェの眠りを邪魔しないようサロンを出た。

ソファーの寝心地とタオルケットの温かさのため、アリーチェは結構長い間、熟睡してしまっていた。

サロンにはすやすやという穏やかな寝息が聞こえていた。アリーチェが目を覚ましたのは家の中に響くドアノッカーの音と玄関の扉が開く音、えらく緊張したアリーチェの知らない人の声、そして扉の閉まる音が夢現《うつつ》ながら聞こえてきた時だ。それらの音に反応してようやく目を開けた。

ただ、目を開けただけで頭は全くといっていいほど覚めてはいない。

アリーチェは本来寝起きがすこぶる悪い。それでも毎日ちゃんと起きてこられるのは、優しく起こしに来てくれるルカにアリーチェが甘えたい一心で、頑張って目を覚ましているからだった。

ルカがいない今は寝ぼけ眼でみゃーこを雑になでなでしたり、背中をあむあむと咥えたりしてなかなか起きないでいた。

みゃーこは流石に嫌そうな顔をするが、されるがままでいた。みゃーこもルカがアリーチェを大切にしているのは分かっている。みゃーこはルカの意志に沿おうとはするが、ただ毛皮がよだれだらけになるのを見逃すほど心を許していない。

枕になってよだれだらけでも許しているのはアリーチェにルカの魔力が繋がっているからだった。アリーチェから僅かとはいえルカの魔力を感じられるということは、みゃーこという存在にはとても大切なことだった。

それからアリーチェがちゃんと起きたのは、遠くから聞こえる三回の鐘の音のおかげだった。

つまり、アリーチェは大冒険を決心して十分も経たないうちに三時間ほど眠っていたことになる。

「ちょっとだけねちゃったの」

その時、鐘の音を聞いた条件反射みたいな感じで、アリーチェのお腹がくぅと鳴った。

「ごはん！」

毎回鐘の音が三回鳴ったらご飯よ、とソニアに言われたのでその言葉通りにアリーチェは食堂に向かうと、ソニアとカロリーナが待っていた。

「おかあさん、からーんってなったからきたの」

「そう、自分で来られて偉いわね」

「あい」

アリーチェはソニアに褒められて嬉しそうに頷いた。

昼食はパンとサラダとスープだった。アリーチェ用は量が少ないけれど食べる物は大人と同じ物だ。少し味が苦めの野菜もあるがルカと同じ物を食べたいという思いと、ルカに食べさせてもらうことで慣れていったおかげで、アリーチェはこの歳にしては非常に珍しく好き嫌いなど一切なかった。

綺麗に平らげた後、みゃーこにカリカリを一粒渡すと即座に食べたが、みゃーこは物足りない不満そうな顔をアリーチェに向けたので、アリーチェははっとした顔をして「しかたないわねなの」と少し焦りながら今度は一握り分渡した。今はお供の時間ではなくお昼ごはんの時間だったことに気付いたからだった。

そのレナエルの真似をしてお姉ちゃんぶるアリーチェを見てソニアもカロリーナも笑っていた。何故笑っているのかは分からなかったけど大好きな二人が笑っているのを見てアリーチェもつられて笑って、そんな雰囲気のまま昼食の時間は過ぎていった。


「だいぼうけん、さいかいなの」

アリーチェはそう言って一度サロンに戻る。そこからサロンの奥に移動して、目の前にある扉を開けるとサロンを狭くしたような部屋がある。本来は家族が集まるための小サロンだ。ただ、ここもそれなりに豪華なため殆ど使われてはいない。家族が集まる場所といえば殆どが食堂だ。

そして小サロンの扉から部屋を出ると大階段の左側に出る。小サロンの隣にも扉があるが、ここは空き部屋で机と棚があるが特に何も置いていなかった。

そしてそのまま右に曲がると扉が二つ並んでいる。アリーチェが毎日の楽しみとしているお風呂場だ。楽しみなのはお風呂そのものではなくて兄と入ることだけど、お風呂の時間は兄を独り占め出来るので大好きな場所だ。二つとも同じような作りで脱衣室があってお風呂がある。

アリーチェが知る由もないことだけど、この世界は貴族といえど毎日お風呂に入るというわけではなかった。しかもお風呂場が二つもあるというのは非常に珍しい作りになっていた。お風呂場がちょうど家の奥の真ん中で大階段の裏に位置する。お風呂場がある場所は湿気対策なのか上の階よりその分が飛び出して建てられている。

兄がいないし、お湯も張っていないお風呂場は何か寂しいものを感じて中には入らず、しかし少し名残惜しそうに扉を見ながらそのまま廊下を真っ直ぐに進んだ。

そのまま進んで突き当たりにあるお風呂場の隣の部屋は、家の右側の一番奥にあるが、ここはノック《トントン》しなさいと前から注意されているのでトントンと扉を叩く。

「はい、アリーチェですね。どうぞ」

部屋の中から落ち着いた女性の声が聞こえる。自分がノックしたのを見破られたのでアリーチェは驚いたが「しつれいしますなの」と言ってそのまま入る。

「アリーチェ、しっかりと挨拶出来て偉いですね」

「おにいちゃんがちゃんというんだよっておしえてくれたの」

「そうですか、ルカは相変わらずいいおにいちゃんですね」

「あい！」

中にいたのは昼食が終わってこの部屋に戻っていたカロリーナだった。そのカロリーナに兄のことを褒められたアリーチェは嬉しくなり手を上げ元気よく返事をした。

この部屋の本来の主はトシュテンであり、自室兼執務室でもあった。普段トシュテンはここに詰めており、カロリーナがこちらに来た時はここで夫婦水入らずで一緒にいる。反対側が空き部屋となっているのも、実はここと同じ作りで小サロンのための使用人室だった。

仕事の邪魔もだが二人の邪魔をしないためにも、ソニアはアリーチェにノックしなさいと厳しく言っていたのだった。

「それでどうかしましたか？」

「だいぼうけんなの！　おともいるの！」

カロリーナは持っていた書類を机の上に置いて、アリーチェがビシッと指をさすところを見るとお供と思われるみゃーこが足元に座っていた。

カロリーナはアリーチェがサロンで寝ている時にソニアから聞いてはいたけれど、知らないふりをしてアリーチェに話を合わせていた。

「なるほど大冒険ですか、それは勇気があることで大変よろしいですよ。みゃーことも仲が良いのですね」

「あい」

「それでは、ちゃんと挨拶出来たご褒美として、お菓子をあげましょう。はい、あーん」

「あーん」とアリーチェが素直に口を大きく開けると、小指の先くらいの丸い物が入ってくる。

「あまーい。くちのなかでしゅわっととけたの」

「卵と砂糖のお菓子ですよ。みゃーこもどうですか？　……相変わらず反応もしてくれませんね」

「みゃーこはひとみしりだからっておにいちゃんいってたの。それにみゃーこはこれしかたべないの」

「なるほど、ではアリーチェが代わりに食べますか？」

「たべたいの！　でもだめなの！　ごはんたべれなくなったら、おにいちゃんにめってされるの」

　お菓子を貰って少ししか食べられなくなった時は、どれだけ誤魔化そうとしても兄には一度も通用しなかったことを思い出しつつカロリーナのお菓子を断る。カロリーナの「そうですか。ではまた今度にしましょう」という言葉を聞きながら、アリーチェはカロリーナに見せるため取り出したカリカリをみゃーこに食べさせる。

「本当に不思議な猫ですね」

「そうなの？　ありーちぇはみゃーこしかしらないの」

「ええ、しかしアリーチェは別に気にしなくていいんですよ。アリーチェにとってみゃーこはみゃーこでしょう？」

また「あい」と返事をした後で、アリーチェは何かにハッと気付いたようにみゃーこを見ていた顔を上げて、少し眉が下がった目でカロリーナを見た。

「おばあちゃん、おしごとじゃましてごめんなさいなの。ありーちぇもういくの」

「別にいいんですよ。ゆっくりしても」

「おしごとはじゃましたらだめなの。おとうさんみたいになるの」

「……エドワードも悪気はないんですよ。アリーチェが可愛いだけなんです」

「わかってるの！　でも、めーなの」

仕事の邪魔をしたから慌てたように「おじゃましましたなの」と言って、アリーチェは父親に対する台詞に苦笑いをするカロリーナをよそ目に部屋を後にした。

◇◇◇◇

アリーチェは食堂を出発してからぐるりと一周し、一階の最後の部屋に着いた。トシュテンの部屋の隣は台所であり、更にその隣の食堂から母がこちらに移動していた。

「あら、アリーチェ。大冒険は終わったの？」

「まだうえのおへやがあるの！」

「そうなのね……でも、ちょっといいかしら、アリーチェ今日は何が食べたい？」

「ありーちぇはおにいちゃんのおひざのうえでたべたいの！」

「それは食べたい場所でしょ？　それにたまにはお父さんのお膝で食べてあげなさい。お父さん寂しがってたわよ」

「……あい」

あまり乗り気ではない声を出したが、アリーチェは別に父親の膝で食べるのが嫌というわけではない。

ただこの歳特有の反抗期《イヤイヤ》なだけで、そして、その気持ちが全部父親に行っているだけで、ある意味甘えていると言ってもいいだろう。

ルカならば前世で妹の面倒を見ていた経験もあり、それでもうまくやれていただろうが、最初の子供のルカが特殊すぎて初めて子供の反抗期を味わうエドワードは戸惑ってしまっていた。

そして、今日はエドワードの膝の上というのも叶わない望みだろう。何せルカが帰ってきたら全力で甘えようと思っているアリーチェだったからだ。

「それで何か食べたい物はあるかしら？　前と違って選べる物が多くて、お母さん悩んじゃうわ」

「んーとね、……おさかなさん！」

アリーチェの頭の中では村にいた頃の収穫祭で、兄とおじいちゃんに食べさせてもらった記憶が再生されていた。

「お魚さんね、お母さん見てくるから、ちょっと待っててね」

ソニアはそう言うと台所から出ていった。アリーチェはソニアが出ていった後、台所の扉からソニアの背中を目で追った。

ソニアが大階段の裏側に回り込むと扉が開いて閉まる音がする。

アリーチェはソニアが入っていった場所を思い出し、ブルリと震えた。

「あそこは、だいぼうけんでもだめなの。こわいばしょなの」

ソニアの姿が見えなくなったのでアリーチェは震えながら台所に戻り、待っている間は手持ち無沙汰なので床に座って、みゃーこの前足を握ってぶらぶらと左右に揺らして遊んでいた。これは兄がアリーチェをあやす時にやる、好きなことの一つだったので、アリーチェもお姉ちゃんぶってみゃーこをあやしていた。みゃーこは迷惑そうだったけれど、されるがままにされていた。

ソニアが入っていった場所は地下の食料貯蔵庫に続いている。乾燥していて、いつでも寒いくらいにひんやりとしている。

一度、ルカと一緒に地下に続く扉の中に入って階段を降りていくと、段々と冷気と薄暗さが増し、何より耳が痛くなるほどの静けさが強くなっていき、未体験の出来事に階段途中で泣き出してしまったことが記憶に残っていた。

そして、ここの地下はそれだけじゃないということは、まだアリーチェは知らないことだった。

そうしていると先程と同じ扉が開いて閉まる音が聞こえ、少し寒そうにしているソニアが戻ってきた。

「やっぱり、地下は少し冷えるわね。アリーチェ、お魚さんあったから今日はお魚さんよ」

「おさかなさん！」

怖い場所から無事に帰ってきたと思ったアリーチェは、ソニアの足に抱きついて嬉しそうにする。

そんなアリーチェをソニアは抱き上げて、可愛くて思わずスリスリと頬を合わせた。

「おかあさん、ちょっとつめたいの」

「あら、ごめんね。アリーチェはとっても温かいわ」

「じゃあ、ありーちぇがあったためてあげるの」

そう言ってアリーチェは「ぎゅー」と言いながら自らの頬をソニアの頬と合わせて温めた後、「ぎゃくー」と言って反対の頬も合わせ、ソニアの頬を両方とも温かくしたら満足そうにニッコリと笑う。

「ありがと、アリーチェ。お母さん温かいわ」

「あい！」

ソニアはアリーチェの優しさが嬉しく、頬だけではなく心まで温まったのを感じ、その衝動のまま強く抱きしめる。アリーチェも嬉しそうに「むぎゅー」と言って抱きしめ返す。

しばらく二人でそうした後、ソニアはアリーチェを優しく下ろした。

「うふふ、母さん元気いっぱいになったから続きしようかしら。ほら、アリーチェも行ってきなさい」

「あい、みゃーこいくわよなの」

元気良く台所を出ていくアリーチェと、ポテポテとやる気なさそうに歩くみゃーこを見ながら、ソニアは今日の献立を考えるのだった。

「にかいにとうちゃく！」

アリーチェは小さい体で階段を一生懸命に上り二階へとたどり着いた。

二階には同じような扉が並んでおり、今はそれらの部屋のうち半分も使われていない。

作りはというと両親と自分が使う部屋と玄関側の二つの角部屋だけが大きく作ってあり、後はその半分くらいの部屋が並び、ルカとレナエルの部屋はもう少し小さい。

ちょこちょこと扉を開けて部屋を覗き込むが、誰もいない部屋であまり代わり映えしないので面白くはない。

レナエルやロジェの部屋には勝手に入ったら駄目だと言われているので、開けもしなかった。

残るはルカと自分達の部屋だけど、この部屋はもう見慣れたものだ。

自分達の部屋には入らず扉だけ開けて覗き込むと、やはり見慣れた部屋の中が見える。三部屋に分かれており、一つは低い机とソファーがあってくつろぐためのリビング、一つは書斎、もう一つは寝室だ。両親と自分の部屋だけでも村にいた頃の家より広い。

リビングにはアリーチェは何が入っているのか知らない棚の上に、ルカが創り出したガラスの酒器が飾ってある。その横にはアリーチェがおじいちゃんから貰った人形――前に、ちらりとだけ見た魔力操作練習のための操り人形で、実はアリーチェのために用意されていた――その人形が小さな座布団みたいな物を抱えており、アリーチェが寝る時に胸から下げている魔力結晶の玉を置くために用意されていた。だが、アリーチェは頑なに身から離さないので今まで使われたことはない。

そしてその上には、木剣が壁にかけてある。これはハイエルフであるアリアが創り出した木剣だ。

辺境伯《おじいちゃん》にあまり人目に晒すなと言われたので、普段はここに飾っていて持ち歩いてはいない。

アリーチェはエドワードがこの木剣で素振りをしながら、初めて魔力を内部に通せるようになれて嬉しいのか、ニヤけているところを何度も見ていた。

他の部屋との違いは部屋の大きさ以外は書斎があることくらいだ。まあその書斎もエドワードは使ったことはないし、この部屋にあるリビングよりも食堂にいる時が多い。

ただ、食堂は何人も使えるようにテーブルは広いし椅子も硬い。なので二階にある一つの部屋を使って気楽にくつろげる場所を作ろうとエドワード達は話していた。

貴族の家としてはこれでいいらしいが、平民としてはやはりみんなで適当にダラダラする場所が欲しいからだった。

それは辺境伯《おじいちゃん》も分かっているが、辺境伯の立場から授ける家となると平民の暮らしに沿った家ではなく、貴族の家のテンプレート通りにしなければ沽券に関わるからだった。授けた後は下手なことをしない限りは好きに使っていいので作り変えようという話をしていたのだった。

アリーチェは自分達の部屋を確認した後、隣のルカの部屋へ移動する。

ルカの部屋も見慣れているけれど、大冒険最後の場所だとアリーチェは扉を開けて、自分へのご褒美とばかりにルカのベッドに潜り込んだ。

ルカの部屋はアリーチェがいつでも入れるよう鍵をかけることはしていない。見られて困る物も置いてはいないから……と言うよりは、自分の物そのものを殆ど置いていないからだった。

部屋は一つでそこにテーブルと椅子、それに棚とベッドがあるくらいで、村にいる時と比べて広さと家具の質が上がったくらいだった。

この部屋が狭いのは、本来は主人の側付きの従者がすぐに駆けつけられるように常駐するための部屋だからだった。

この広さが落ち着くということで、ルカもレナエルも狭い部屋を選んだというわけだった。

ルカのベッドでゴロゴロとしていると、ルカがいないことに寂しくなってくる。

いつもこの時間にいないのは知っているのだけれど、今日は自分を置いてレナエルと出かけたのを知っているのでやはり寂しかった。

寂しくなったので、アリーチェは普段は漠然と感じているだけのルカの魔力を追って、しっかりとした感じに変えるとルカの場所がはっきりと分かる。

濃く感じるルカの存在に「むふー」と満足げな息を漏らす。そこにルカの魔力を感じたみゃーこが近づいて体を擦り寄せてきた。

しばらくそうしてルカの魔力とベッドとみゃーこのぬくもりを堪能していた。ただ、いつもはすぐにやってくる眠気が来ないので、不思議に思ったアリーチェは大人になったからなのと考えていたが、単純にさっきいっぱい寝たから眠くないだけだった。

だけど、大冒険が終わった達成感とそれ以上に安心する魔力と匂いと場所のため、アリーチェはゴロゴロとしているうちに、結局またすやすやと夢の世界に旅立つのだった。

その夢の世界の旅は、帰ってきたルカに優しく髪を撫でられるまで続いた。

実はアリーチェは、今までも夢の中でルカが近づいていることには気付いていて、心はすぐに目が覚める準備が出来ていた。ただその幼い体がそれを許さないだけで、たっぷり寝ていた今日は撫でられた瞬間に目が覚める。

アリーチェがすぐに目を覚ましたことに少し目を開いて驚くルカに、アリーチェは飛び込むように抱きつく。安心する体温と魔力に包まれ嬉しそうに笑う。

そうして、今日の出来事を自慢気に話した。

「おかえりなさい、おにいちゃん。きょうはありーちぇだいぼうけんしたの」

辺境の農村で僕は魔法で遊ぶ

第五話

アリーチェとルカと世界樹

第五話　アリーチェとルカと世界樹

僕の上で楽しそうに飛び跳ねるアリーチェのお陰で目が覚める。そういえば昨日は最初から一緒に寝たんだったな。

いつもはお寝坊さんのアリーチェも今日はもうおめめパッチリだった。

「アリーチェ、おはよう」

「おにいちゃん、おはようなの。あさなの」

「うん、アリーチェは元気だね」

「あい！」

いつもは、まだ寝てるか寝ぼけているかの時間だったけど今日は完全に起きていた。

「ほら、アリーチェ。手をんーして」

「んー」

僕が言うとアリーチェは背伸びをするように両手を上げてくれた。寝間着をスポンと上から脱がせ今日の服に着替えさせる。

アリーチェ自らの生活魔法で顔を洗わせて、それから顔を拭いてあげ寝癖を整える。アリーチェはその間、気持ちよさそうにしていた。


「はい、アリーチェ終わったよ」

「ありがとうなの、おにいちゃん」

「うん、どういたしまして」

そう言って整えたばかりのアリーチェの頭を髪の毛に沿って優しく撫でる。

「んふー」という声を漏らしてアリーチェは僕の手に頭を擦り付けてきた。

「あ、せっかく寝癖直したのに」

「いいの！　きょうはおにいちゃんにいっぱいあまえるの」

「そうだったね。でもこれならどうかな？」

そう言うと僕はもう一度寝癖を整えた後、昨日アリーチェのために買った花の形をした髪飾りをつけて、水の生活魔法を鏡のようにしてアリーチェに見せてあげる。左の側頭部につけたそれは、激しくナデナデをするとずれそうだった。

髪飾りを見て嬉しそうににっこりと笑った後、いたずらっ子の顔をして「だったらこうなの」と僕の胸に顔を埋めて全身で抱きついてきた。

確かにこれなら髪留めずれないね。

「うん、僕の負け」

「ありーちぇかったの」

抱きつかれたのでちょうどいいと思い、「かったの」とキャッキャ喜ぶアリーチェに話しかける。

「今エッちゃんとお話ししようか？　今日はいっぱい遊ぶから忘れないようにね」

「あい」

僕が言ったのは、僕達がここに来た理由の一つの世界樹が魔の森の奥にあり、その世界樹はアリーチェと契約を交わしているからだ。

その世界樹とアリーチェは一日一回、僕が手伝い、魔力で繋がってお話をするようにしている。その世界樹の名前がエッちゃんだ。

ここからはいつもやっている通り、僕とアリーチェは目をつぶりおでこを合わせ両手を握り、アリーチェの魔力を僕が誘導し、地面の奥にある樹脈――ファンタジー的に言えば龍脈みたいなもの――と繋げ、その流れに乗りエッちゃんの場所までアリーチェの魔力を伸ばして魔力のラインを繋げる。ここで僕の役目は終わり、後はアリーチェとエッちゃんとの会話だ。

ここ以外に六本あるという本来の世界樹というのは、薄い意志しかない聖木――僕の村にもあった世界樹の魔力を受けて成長した樹木――とは違い、はっきりとした意志と感情があり、アリーチェとの会話は言葉よりも感情の交換の方がメインで成り立っているみたいだ。僕がやってるわけじゃないから、アリーチェから教えてもらったのとその様子から感じた予想だけどね。

世界樹にはもっとしっかりとした感情があるらしいんだけど、エッちゃんはまだ目覚めたばかりで希薄みたいだった。そのためいつもは一つ二つの感情を交わすくらいだ。だけど、今日はちょっと長いなと思っていると話は終わったようで、アリーチェは「うん、つぎおしえるの」と言って目を開けた。

「今日は長かったね。エッちゃんもアリーチェと一緒で元気だったのかな？」
「げんきだったの、いつもよりふわ～がながかったのよ」
「そうだったんだ。いっぱい話せるようになってきたのかな？」
「そうなの！」

アリーチェが言うには「ふわ～となったらおはなしできて、しゅ～んってなったらおわり」とのことだ。アリーチェが言うふわ～とは、多分エッちゃんの意識が出てきている時だと思う。


「それで、エッちゃん何だって？」

「おにいちゃんとあそぶの、うらやましいって」

「あれ？　エッちゃん僕のこと知ってるの？」

「あたりまえなの！」

「そっか、当たり前なんだ」


僕はアリーチェを導くけれど、エッちゃんと繋がっているのはアリーチェだけなので、てっきり僕のことは知らないのかと思ったけど、どうやらエッちゃんは僕のことも認識していたみたいだった。アリーチェが話したのかな？


「あい、だからね。ありーちぇ、つぎはおにいちゃんにあそんでもらったこと、ぜんぶ、おはなしするっていったの。えっちゃんたのしみだって」

「そっか、アリーチェは、全部お話し出来るかな？」

「わかんない！　でも、がんばるの」

「じゃあエッちゃんのためにもいっぱい遊んで、いっぱい教えようね」

「あい！」


元気に返事したアリーチェを抱きかかえてから僕は部屋の扉を開けた。その開けた隙間からするりと白猫のみゃーこが入ってくる。そういえば昨日寝る時は一緒にいたけど外に出ていたようだった。扉を開けた記憶はないけど、いつの間にか出ていっていたみたいだ。

「みゃーこもおはよう」

そう僕が言葉を投げかけると僕の体を駆け上り肩に立った後、返事の代わりとばかりに僕の頬に鼻をチョンと当てた後、スリスリと僕の顔に頭を擦り付けてきた。

「むー」

「ほらそんなにほっぺ膨らませないの」

みゃーこが僕に甘えてるのを見てアリーチェが嫉妬し、頬を膨らませたので指の腹で優しく押すと「ぷすー」と空気の抜ける音がしてアリーチェの頬がへこむ。

「きょうはありーちぇだけなのに」

「そうだよ。だからみゃーこもアリーチェと遊んでくれるんだよ。ね、みゃーこ、アリーチェと遊んでね」

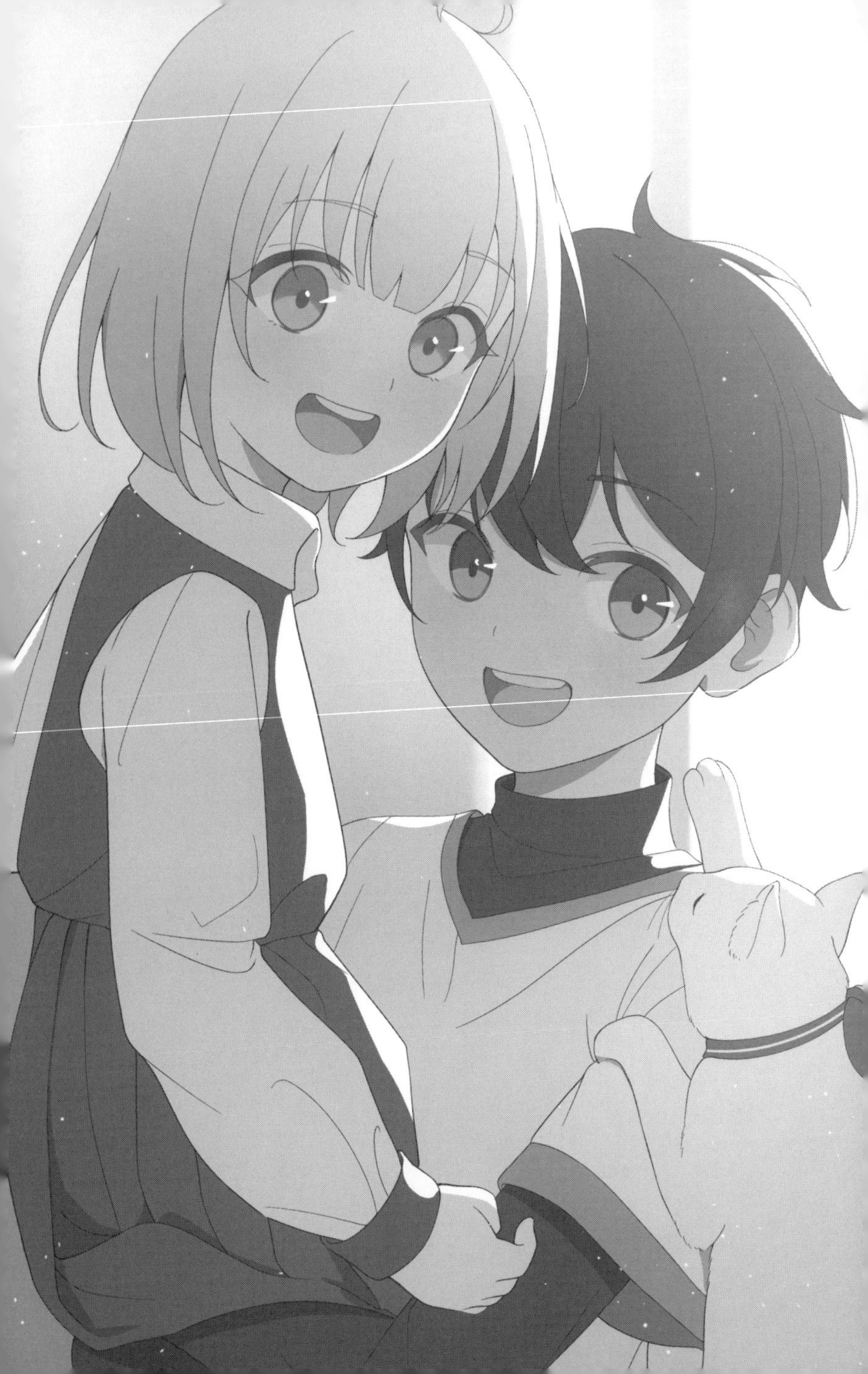

「だったらいいの、あそんであげるの」

アリーチェの返事を聞き、僕は肩に乗っているみゃーこをアリーチェに抱えさせた。みゃーこは……うん、大人しく抱かれてふわふわと撫でられている。何故か僕以外にはあまり懐いていないこの猫《こ》も、アリーチェは少し構ってくれる。僕が相手する時と違ってだいぶめんどくさそうにはしているけどね。

こうやってお願いすると機嫌がいい時は言うことを聞いてくれる。ただそのお願いもアリーチェ以外の相手は完全無視だけどね。

アリーチェを抱っこしたまま一階に降りて食堂に入る。いつものように父さんと母さんが起きているけど、その二人だけだった。

「おはよう、父さん母さん」と挨拶するとそれにアリーチェが続き、家族全員で挨拶を交わす。

そして母さんの朝ごはんの手伝いをするので、その間は父さんにアリーチェを任せる。母さんの手伝いだと言うとアリーチェもわがままは言わない。僕の妹は優しいいい子だからね。いつもは母さんに遠慮されるけど今日は休養日だから、母さんにも少し楽をさせないと。といっても生活魔法で水とか炎とか出して手伝うくらいだけどね。

「やっぱりルカの生活魔法はいいわね」

「そう？」

「ええ、スープも目玉焼きもぱぱっと作れてとっても楽だわ」

全体に熱を送ってスープを素早く温めるとか、目玉焼きやパンを焦げないように焼く火加減は生活魔法で簡単に出来るけど、母さんは微調整が苦手らしく生活魔法じゃなくて火を使う時はいつも炭でやっているから、それに比べると確かに楽なのかな？


「いつでも手伝うよ、母さん」

「ふふ、ありがとうルカ。でもねいいのよ、普段は母さんに任せて頂戴」

「そう？　でも大変な時は言ってね？」

「ええ」


そんな話をしているとレナエルちゃんがあくびをしながら「おはようございます」と台所に入ってきた。

僕達はレナエルちゃんに挨拶を返し、朝食の準備を進める。

それから準備が終わる頃に、ロジェさんがレナエルちゃんと同じようにあくびをしながら「おはよう」と入ってくる。それは血の繋がりを感じるくらい似ている動きだった。

それを伝えるとレナエルちゃんは物凄く嫌な顔をして、ロジェさんは少し落ち込んでいた。

僕は家族の繋がりっぽくていいことだと思ったけど女の子って難しいね。

トシュテンさんは来なかったけど、父さん達は知っていたみたいで朝食はトシュテンさん抜きで終わった。

「父さん達も今日は休養日だよね」

「ああ、今日は俺もアリーチェと全力で遊ぶぞ！」

「父さんはいつも全力じゃない」

「当たり前だ！」

今日は日が暮れるまでアリーチェと遊ぼうという約束なので、アリーチェと一緒に正面玄関から出てぐるりと回って裏庭に行く。

裏庭はサッカーが出来そうなくらいの広さがあるけど、広いだけでいつもは特に何もない。今も何もないだろうからとアリーチェと遊びながら準備でもするかと思っていたそこには、すでにバーベキュー会場が出来上がりつつあった。

テーブルや椅子は用意されており、簡易ながら焼き台も数台並んでいた。十数人でも余裕を持って招待出来るくらいの準備がしてあった。

豪華ではないけど適当でもなく、僕達平民には居心地良さそうな会場が出来上がっていた。

そこにはトシュテンさんとカロリーナさんがいて、準備がほぼ終わっていて驚く僕と「すごーい」と喜ぶアリーチェに気付いた二人がこちらにやって来た。

「すみません、僕が急に言ったのに手伝いもしなくて」
「いいのですよルカ。あなたはもうちょっと人に頼ることも覚えなさい」
「うん、ありがとうおばあちゃん」
「では貴方はアリーチェと遊んできなさい」
「うん」

まずは、昨日約束したとおり、アリーチェが『だいぼうけん』で得た知識で家を案内してくれる。

最初は僕一人だったけど、途中でレナエルちゃんが加わり、父さんと母さんも加わってぞろぞろと家の中を見て回った。

もちろん僕達は家の中のことを知っていたけど、アリーチェが一生懸命に案内してくれる姿が嬉しくてみんなニコニコしていた。

父さんは立派になってと少し涙ぐんでいた。

でも、昨日も話に出てこなかったし地下貯蔵庫はやっぱり行かなかったね。まあ、最初一緒に見ようとした時に泣いちゃったし、あの特殊な静けさは子供には怖いよね。

終点の僕の部屋まで案内が終わり、アリーチェは可愛らしいドヤ顔で「これでおしまいなの」と胸を張っていた。

僕達はそれが可愛くてみんなでアリーチェをもみくちゃにしてしまって、アリーチェが

「やー」と嫌がった。……父さんに。

「なんで俺だけ」と父さんは落ち込んでいたけど、僕達はアリーチェが嫌がり始めた時にやめたからだよ。

ぶつくさ言う父さんをスルーして大階段を降りる。すると大階段の後ろ側から扉の開く音が聞こえ、怖い場所から音がしたのでアリーチェは僕にしがみついた。

そこから現れたのはおじいちゃんだった。

「おはよう、昨日は楽しんだようだなルカ、お土産貰ったぞ」

おじいちゃんはそう言いながらカリスト様饅頭のお土産のせいか、僕の頭を強めに撫でてきた。

そう、この地下貯蔵庫には隠し通路があって、おじいちゃんの城まで続いているらしい。らしいというのは通ったことがないからだ。

おじいちゃんの立場では表立って平民の家に来ることは出来ないため、いつもはこうやってこっそりと地下から来ることになっている。

その地下通路で分かるように、この家は最初から僕達を住まわせるためだけに建てられていた。

「で？　どうしたんだ親父。今日は客が来るんだぞ」

「分かってる。話が終わったら帰るさ。全く、俺を除け者にしおって」

「何すねてんだよ。仕方ないだろ」

「ルカとアリーチェもおじいちゃん邪魔か？」

僕はいじけるおじいちゃんに苦笑しながらアリーチェを抱っこしてもらう。

「そんなわけないよね。アリーチェもおじいちゃん大好きだもんね」

「あい、おじいちゃんすきーおひげー」

おじいちゃんは偉い貴族らしく綺麗に整えたカイゼル髭を生やしてるんだけど、アリーチェは嬉しそうにそれを引っ張っていた。

「おう、おひげだぞアリーチェ。お前も来いルカ」

「だから僕はもう十二歳だってば」

「いいから来い」


おじいちゃんはことあるごとに僕を抱っこしようとする。もう十二歳なんだけどね。

諦めて近づくといつものように片手で軽々と僕を持ち上げる。父さんみたくムキムキじゃないのにね。

しばらく僕とアリーチェはおじいちゃんに頬ずりされた後、満足したのか父さんと話し始めた。抱っこはされたままだった。


「聞いたぞ、エドワード。とんでもないものを手に入れてくれたな」

「だから、俺じゃねーよ」

「おじいちゃん、僕、普通に貰っただけなんだけどそんなにすごいの？」

「そうだな。お前も店に行ったのなら分かるだろう？　エルフの執念は物凄いものだと」

「うん、まあ」


本屋に行って聞いたことを思い出す。確かにこの世界の本の技術を何段階も上げていたみたいだしね。趣味ってだけで。


「その執念で作られたものがお前が貰った茶葉だ。普通はエルフ内にしか回らん」

「そんな物、貰っちゃったんだ」

「でだ、親父。そんなことを言いに来たんじゃないし、ルカ達を抱っこしに来たわけじゃないんだろ？」

「なんだエドワード、お前も抱き上げてほしいのか？」

「おい」

「冗談だ、会見の日付とこいつを持ってきただけだ」


そう言うとおじいちゃんは、懐からビロードのような布で包まれたものを取り出した。中身は綺麗に蔓や花が彫り込まれて、色付けられた丸い入れ物だった。

「こいつに入れて献上しに来い」

「なんで親父自ら持ってきてるんだよ」

「仕方ないだろ。気軽にここに来られるのが俺かカロリーナしかいないんだからな。カロリーナは今日の準備をさせてやりたかったんだよ」

「親父が気軽に来られる方がおかしくねぇか？」

「細かいことは気にするな」


父さんは「細かくねぇよ」と呟いていた。この話の間、僕達は抱っこされたままだし、アリーチェはおじいちゃんのおひげをみょんみょんと引っ張るので一生懸命だった。

おじいちゃんは入れ物を渡すと、早々に帰っていった。気軽に来られるというのは軽口で本当はやっぱり忙しいんだろうな。

あ、レナエルちゃんが回復魔法、僕が魔術っぽい何かが使えるようになったって言い忘れたな。また今度でいいか。

おじいちゃんが帰ってから、準備が終わったらしく戻ってきたおばあちゃんとトシュテンさんが家で待機して、僕達はバーベキュー会場から少し離れた場所の庭で遊ぶ。

土の生活魔法でシーソーや鉄棒、滑り台やブランコなど公園にありそうな物を色々模して創り出した。

いきなり見慣れない物を出したので父さん達は少し驚いていたみたいだけど、父さんが「ルカのすることだからなぁ」と言ってすぐに馴染んでいた。

父さん、それじゃ僕が変人みたいじゃないか。

そんな父さんはほっといて、アリーチェに遊び方を教えながら危なくないように一緒に遊ぶ。

アリーチェはシーソーとブランコが好みみたいだ。レナエルちゃんと母さんはベンチも作っていたのでそこに座っている。

父さんは平均台に乗って、これはいい訓練になると剣を振っていた。もっと細くしてくれと言われたので足幅の半分もないような平均台を出してあげたけど、全くバランスを崩さず父さんは剣を振る。

アリーチェはそんな父さんを見て「すごいすごい」と喜んでいたので、父さんは調子に乗ってその細い足場で剣を振りながらバク転や前転を決めていた。アリーチェは大盛り上がりだ。

三の鐘が鳴り響く中、もう剣の練習じゃなく雑技団みたくなっている父さんの姿を僕もアリーチェの横で見学していると、おばあちゃんに案内されたアダン君一家と一緒に来たというスカーレットの人達が訪れた。

そこからはバーベキュー大会だ。ゲインさんが持ってきたイノシシっぽい獣丸々一頭とお酒の数々、それに負けないくらいおばあちゃんも食材を用意していてくれた。

ゲインさんはやっぱりまだ落ち込んでいるみたいだったけど、父さんに飲まされて、僕もお酒をついで話をしていたら吹っ切れたらしく、飲んで食うぞ！　と、父さん達と大騒ぎしていた。

アリーチェは最初、大きなイノシシに驚いていたけど、少し食べさせてみると「おいしー」とご満悦の様子だった。ゲインさんが持ってきてくれたんだよと教え、お礼を言わせるとゲインさんはますます元気になっていった。

アダン君はそんなゲインさんにホッとしたらしく、僕達のところに来て、約束だからなとアリーチェと遊ぶついでに面倒も見てくれる。

アリーチェとアダン君が走り回って遊ぶ姿を見ていると、手の空いた僕はサクラさんに話しかけられた。

「昨日はすみません。レナエルさんは大丈夫だったでしょうか？　やはり神様のことが……」

「えっと、レナエルちゃん本人に聞いた方がいいので」

そう言うと僕はイノシシ肉を頬張っていたレナエルちゃんを呼び、サクラさんに会わせる。

「あ、サクラさん昨日はありがとうございます。お陰で私も回復魔法が使えるようになりました！」

「え？　ルカくん、これは一体？」

「あのですね」と前置きをして昨日の回復魔法が使えた経緯を話す。

「なるほど、ルカくんのために……愛ですね」

「ふぇ、あ、愛！」

「そうです、魔法の目覚めは強い思いがきっかけになることもあります。それだけレナエルさんはルカくんを……」

「ち、ちが……違わないけど違います！」

「そんな、照れなくとも恋人同士なんでしょう？」

あ、そういえばあの場だからそう誤魔化したんだった。

「えっとですね。色々事情がありまして、あの時はそう言いましたけど」

「こ、こいびと！」


僕が誤魔化そうとしているとアリーチェを引き連れたアダン君がいつの間にかやってきて僕に詰め寄ったり、アリーチェが「こいびとってなーに」と純粋な瞳で聞いてくるので色々とごちゃごちゃになってしまった。

なんとかアリーチェを誤魔化して、サクラさんとアダン君に説明をすると納得はしてくれたみたいだった。

レナエルちゃんはサクラさんに回復魔法を教えてもらうと離れていき、アダン君も「飯食ってくる」と離れた。

僕とアリーチェは、みんなが飲み食いをしている近くに寝椅子も用意されていたのでそこに座って、みんなを見ながら休憩する。

アリーチェはお腹いっぱいになったのと、走り回ったせいで、眠くなったらしくウトウトと船を漕いでいた。

僕はアリーチェにタオルケットを掛けようと思ったが、それはおばあちゃんが先に持ってきてアリーチェに掛けていた。

アリーチェの寝顔を見ていると僕も眠くなって、いつの間にかアリーチェと一緒に眠ってしまっていた。

どれだけ時間が経ったのかは分からないけど、目を覚ますと少し日が暮れていて僕にもタオルケットが掛けられていた。

アリーチェはまだまだお休み中だった。

それからも僕はまったりとアリーチェの横でみんなを見ていた。

マートレさんが酔っ払って脱ごうとしてマインさんに止められていたり、リムさんが酔っ払って「おしっこ」と言って草むらでしようとしてマインさんに止められたり、サクラさんはお酒弱いのに雰囲気に呑まれて飲みすぎてマインさんに介抱されていたりしていた。……マインさん大変そうだな。

父さん、ゲインさん、ロジェさん、トシュテンさんは楽しそうにお酒を酌み交わしていた。

母さんとおばあちゃんはちびちびと飲んでいて、たまに父さん達の世話を焼いていた。特にトシュテンさんの相手をするおばあちゃんがすごく嬉しそうなのが印象的だった。

アダン君とレナエルちゃんも仲が良さそうに話しながらご飯を食べていた。

その幸せで出来ているような光景を見ていると僕は心の底から楽しいと思える。

僕は寝ているところに悪いとは思ったけど、抱きしめたいという衝動に駆られアリーチェを抱きかかえて一緒の寝椅子に座り直した。

アリーチェが「むみゅ」という可愛らしい寝言を漏らす。


「おにいちゃん？」

「ごめんね。起こしちゃったね」

「いいの、あたたかいの」

「うん、アリーチェも温かいよ」

「おにいちゃん」

「なに？」

アリーチェが僕の顔と目の前の幸せな光景を交互に見る。

「えっちゃんにもおしえてあげたいの」

「そっか、じゃあ教えてあげようね」

「うん」

僕はいつものようにアリーチェと世界樹《エッちゃん》のラインを作りアリーチェを送り出した。
まさか、これが大変なことになるとはこの時は気付きもしなかった。

エンディング

そしてまた——
家族《幸せ》が増える

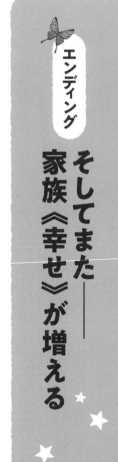

エンディング　そしてまた――家族《幸せ》が増える

いつものように話を終えて戻ってくると思っていたら少し様子が違う。

アリーチェが「うん、たのんでみるの」と言って、僕を見る。まだエッちゃんとは繋がっているらしく、いつも繋がっている時はつぶっているその目はほのかに緑色に光る魔力を宿らせていた。……いつもと違ってこれはこれで可愛いな、……っとそうじゃない、アリーチェは僕に何か言いたいことがあるみたいだった。

「どうしたのアリーチェ？　僕にしてほしいことがあるの？」

「あのね、ありーちぇたのしいっていったら、えっちゃんたのしそうなの」

「うん」

「でもね、さみしそうなの。たのしそうでさみしそうなの」

「えっとアリーチェが楽しいから楽しい、でもエッちゃん自身はどこか寂しさを覚えているってこと？」

「わからないの、でもおにいちゃんがいうならたぶんそうなの」

「いや、僕はなんとなくで言っただけだよ。違うかもしれないよ」

「ちがわないの！　ありーちぇのおにいちゃんはすごいの！」

「あ、うん」


うーん、アリーチェからの信頼の目線が痛いくらいだ。アリーチェに比べれば僕なんて大したことないんだけどな。でも、アリーチェの信頼には応えなきゃね。


「それで、僕は何をすればいい？」

「ありーちぇとえっちゃんをもっとなかよくしてほしいの」

「仲良く？」

「うん！　いっぱいありーちぇのしあわせをわけてあげたいの」


アリーチェが嬉しそうに頷くけど、どうしたらいいんだろう？　もっと仲良くってことは僕が繋がなくても、アリーチェとエッちゃんだけで出来るようにすればいいのかな？　でも多分それは僕じゃなくてアリーチェがやらないと、駄目なことだと思う。

「アリーチェ」

「あい」

「僕はお手伝いをするけど、エッちゃんと仲良くするにはアリーチェが頑張らないといけないと思うんだ」

「あい」

「アリーチェは村にいた時は、どうやって僕を見てくれていた？」

「うーん」


そう言うと、アリーチェは考え込んでしまった。村にいた時はほぼ無意識に聖木の力を使って、その範囲内にいる僕の感知をやっていたと聞いた。だから村から出た途端、僕の居場所が分からなくなった。聖木の力そのものの中にいたから使うことも出来ていたんだと思う。

だけど、ここでは魔力の淀みがあって、そのせいで地下深くにある樹脈に繋がらないとエッちゃんの魔力と繋がることが出来ない。アリーチェが自分で樹脈の流れを意識的に探して、そこに繋げるということが出来ないからだ。今繋がっているのだって、恐らくエッちゃんがやってくれていてアリーチェは何もしていない。

「あ！　ありーちぇ、おにいちゃんのばしょわかってたけど、おしえてもらってたきもするの」

「その時どっかがムズムズしたりしなかった？　ぽかぽか温かくなってたりとか、それに今も何か感じない？」

「むー」

　僕の質問でアリーチェはまた悩み出した。これはレナエルちゃんが回復魔法をどうやって使うのかを知ったから教えられることだった。僕はどうも違う使い方をしてるみたいだからね。

「ありーちぇわかんない」

「そっか、じゃあまた――」

　また明日頑張ろうと言おうとすると、アリーチェの目から緑色の魔力が消える。どうも繋がりが断たれたみたいだった。

「あ、えっちゃん……ぽかぽか？　おにいちゃんぽかぽかきえたの」

「えっ」

「ことここのぽかぽかがきえたの」

アリーチェがおでことお臍の下を撫でて消えたと言う。今までは意識していなかったから分からなかったという。

そこは魔力を貯める場所と、契約魔法の場所……何故か僕の頭にあの悪魔の顔がよぎる。

確かあの悪魔は精神魔法が得意って言ってたな。今までは気にしていなかったけど、確かに魔法の中で契約魔法だけえらく限定的だ。そこは精神魔法の場所なのか？

悪魔が何度か僕の額や、父さんの額に指を当てて魔法を使った光景も思い出す。多分、当たってるな、精神魔法の場所だ。

エッちゃんと繋がるためには精神魔法と魔力を貯める場所が重要なのかな？


「アリーチェ、ぽかぽかの場所に意識してエッちゃんと繋がりたいって思ってみて」

「うん、えっちゃんありーちぇなの。いっしょにあそぶの」


その瞬間、アリーチェから恐ろしく強い魔力が発生し、僕が繋げた時とは比べものにならないほど強く太い魔力が行き交う相互のラインがエッちゃんと結ばれる。

僕からアリーチェに繋いでいた魔力のラインも弾き飛ばされた。

うわっ、今一瞬のうちに駆け巡った魔力が、ここら一帯の魔力の淀みを全部なくしたぞ。

これがエッちゃんの力なのかな？　そう思っているとアリーチェが半べそで僕に抱きついてきた。

「おにいちゃんできたの！　えっちゃんとつながれたの。おにいちゃんのこともっとわかるの」

「わん！」

「ライン切れたのに僕のことも分かるんだ。すごいよアリーチェ。いっぱい頑張……わん？」

アリーチェを褒めようとしたけど、不意に聞こえたその鳴き声に目を向けるとアリーチェの足元に子犬がいた。

「わん！」

「えっ、子犬？　一体どこから？　アリーチェ分かる？」

「わかんない！　いきなりいたの」

この世界の動物は、いきなり現れるのが基本なのかな？　いや、流石にそんなことはないよね。

しかし、この子犬――。

「柴?」

そう、僕の前世の世界にもいた柴犬そっくりだ。子供なのでずんぐりむっくりとしていて、クリクリした目で茶色の毛並みだ。うん、とても可愛い。

「しゔぁ?　わんわのなまえ?　わんわはしゔぁなの」

しまった。みゃーこの時と同じような流れに……、しかも前世の神様の名前みたいになってしまった。

椅子から降りてアリーチェはしゔぁ、しーゔぁと楽しそうにして、子犬もそれに合わせてわんわんとしっぽを振りながら鳴いているし、もう変えるのは無理だな。と言うか飼う気満々だ。

アリーチェはシヴァを撫で回していて、シヴァのしっぽはちぎれんばかりに左右に激しく揺れていた。

うーん、アリーチェもシヴァも可愛い。

僕もひと撫でさせてもらおうと手を伸ばしたら、カプッと噛まれた。甘噛みだったから良かったけどこの犬もみゃーこと同じようで、僕の身体強化を抜けてくる。……何が言いたいかというとちょっと痛い。

これにはアリーチェが激怒した。「めー‼」とシヴァの口を掴んで開けて僕の手から離した後、シヴァの体をペチペチと叩き始めた。

「おにいちゃんかむなんて、わるいこ！　わるいこなの！」

シヴァは痛くはなさそうだったけど、見るからにしょぼんとしている。さっきまで振っていたしっぽも力なく垂れている。

「そんなことするこは、きら——」

「あ、それは駄目だよアリーチェ」

僕は優しくアリーチェの口を塞いだ。アリーチェが少し暴れるけど抱き上げて落ち着かせる。

「シヴァもちょっと噛んだだけだよ。そんなに怒らないであげて。嫌いなんて言っちゃ駄目だ」

「でも、ありーちぇのたいせつなおにいちゃんをかんだの」

「僕がいきなり撫でようとしたせいだし、子犬だから仕方ないよ。それにほら甘噛みだったから、なんともないでしょ」

僕は噛まれた手を見せるが、血も出ていなかった。

「うん」

「ね？　だから許してあげて」

そう言ってアリーチェをシヴァの側に降ろす。

「……わかったの。しゔぁ、もうおにいちゃんかまないっていうならゆるしてあげるの」

「わん！」

シヴァはアリーチェの言葉が分かったように嬉しそうに鳴き、謝るように僕の手をペロペロと舐めた。

うん、仲直りだね。これでこの話は無事に解決かな？　って、思ったけどアリーチェは更に続けた。

「ありーちぇも、たたいてわるかったの。ごめんなさい、しゔぁ」

「偉い！　アリーチェ自分で謝れて偉いよ！」

僕は叩いたことをちゃんと謝れるアリーチェに嬉しくなって、脇に手を入れて抱き上げ、くるくると回った。

くるくると回りながらきゃっきゃっと喜ぶアリーチェに合わせて、シヴァも僕の周りをくるくると回った。

あ、シヴァがいきなり現れたから忘れてた。

「そうだ、アリーチェ。エッちゃんとはちゃんと繋がれた？」

「うん！　いまもいっしょなの」
「そうなの？　エッちゃんはなんて言ってた？」
「わかんない！」
「えっ」
「いっしょだけど、おやすみしてるの」

よく聞いてみると、どうやらエッちゃんの意識は今までよりは出てくる時間が増えたけど、やっぱり意識がない時間の方が殆どみたいだ。一緒と感じられるのは世界樹の魔力とは繋がっているおかげらしく、その力で僕の場所も分かるようになったみたいだ。

晴れた魔力の淀みだけど、時間が経つにつれて少しずつ戻っていった。だけど前より淀みは薄まり、それに混じって世界樹の魔力がこの街まで届いているように感じた。

こんな大騒ぎをしていたので当たり前だけど、ここにいる全員に見られていた。

どうも紛れ込んだみたいだと適当に誤魔化しつつシヴァを紹介したけど、みゃーこと同じくシヴァは特に反応もしてくれなかった。

そんな不思議な子犬が僕達の新しい家族に加わった。

Mノベルス

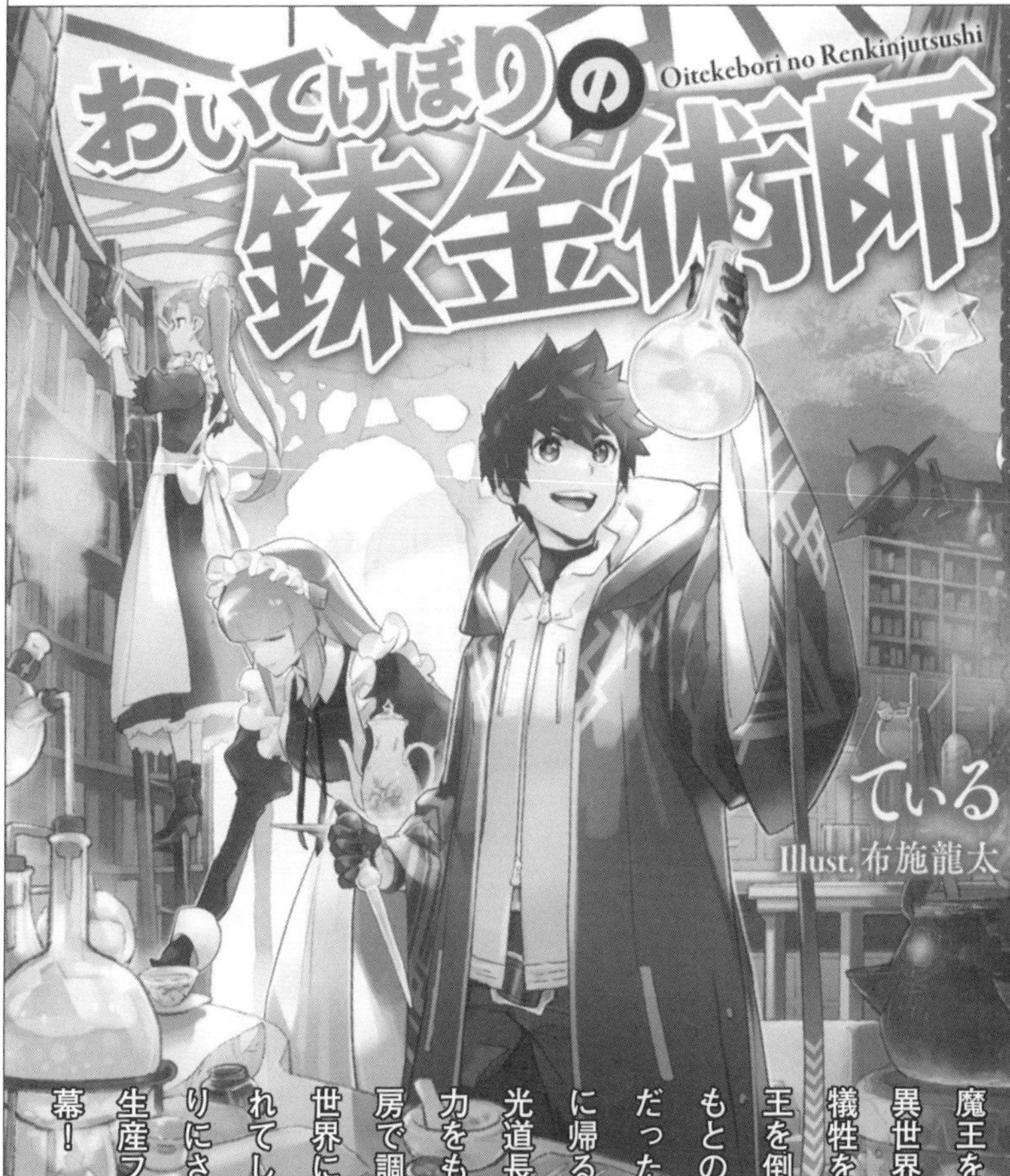

おいてけぼりの錬金術師

Oitekebori no Renkinjutsushi

ている

Illust. 布施龍太

魔王を倒すため、女神により異世界に召喚された勇者達は、犠牲をだしながらも何とか魔王を倒し、生き残った全員がもとの世界に帰った……はずだった。しかし、彼らとともに帰るはずだった錬金術師の光道長は、送還の時に女神の力をも弾いてしまう鉄壁の工房で調合をしていたため、異世界に一人おいてけぼりにされてしまい……。おいてけぼりにされた異世界で生き抜く生産ファンタジー、ここに開幕！

発行・株式会社　双葉社

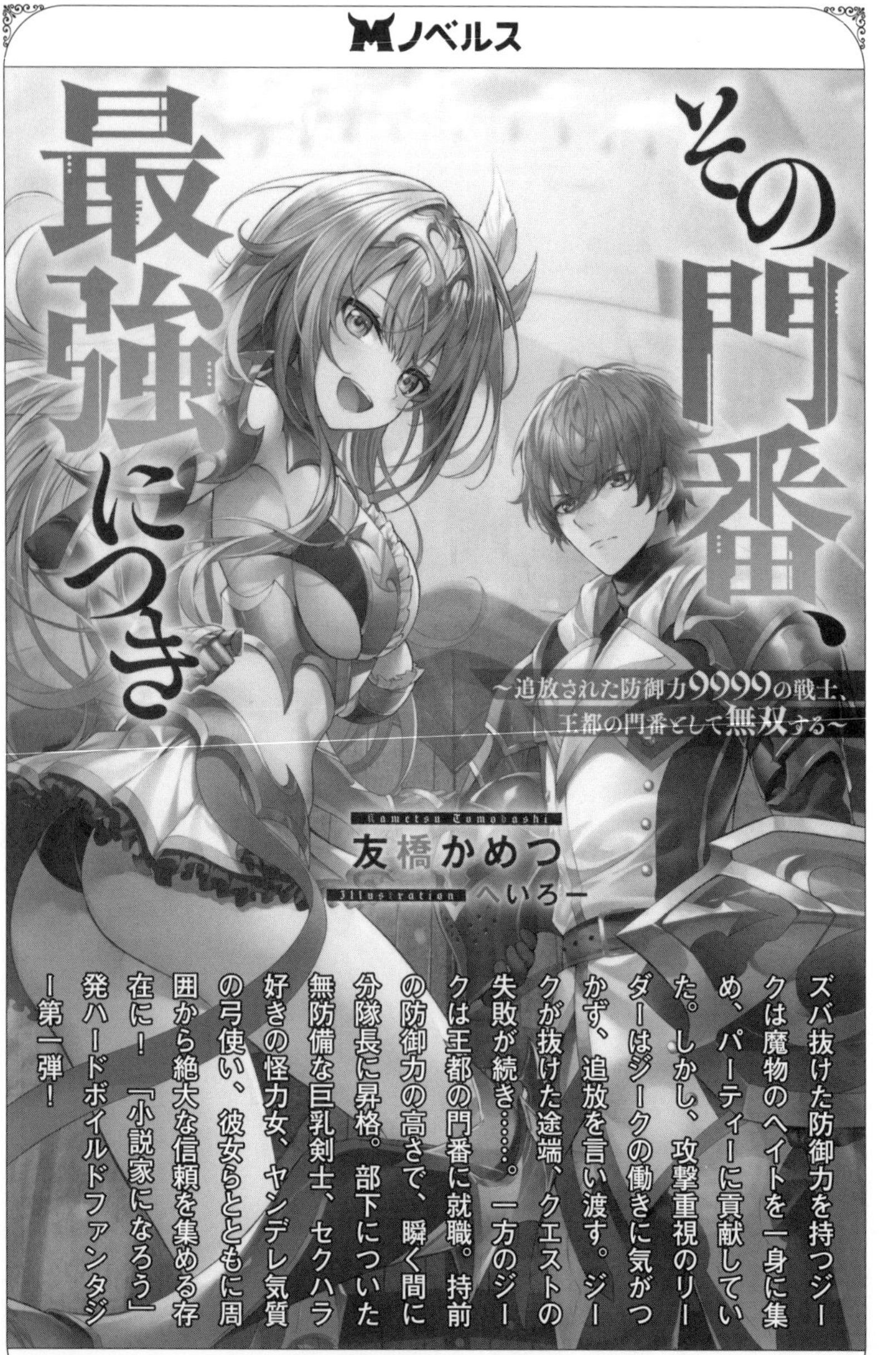
Mノベルス
その門番、最強につき
～追放された防御力9999の戦士、王都の門番として無双する～
Kametsu Tomobashi
友橋かめつ
Illustration へいろー
ズバ抜けた防御力を持つジークは魔物のヘイトを一身に集め、パーティーに貢献していた。しかし、攻撃重視のリーダーはジークの働きに気がつかず、追放を言い渡す。ジークが抜けた途端、クエストの失敗が続き……。一方のジークは王都の門番に就職。持前の防御力の高さで、瞬く間に分隊長に昇格。部下についた無防備な巨乳剣士、セクハラ好きの怪力女、ヤンデレ気質の弓使い、彼女らとともに周囲から絶大な信頼を集める存在に！「小説家になろう」発ハードボイルドファンタジー第一弾！
発行・株式会社　双葉社

本書に対するご意見、ご感想をお寄せください。

あて先

〒162-8540 東京都新宿区東五軒町3-28
双葉社　モンスター文庫編集部
「よねちょ先生」係／「雪島もも先生」係
もしくは monster@futabasha.co.jp まで

Mノベルス

辺境《へんきょう》の農村《のうそん》で僕《ぼく》は魔法《まほう》で遊《あそ》ぶ③

2023年1月31日　第1刷発行

著　者　よねちょ

発行者　島野浩二

発行所　株式会社双葉社

〒162-8540　東京都新宿区東五軒町3番28号

［電話］03-5261-4818（営業）　03-5261-4851（編集）

http://www.futabasha.co.jp/（双葉社の書籍・コミック・ムックが買えます）

印刷・製本所　三晃印刷株式会社

［電話］03-5261-4822（製作部）

ISBN 978-4-575-24598-1 C0093　